CARSTEN STARK

Füße gut, alles gut

Dieses Buch ist meinem Bruder Roland gewidmet,

der seine Karriere als Hochspringer im Weltklassesegment

aufgrund medizinisch nicht erkannter Ursachen

aufgeben musste.

CARSTEN STARK

Füße gut, alles gut

Ganzheitlich gesund ohne Einlagen, Medikamente und OP

südwest

Inhalt

Liebe Leserin, lieber Leser!

Stellen Sie sich bitte für einen Moment vor, dass sich, nachdem Sie viele Jahre mit Fußbeschwerden und Einschränkungen gelebt haben, plötzlich die Ketten lösen und Sie leicht und beschwerdefrei durch das Leben gehen können. Was wäre das für ein Gefühl? Wie würde sich das auf Ihr Leben auswirken? Und was würde Ihr Umfeld dazu sagen?

Wenn ich die letzten Jahre seit dem Erscheinen der Erstausgabe dieses Buches reflektiere, wird mir deutlich, welchen hocheffektiven Gesundheitsschatz Sie in Händen halten, nicht nur für Ihre Füße. Einen Schatz, den Sie zu Hause sehr wirkungsvoll sowohl zur Ursachenfindung als auch zur Behandlung akuter und chronischer Symptome einsetzen können. Wie bei der Erstausgabe gehe ich davon aus, dass es vermutlich kein Zufall ist, dass Sie dieses Buch erworben haben. Die meisten Menschen, die es im Lauf der Jahre gekauft haben und mit denen ich Kontakt hatte, waren nicht nur daran interessiert, mehr über ihre Füße zu erfahren, sondern hatten in der Regel ein gesundheitliches Problem, manche von ihnen schon über viele Jahre. Einige standen vor der Entscheidung: Operation – ja oder nein? Andere haben verstanden, dass es an der Zeit ist, die eigene Gesundheit selbst in die Füße zu nehmen.

Bei einem Kind, das mit Stützrädern das Radfahren erlernt, kommt irgendwann der Augenblick, wo es gut ist, die Räder abzunehmen und dem Kind nur noch die sichere Hand zu reichen oder neben dem Rad herzugehen, bis das Kind genügend Sicherheit hat. Genau das wünsche ich mir im übertragenen Sinn für das Buch – dass Sie von meinen Erfahrungen profitieren und irgendwann meine Hilfe nicht mehr benötigen.
Seit der Veröffentlichung der Erstausgabe hat sich nichts daran geändert, dass Sie mit sich selbst ein Commitment eingehen müssen. Dazu zählt auch die Bereitschaft, die eigenen Lebens- und Denkgewohnheiten zu überprüfen und anschließend die Maßnahmen aus diesem Buch, individuell angepasst, umzusetzen, um den Körper bei seiner Regeneration zu unterstützen.

Was passiert, wenn man überzeugt und gewissenhaft übt, konnte ich im Lauf der Jahre in vielen positiven, manchmal fast schon ekstatisch-freudigen E-Mails lesen. Mir schrieben Menschen, die oft nach jahrzehntelangen Einschränkungen plötzlich wieder mehr Beweglichkeit in den Füßen spürten, bei denen die Beschwerden sich zurückbildeten und der innerlich-seelische Kontakt zu den Füßen hergestellt werden konnte. Alle einte, dass sie die Verantwortung für sich selbst in den Fokus genommen haben, um wieder gesund zu werden.
Um Sie auf diesem Weg zu unterstützen, gebe ich Ihnen umfangreiche Möglichkeiten und Ansätze an die Hand, die es Ihnen ermöglichen, Ihre Situation einzuschätzen und zu erkennen, wie Sie auf eine effektive und einfache Art und Weise Ihre Genesung unterstützen können. Dabei können sowohl die Übungen als auch die ganzheitlichen Ansätze individuell angepasst werden.

Gesundheit ist unser höchstes Gut. Aufgrund des medizinischen Fortschritts ist es heute möglich, Krankheiten, die früher noch den Tod bedeuteten, zu heilen. Aber wir dürfen nicht vergessen, dass wir Menschen dadurch auch immer älter werden und dass die Wahrscheinlichkeit, altersbedingt zu erkranken, recht hoch ist. Die moderne Medizin ändert nichts daran, dass bestimmte Fähigkeiten schon ab dem 25. Lebensjahr abnehmen, und auch nichts daran, dass wir – auch wenn dieser Prozess langsam und leise vonstattengeht –, mit jedem Jahr altern. Darum ist es so essenziell, vorzubeugen und sich im Hinblick auf die Fußgesundheit die Frage zu stellen, wie man arthritische, rheumatische und skelettale Erkrankungen der Füße vermeiden oder möglichst lange hinauszögern kann. Wollen Sie leiden oder lernen?

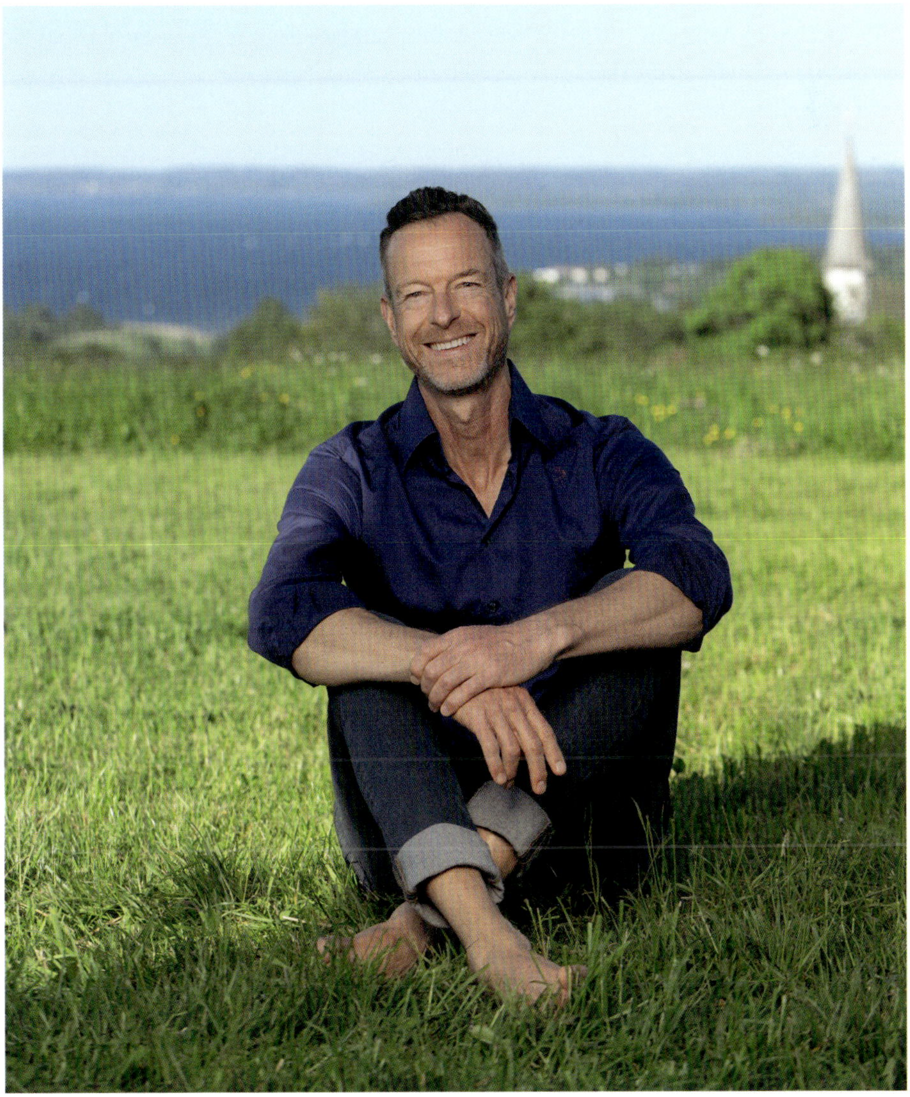

Die Füße zu verstehen, mit ihnen zu üben, sie zu schätzen und sich ihrer nicht erst zu besinnen, wenn sie schmerzen, sollte Ihnen ein Anliegen ein. Mit diesem Buch möchte ich Sie auf diesem Weg unterstützen. Dabei fließen meine praktischen Erfahrungen der letzten zwanzig Jahre, in denen ich als FUSSKARTOGRAPH gearbeitet habe, ebenso ein wie die Sichtung Tausender Fußbilder und der intensive Austausch mit Leserinnen und Lesern meiner Bücher.
Für mich sind Gesundheit und Vitalität das Wesentlichste. Sie sind die Basis für so viele andere Bereiche. Denn wie kann ich glücklich sein, wenn ich nicht vital bin oder sogar Schmerzen habe? Wie kann ich meine Ziele erreichen, wenn meine Gedanken immer nur um meine Beschwerden kreisen? Wie kann ich lachen und fröhlich sein, wenn mich buchstäblich der Schuh drückt?

Ich wünsche und hoffe, dass ich Ihnen mit dieser Neuausgabe ein guter Begleiter bin, dass Sie all das, was ich Ihnen an die Hand gebe, umsetzen können und dass Sie wieder frohen Mutes auf Ihren Füßen durchs Leben tanzen können.

Dieses Buch ersetzt kein persönliches Gespräch oder eine individuelle, ganzheitliche Betrachtung und Behandlung. Es kann aber eine erste Hilfestellung bieten und Zusammenhänge aufzeigen. Der größte Mehrwert liegt jedoch darin – und das ist mein ganz persönliches Anliegen und mein Geschenk an Sie – dass Sie sich selbst und Ihre Füße nach der Lektüre vermutlich neu entdecken und in einem anderen Kontext betrachten können.

Der wichtigste Satz, der mich über all die Jahre immer begleitet hat, heißt: »Jede Beschwerde hat ihre Ursache, und wenn die Beschwerden nicht nachhaltig verschwinden, wurde die Ursache nicht entdeckt.«

Wenn es mir mit diesem Buch gelingt, Sie auf diesen Pfad zu führen, dorthin, dass Sie an die Stelle von Mutlosigkeit und Hoffnungslosigkeit wieder Hoffnung und Zuversicht setzen, dann geben Sie mir ein großes Geschenk zurück. Ich möchte Sie motivieren, wieder in Richtung Chance zu denken. Fassen Sie den Mut, hinzusehen und sowohl Gewohnheiten als auch angebliche Gesetzmäßigkeiten zu hinterfragen. Stellen Sie sich wieder aufrecht auf Ihre Füße, finden Sie Ihren eigenen Tritt und Ihren eigenen Weg.
Glauben Sie mir, Füße und Fußabdrücke lügen nicht. Es gibt kaum einen anderen Körperteil, der mehr über Sie und Ihr Leben aussagt, und Sie selbst können viel mehr Einfluss auf ihn nehmen, als Sie jetzt im Augenblick vielleicht denken. Es ist mir eine große Freude, Sie mit diesem Buch dabei zu unterstützen.

Und noch ein weiterer Hinweis: Schon in der Erstausgabe habe ich zahlreiche Möglichkeiten zur schonenden und nachhaltigen Linderung von Fußbeschwerden für möglichst viele Betroffene aufgezeigt. Ohne Sie zu kennen, kann ich als Autor natürlich unmöglich exakt sagen, welche Maßnahmen nun speziell für Ihr Problem hundertprozentig passen. Auch dieses Buch kann

nur Ansätze bereitstellen, mit denen Sie arbeiten können. So können Sie schauen, ob sich mit den Übungen etwas verbessert. Trotzdem gebe ich Ihnen den Grundgedanken mit auf den Weg, dass *Füße gut, alles gut!* kein reines Übungsbuch ist. Das mag jetzt paradox klingen, aber es handelt sich eben um Übungen, die Sie individuell anpassen können, sowie um grundlegende Übungen, die das Ziel haben, der übermäßigen Beanspruchung unserer Füße im Alltag – besonders durch das Tragen von Schuhen im Berufsleben – etwas entgegenzusetzen und die Belastung auszugleichen.
Hauptsächlich soll das Buch mit den darin enthaltenden Anregungen Ihr Interesse wecken und Ihnen die Möglichkeit geben, Fußschwächen bereits in den Anfängen zu erkennen, ihnen zu begegnen und eine Verschlimmerung zu vermeiden. Bei sehr krankhaft veränderten Füßen können die Übungen eine wertvolle Ergänzung zu anderen therapeutischen oder medizinischen Maßnahmen sein.

Um aber trotzdem spezifischer zu sein, wurde diese Ausgabe um ein ergänzendes Kapitel erweitert, das sich mit den Unterschieden zwischen Frauen- und Männerfüßen und den Füßen in unterschiedlichen Altersphasen befasst. Nach den Erfahrungen, die ich seit Erscheinen der Erstausgabe sammeln konnte und die gezeigt haben, dass von der Anpassung der Übungen an die jeweiligen individuellen Umstände sehr viel abhängt, schien mir diese Ergänzung notwendig. Denn unterlässt man diese Anpassung, endet das Üben leider oft mit Frustration, Misserfolgen oder gar einer Verschlimmerung der Situation. Das soll nicht sein.

Und noch ein letzter Hinweis. Wer in den sozialen Medien unterwegs ist, findet sie reichlich: Übungen auf YouTube oder auf anderen Kanälen – meist vorgeführt von Influencern. Videos oder Übungsbücher, teils mit hanebüchenen Versprechen. Vielleicht kennen Sie die Redewendung: »Wo das Wissen endet, beginnt der Glaube« – daran muss ich oft denken, wenn ich solche Tipps sehe. Für viele Betroffene enden solche Angebote im Frust, weil der Erfolg ausbleibt oder die Symptomatik sich verschlimmert. Dann heißt es oft: Die Übungen passen nicht, sind zu umständlich, dauern zu lang, taugen nichts, und schon sind alle Fußübungen schlecht. Meine Bitte an Sie, selbst wenn Sie solche Erfahrungen schon gemacht haben: Bewahren Sie sich Ihre Offenheit, begeben Sie sich erneut auf den Weg und nähern Sie sich dem Wunderwerk Füße aus einer ganzheitlich FUSSKARTOGRAPHISCHEN Sicht. Werden Sie selbst zum Spezialisten Ihrer Füße. Ich begleite Sie gern dabei.

Ihr Carsten Stark

Hinweis: Aus Gründen der besseren Lesbarkeit wird bei Personenbezeichnungen und personenbezogenen Hauptwörtern in diesem Buch die männliche Form verwendet. Entsprechende Begriffe gelten im Sinne der Gleichbehandlung grundsätzlich für alle Geschlechter. Die verkürzte Sprachform hat nur redaktionelle Gründe und beinhaltet keine Wertung.

Wann es sich auf jeden Fall lohnt, dieses Buch zu lesen:

Wenn man Ihnen empfiehlt,

- bei Fußbeschwerden Schuhe mit weicher Sohle zu kaufen.
- Einlagen zu tragen!
- Barfußschuhe zu kaufen, ohne dass Sie Barfußläufer sind.
- bei Beschwerden barfuß zu laufen.
- beim normalen Bergwandern auf jeden Fall hohe, feste Bergschuhe zu tragen.

Wenn Sie hören, dass …

- man »da nichts mehr machen kann«.
- man schnell operieren muss, am besten, bevor es noch schlimmer wird.
- »alles von der Psyche kommt«.
- eine Maßanfertigung die beste Lösung ist.
- Sie einen Spreiz-/Senk-/Knick-/Hohlfuß haben und deshalb operiert werden müssen.
- Sie einen Zehenspreizer oder eine Hallux-Schiene über Nacht tragen sollen.

Wenn Sie glauben, dass …

- kalte Füße grundsätzlich krank machen und eine Blasenentzündung bewirken.
- Fußreflexzonen-Therapie eine Fuß-Therapie ist.
- es genügt, willkürliche Übungen, die Sie auf sozialen Plattformen und Videokanälen sehen, zu machen.
- nur allein durch ein paar Fußübungen chronische Beschwerden verschwinden.
- man da nichts machen kann, weil es »genetisch« ist.
- Yoga Ihre Fußprobleme behebt.
- Barfußgehen bereits das Gehen mit nackten Füßen im Haus oder eventuell mal im Garten ist.

Wenn Sie bemerken, dass …

- Sie ungewöhnlich schnell die Diagnose Arthritis/Arthrose bekommen.
- Ihr Fußbehandler selbst (evtl. Fußtherapeut – das ist kein geschützter Begriff) Schuhe mit Fußbettung oder dicker Sohle trägt.
- Ihnen eine Fußdiagnose gestellt wird, ohne dass Ihre Füße angefasst oder genau untersucht worden sind.
- Sie Ihre Schuhe vor der Tür des Behandlungsraums abstellen müssen.
- die Lösung von Fußproblemen durch sensomotorische Einlagen angepriesen wird.
- Ihnen orthopädische Einlagen angepasst werden, ohne dass man Sie auf die dadurch notwendige Anpassung Ihres Schuhwerks aufmerksam macht.
- sich Ihre Fußtherapie nur einseitig mit Ihren Füßen beschäftigt.
- Sie trotz aller Bemühungen nach vier Wochen noch keine Veränderung Ihrer Symptome feststellen können.
- der Kieferorthopäde Sie nicht zum Osteopathen beziehungsweise FUSSKARTOGRAPHEN schickt.
- Ihr Psychotherapeut begleitende Therapien der Füße als »weit hergeholt« belächelt oder gar ablehnt.
- Ihnen die Fußpflegerin oder der Fußpfleger regelmäßig die Hornhaut an den Füßen entfernt, ohne Sie auf mögliche Fehlbelastungen oder Schuhwerkkorrekturen hinzuweisen.
- bei chronischen körperlichen Beschwerden Ihre Füße nicht beachtet werden.

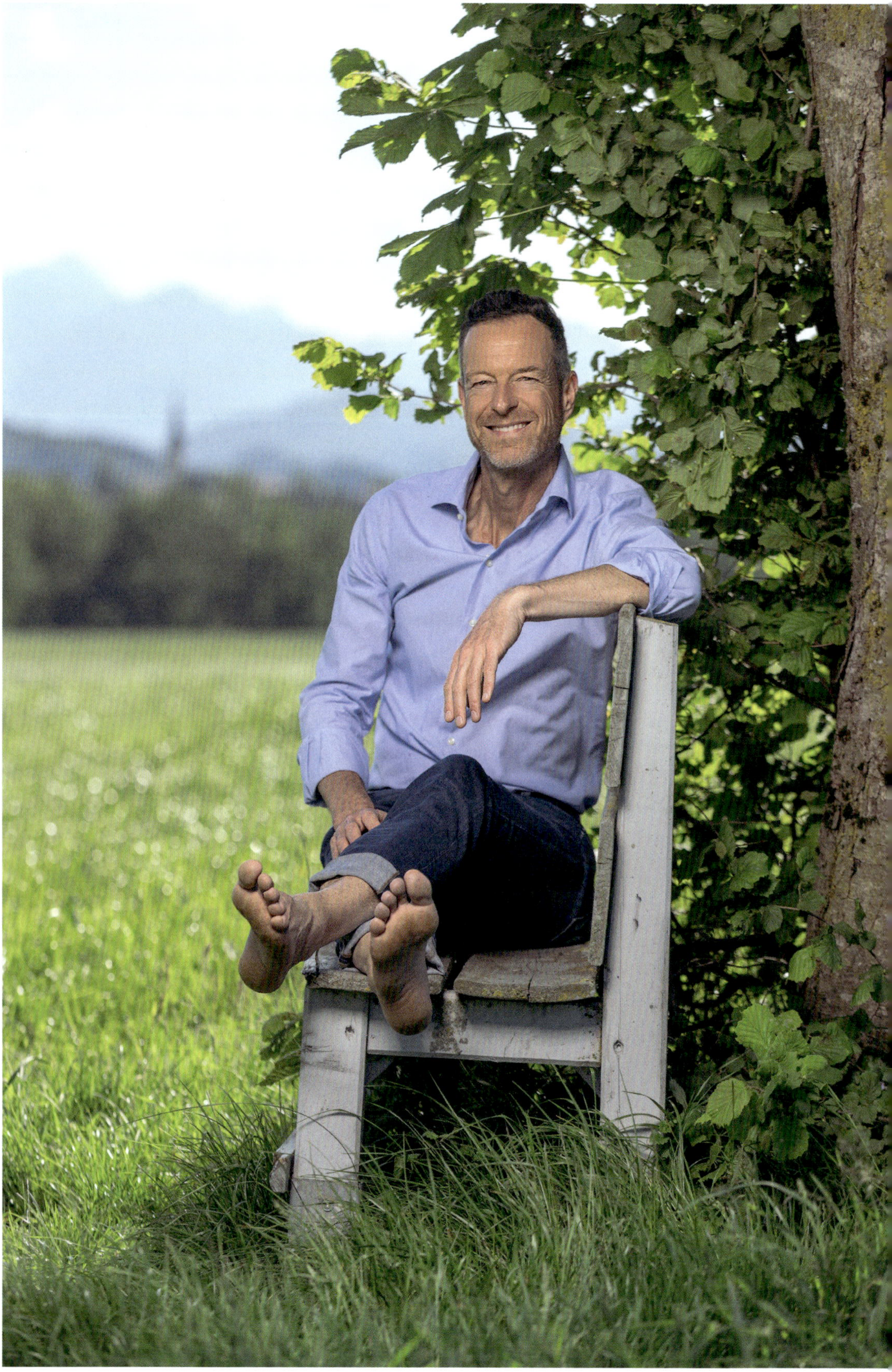

Kapitel 1

Füße im Fokus

Vieles, das in der Entwicklung von Technik oder Medizin als Durchbruch galt, beruhte auf zufälligen Entdeckungen oder entstand aus der Bewältigung eines Problems heraus. So ist auch die FUSSKARTOGRAPHIE ins Leben gekommen. Will man ein Problem beseitigen, muss man es zunächst einmal gut beobachten und herausfinden, wodurch es entstanden ist. Darum erzähle ich Ihnen nicht nur meine eigene Geschichte und was es mit der FUSSKARTOGRAPHIE auf sich hat, sondern ermuntere Sie ausdrücklich dazu, Ihre Füße, aber auch Ihre Schuhe, genauer unter die Lupe zu nehmen.

Selbst erlebt! – Meine eigene Geschichte

Ich war schon immer ein sportlicher Mensch, bewege mich bis heute sehr viel und habe großen Spaß daran, im Sport meine körperlichen und mentalen Grenzen auszuloten – bis zu einem Tag vor etwa 22 Jahren, an dem ich unspezifische Rückenschmerzen bekam, die sich durch keine Therapie abstellen ließen.

Der Leidensweg

Die Schmerzen veränderten nicht nur meinen Alltag, sondern letztendlich mein Leben. Ich stellte mir den Wecker auf morgens 5 Uhr, um eine Schmerztablette einzunehmen, damit ich um 7 Uhr aufstehen konnte. Die Schmerzen strahlten nicht nur in mein Bein aus, sondern quälten meinen Körper und meine Sinne. An Sport war nicht mehr zu denken, und auch sonst war ich kaum noch in der Lage, irgendetwas zu leisten. Über 18 Monate machte ich dieses Martyrium durch, eine Situation, die sich immer mehr zuspitzte, bis ich schließlich operiert werden musste.

Eigentlich hatte ich eine Operation vermeiden wollen und deshalb zunächst nach Alternativen gesucht – angefangen von schulmedizinischen Therapiemethoden wie Quaddeln, Katheterspülungen und Stoßwellentherapie bis hin zu Schuheinlagen, später über physikalische Therapiemethoden wie Fango, Massage, Manualtherapie bis hin zu alternativen Heilansätzen wie Ernährungsumstellung, Cranio-Sakral-Therapie, Gyrotonic, Feldenkrais und Osteopathie. All diese Behandlungsmethoden brachten mir lediglich eine temporäre Erleichterung, bis sich die Schmerzen mit aller Macht zurückmeldeten.

Eine der für mich prägendsten Erkenntnisse, die ich während meiner langjährigen heilpraktischen, psychologischen und medizinischen Ausbildung von meinen Lehrern übernehmen durfte, war der Satz: »Jede Beschwerde hat ihre Ursache, und wenn die Beschwerden nicht nachhaltig verschwinden, wurde die Ursache nicht entdeckt.«

Also begab ich mich auf die Suche und begann, mir intensiv Gedanken darüber zu machen, was die Ursache für meinen Leidensweg gewesen sein könnte und wie sich die Funktionen in meinem Körper gegenseitig bedingen. Die Operation hatte ich zwar nicht verhindern können, aber ich wollte unbedingt vermeiden, dass mir so etwas noch einmal passierte. Leider fand ich zunächst keine befriedigende Antwort, bis mir eines Tages der berühmte Zufall den entscheidenden Hinweis gab.

Der Zufall

Ich hatte mir an einem Mittwoch freigenommen, um mit meinem Bekannten Ski fahren zu gehen. Am Vorabend suchte ich im Keller meine Skischuhe, fand sie allerdings nicht. So musste ich mir im Skigebiet ein Paar Skischuhe ausleihen, damit der Skitag beginnen konnte. Bereits nach zwei Stunden hatte ich jedoch solche Schmerzen in den Füßen, im Rücken und zusätzlich Kopfschmerzen mit Tränenfluss, dass ich meinen Skitag enttäuscht beenden musste und die Skischuhe in den Laden zurückbrachte.

Der Geschäftsführer bekam mein Malheur mit. Er stellte mich auf einen Fußscanner, um nachzusehen, ob ich eine Einlage für den Skischuh bräuchte. Ich hätte einen Knickfuß, meinte er und verkaufte mir eine Sporteinlage, die dieses Problem beheben würde. Dankbar verließ ich das Geschäft und machte mich auf den Heimweg. Doch bereits nach einem Kilometer Fahrstrecke drehte ich plötzlich auf der Straße um – wie von »Geisterhand« geführt – und fuhr zurück.

Die Erkenntnis

Glücklicherweise war mein Fußbild, der Fußscan, noch auf dem Monitor, weil der Geschäftsführer gerade jemanden beim Skischuhkauf beriet. Ich schaute mir das Bild an, und mir fielen an diesem digitalen Fußbild einige Ungleichmäßigkeiten auf, die mir zu denken gaben.

Mir wurde bewusst, dass meine Füße die einzigen Teile meines Körpers waren, die während meiner ganzen bisherigen Leidenszeit noch von keinem Arzt oder Therapeuten genau untersucht worden waren – wenn man von der Knickfuß-Diagnose einmal absieht. Sollten sie die Ursache für mein Rückenleiden sein? Das Fußbild deutete mit seinen Unregelmäßigkeiten darauf hin. Für mich Grund genug, mich auf den Weg zu begeben, um mehr über die Füße und ihre Wirkung auf den restlichen Körper zu erfahren. Mit großer Überraschung musste ich damals bei meinen Studien feststellen, dass es relativ wenig Material zu diesem Thema gab, dass sich die Informationen immer wieder ähnelten, oft nur etwas abgewandelt waren, oder dass die Sichtweise auf die Füße sehr einseitig war – egal, ob es um Fußstellungen, Barfußgehen oder Fußreflexzonen ging.

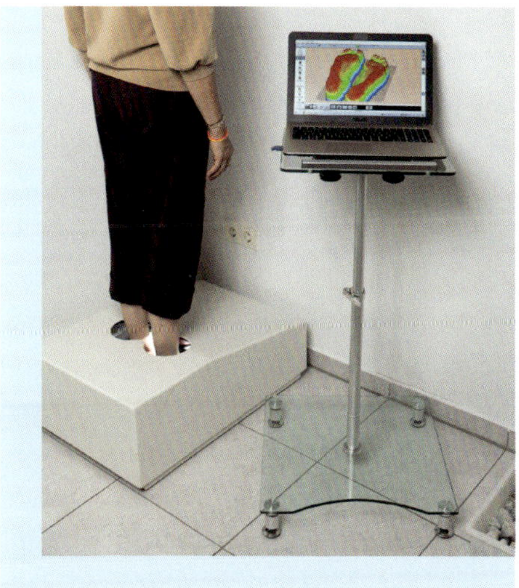

Der Fußscanner und ein digitales Fußbild auf dem Monitor.

Ebenso hatte ich selten den Eindruck, dass die Autoren von Abhandlungen über Füße aus eigener Erfahrung heraus berichteten oder als Vorbilder das Prinzip »Vitale Füße, vitaler Körper« vorlebten. Schnell wurde mir klar, dass ich mit meiner Vorbildung, genug Übung, viel Erfahrung und einem gewissen Talent noch viel mehr aus digitalen Fußbildern würde lesen können, um aus ihnen Ursachen und ganzkörperliche Zusammenhänge herauszuarbeiten. Ich verstand, dass sich über die Füße Lösungswege für Genesungsprozesse finden ließen, dass sie andere Therapiemethoden unterstützen oder zu Leistungsverbesserungen im Sport beitragen können. Und so ergab sich aus einem »Zufall« nicht nur meine eigene Genesung, sondern auch meine Berufung.

Mein Fazit

Nach jahrelangen intensiven Studien, eigenen Erfahrungen und mehreren Tausend Fußscans verneige ich mich in Hochachtung vor unseren Füßen. Das soll keine Wertung der klassischen Art sein, aber ich betrachte die Füße heute als die für den Menschen wichtigsten Körperteile im Sinn der Einflussnahme auf andere Regelkreise, auf die Statik, die Aufrichtung, die Wahrnehmung, auf das Herz-Kreislauf-System, den Stoffwechsel, die Psyche, die Fortbewegung und vieles mehr, was ich Ihnen auf den folgenden Seiten näher erläutern werde.

Die Basis – bevor Sie losgehen

Stellen Sie sich vor, Sie planen eine Besteigung des Mount Everest. Abgesehen von Ihrer Bergerfahrung und Ihrer Fitness – was ist Ihrer Meinung nach das Wichtigste für den Aufstieg? Ich sage es Ihnen: Es ist ein perfekt organisiertes Basislager. Ein Ort, wo alle Fäden zusammenlaufen. Der Anfang und das Ende. Je besser das Basecamp und damit die Vorbereitung, desto reibungsloser der Aufstieg. Stellen Sie sich all die Menschen und Abläufe vor, die in einem Basislager dafür sorgen, dass alles funktioniert, dass Sie versorgt sind, dass die Funkverbindung klappt und vieles mehr. Und nun verrate ich Ihnen etwas: Ihre Füße sind solch ein Basecamp, sie sind die Basis. Der Anfang und das Ende. Ein Leben lang. Ein perfekt strukturierter, organisierter Mechanismus. Allerdings unter einer Voraussetzung: Sie sorgen gut für sie. Sie pflegen sie. Sie achten darauf, dass Ihre Füße ihre Funktionen auch wirklich erfüllen können.

Damit gebe ich Ihnen schon auf den ersten Seiten die Verantwortung in die Hand. Es wird nicht das letzte Mal sein, denn eines ist klar: Für den Zustand Ihrer Füße sind Sie allein verantwortlich. Aber die gute Nachricht ist, dass Sie damit auch jederzeit in der Lage sind, etwas zu verändern, selbst Einfluss zu nehmen.

Menschen, die von Beschwerden geplagt sind, richten ihren Fokus vorrangig auf Heilung. Viele laufen verzweifelt von Pontius zu Pilatus, probieren dieses oder jenes aus. **Dabei steht die Suche nach Maßnahmen und Therapien, die den Schmerz lindern und die Pein schnellstmöglich beenden, stärker im Vordergrund als die Suche nach der Ursache.** Grundsätzlich ein verständliches Vorgehen. Nur ist das ungefähr so, als würden wir ein kaputtes Auto waschen, streicheln, polieren, ein Pferd davor spannen oder es auf einen Hänger setzen, damit es sich wieder bewegt, statt die Motorhaube zu öffnen und zu schauen, was denn nun eigentlich Sache ist.

In unserer modernen Welt hoffen wir in solch einer Situation natürlich auf die Möglichkeiten der modernen Medizin oder auf den Arzt. Schließlich ist er der Fachmann. Einer der wissen müsste, an welcher Stelle man suchen muss, um den Motor wieder in Gang zu bringen. Leider lehrt die Erfahrung – und das hat sich seit der Erstveröffentlichung dieses Buches nicht verändert –, dass die wenigsten Ärzte tiefgehende und ganzheitliche Ursachenforschung betreiben. Stattdessen sind sie es, die die Pferde vor das kaputte Auto spannen oder einfach ins Ersatzteillager greifen, um bei meiner Analogie zu bleiben. Die Gründe dafür sind hinlänglich bekannt – was nichts an der Dramatik und Tragweite dieser Tatsache ändert.

Zunächst so viel: Wir sind heute mehr denn je darauf angewiesen, selbst die Zusammenhänge zu verstehen, uns selbst mit der Thematik zu beschäftigen, nach der Lösung zu suchen und selbstverantwortlich zu handeln. Das trifft vor allem auf die Gesundheit unserer Füße zu, denn ob Sie es jetzt glauben oder nicht: Viele chronische Beschwerden haben ihren Ursprung in einer mangelhaften Vitalität der Füße, selbst körperliche Leiden, die scheinbar nichts mit den Füßen zu tun haben. Ob Kniebeschwerden, Hüftbeschwerden oder Rückenleiden, Halswirbelsäulen-Probleme, Kopfschmerzen, Tinnitus, Augenprobleme, Kieferprobleme, organische Themen – aus meiner heutigen Sicht sage ich Ihnen: Es gibt kaum ein chronisches Leiden, auf das man nicht über die Füße Einfluss nehmen kann. Dazu braucht es allerdings zunächst einmal eine gründliche ganzheitliche Analyse und – was noch viel wesentlicher ist – Ihre Bereitschaft, wirklich etwas zu verändern. Denn ist die Ursache erst einmal gefunden, können ganz gezielt Maßnahmen ergriffen werden, um dem Körper dabei zu helfen, sich zu reorganisieren. Dafür, dass diese Maßnahmen umgesetzt werden, sind Sie allerdings selbst verantwortlich. Nehmen Sie diese Herausforderung an, dann steht Ihrer Heilung nichts mehr im Weg.

Im Wesentlichen geht es dabei um drei Aspekte. Sie lauten:

- **Vermeiden**
- **Verändern**
- **Nachhaltig stabilisieren**

»So einfach soll das sein«, denken Sie jetzt vielleicht. Na ja, so einfach ist es dann doch nicht, denn allein das Weglassen und Vermeiden stellt schon eine große Aufgabe dar, wenn Sie bedenken, wie schwer wir uns manchmal damit tun, von einer lieb gewonnenen Gewohnheit zu lassen. Aber gerade diese Gewohnheiten sind es, die uns in die eine oder andere Sackgasse laufen lassen. Darum steht hier im Vordergrund, sie zu erkennen, sie abzulegen und durch eine Handlung oder Verhaltensweise zu ersetzen, die der Genesung und der Heilung dient. Wie schon gesagt: Es geht um nichts Geringeres als um Ihre Basis. Wenn Sie sich vorstellen, wie viel Gewicht tagtäglich auf unseren Füßen lastet, wie viel sie leisten und wie wenig Aufmerksamkeit – gemessen daran – wir ihnen widmen, dann scheint es nur logisch, dass sie uns das im übertragenen Sinn irgendwann übel nehmen und mit Verweigerung reagieren.

Präzisionsmaschine Mensch

Stellen Sie sich ein Baby vor, das fröhlich und zufrieden mit sich selbst mit nackten Füßen auf einer Decke liegt. Ist kein Spielzeug in greifbarer Nähe, wird es irgendwann anfangen, einen Fuß in die Händchen zu nehmen und diesen Fuß selbstvergessen zu erforschen. Das Baby steckt seine Zehen in den Mund, bewegt das Füßchen, drückt es fest und freut sich sichtlich an all seinen Wahrnehmungen und Eindrücken.

Und nun meine Frage: Wann haben Sie das letzte Mal Ihre Füße so intensiv angeschaut? Ich meine nicht nur oberflächlich, sondern ausgiebig und genau. Haben sie in die Hände genommen, mit den Zehen gespielt und sich über dieses einzigartige Wunderwerk der Natur gefreut? Ich kann förmlich sehen, wie einige von Ihnen jetzt das Gesicht verziehen bei der Vorstellung, das, was da tief verborgen in Schuhen und Socken sein Dasein fristet, ans Licht zu holen, anzuschauen oder anzufassen.

Ein Zuhörer in einem meiner Vorträge hat es mal so formuliert: »Bei den meisten Menschen sieht die Fußpflege so aus, dass sie maximal den Restschaum vom Duschen oder Haarewaschen schnell noch für die Füße verwenden.« Oder ein weiteres Zitat: »Unser Hintern sieht oft mehr Licht als unsere Füße.« **Traurig, aber wahr. Ich kenne nicht wenige Menschen, die ihre Füße mittlerweile so hässlich und abstoßend finden, dass sie sich ihrer schämen und sie überhaupt nicht mehr in Sandalen oder barfuß zeigen, geschweige denn sie anschauen oder ihnen Aufmerksamkeit schenken.**

In dem 1781 erschienenen Buch *Die Abhandlung über die beste Form der Schuhe* des holländischen Anatomen Peter Camper kann man bereits den traurigen Satz lesen: »Es ist erstaunlich, dass verdienstvolle Männer zu allen Zeiten ihre Sorgfalt für die Füße der Pferde, der Maulesel, der Ochsen und anderer lastbarer Tiere bis auf die allergeringsten Kleinigkeiten erstreckt haben, die Füße ihresgleichen aber gänzlich vernachlässigt und sie der Unfähigkeit der Handwerksleute preisgegeben haben.« Nun spielen »lastbare Tiere« heute eine geringere Rolle als damals. Aber ersetzen Sie diese durch die Begriffe »Auto« oder »Smartphone«, und der Satz stimmt wieder.

Dabei wären Sorgfalt und Aufmerksamkeit erste wichtige Schritte, denn man erkennt den Menschen nicht nur am Körper – nein, allein schon an seinen Füßen! Darum: Raus mit den Füßen aus den Schuhen und Socken. Seien Sie mutig und schauen Sie sich Ihre Füße an!

Achten Sie auf die äußeren Fußmerkmale wie Hautbeschaffenheit, Hautfarbe, Druckstellen, Schwielen und Hühneraugen. Dann auf die Zehenstellung, die Fußstellung, die Auftrittsfläche. Wann haben Sie das letzte Mal gründlich darauf geschaut, wie Ihre Füße in Strümpfen, Socken oder in den Schuhen stecken? Wie sie sich bewegen? Nachgespürt, ob sie empfindlich oder unempfindlich sind, ob sie auf Kälte und Wärme reagieren; geschaut, wie Sie gehen? Wie beweglich Ihr Sprunggelenk ist oder wie gut Sie die Zehenbewegungen koordinieren können. Ich vermute, Sie müssen lange überlegen, um sich daran zu erinnern – richtig?

Nun können Sie sich fragen, was Ihnen das bringt, sich mit Ihren Füßen zu befassen. Es ist der Start, sage ich Ihnen, der Anfangspunkt des Weges, der Heilung oder Verbesserung heißt. Wir brauchen einen »Ist-Zustand«, um zu wissen, was verändert werden muss, um zum Ziel zu gelangen. Unsere Füße erzählen durch ihre Beschaffenheit selbst, was dann zu tun ist. Gleichzeitig hilft Ihnen diese Analyse ganz konkret dabei, Übungen für sich zu finden. Mehr dazu finden Sie im Kapitel »Die sieben Fußzonen« (ab Seite 158), wo ich sehr detailliert auf bestimmte Fußproblematiken eingehe und Lösungsmöglichkeiten sowie Übungen anbiete.

Sie merken es vielleicht schon: Dieses Buch ist ein praktisches Buch, denn es ist aus der Praxis heraus entstanden. Sie können Ihren Gesundheitszustand nicht verbessern, indem Sie mit Socken oder in Puschen auf der Couch oder im Sessel sitzen und lesen. Die Natur und mit ihr der Mensch unterliegen Gesetzmäßigkeiten, und diese Gesetzmäßigkeiten bilden die Grundlage unserer Gesundheit. Missachten wir sie, sind Krankheit und Schmerz die Folge. Machen Sie sich bewusst, dass sich der Mensch über Millionen Jahre entwickelt und vor allem so lange überlebt hat. Das wäre nicht der Fall, wenn der Körper selbst oder irgendeiner seiner Teile einen Konstruktionsfehler hätte.

Der Körper und damit jeder Körperteil bis hin zu jeder einzelnen Zelle ist eine Präzisionsmaschine, die darüber hinaus noch über die unglaubliche Fähigkeit verfügt, sich selbst zu heilen und zu regenerieren, vorausgesetzt, wir fügen ihm nicht durch Medikamente, Operationen, dauerhafte Fehlbelastung oder extrem hohe Gewaltanwendung Schaden zu.

Stellen Sie sich vor: Laut Schätzungen erneuert sich unser Körper durch den ständigen Nachschub an neuen Körperzellen innerhalb von sieben Jahren komplett. Das betrifft nicht nur Haut- oder Organzellen. Auch Knochen werden vom Körper innerhalb eines Zyklus ab- und aufgebaut. Somit müsste es theoretisch keinen Verschleiß geben. Dann wäre die Aussage: »Das Gelenk ist abgenutzt« also gar nicht relevant. Es sei denn …?

Und damit sind wir bei den Kernfragen. **Was lässt den Körper erkranken? Warum schmerzt mein Zehengrundgelenk? Warum kann ich nicht mehr gehen?** Es liegt daran, dass offensichtlich etwas auf den Körper oder die betreffende Stelle gewirkt hat und höchstwahrscheinlich noch wirkt, das stärker ist als die körpereigenen Regenerationsmechanismen. Und so tritt an unseren empfindlichen Stellen ein höherer Verschleiß oder ein größerer Mangel auf, den der Körper nicht mehr kompensieren kann. Wird die Ursache nicht abgestellt, kommt es zu einer Chronifizierung der Symptome.

In Bezug auf die Füße bedeutet das: Die Ursache für Fußbeschwerden liegt also möglicherweise gar nicht in der Stellung des Fußes, zum Beispiel daran, dass jemand einen Plattfuß hat, sondern in der Funktionsweise des Fußes, die aus irgendeinem Grund, den es herauszufinden gilt, über einen längeren Zeitraum von der naturgegebenen Funktionsweise abweicht und damit Auswirkungen hat auf jede andere Zelle, die darüberliegt.

Ich kann mich in diesem Zusammenhang nur immer wieder darüber wundern, wie wir ganz selbstverständlich anerkennen, dass eine marode Basis – egal, ob bei einem Tisch, einem Haus oder einem Baum – dafür verantwortlich ist, dass der Rest aus den Fugen gerät, diese Tatsache

SENSOMOTORIK

Kleinste Sinnesreizungen werden von den Rezeptoren in den Füßen aufgenommen und blitzschnell an das Rückenmark und das Gehirn weitergeleitet. Die Hauptantwort erfolgt zunächst unwillkürlich und genauso blitzschnell vom Rückenmark an unser Bewegungssystem. Erst verzögert, also wenn unser Körper schon längst auf die Sinnesreizung reagiert hat, nehmen wir diese Situation im Kopf bewusst wahr. Durch diese Schnelligkeit schützt sich der Organismus vor Schädigung.

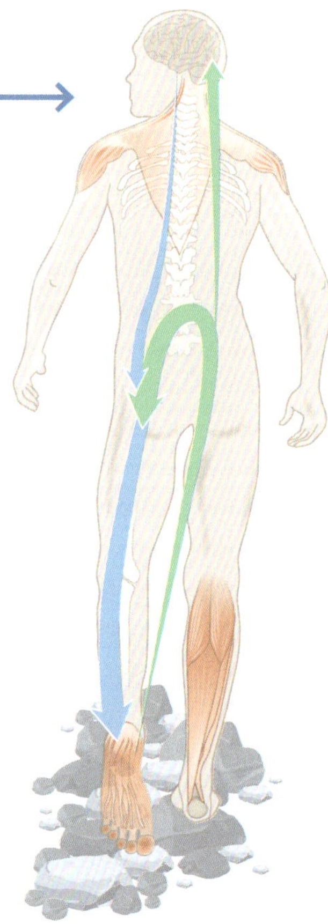

bei uns selbst jedoch oft genug negieren. Natürlich hilft ein zusammengefalteter Bierdeckel dabei, einen Tisch temporär zu stabilisieren, genau wie eine Einlage einen Fuß zunächst stabilisiert. Aber die natürliche Funktionsweise, die wird dadurch nicht wiederhergestellt. Im Gegenteil: Es wird ja häufig nicht einmal geschaut, warum die Basis marode ist; stattdessen wird einfach eine Krücke oder ein Ersatz verordnet. Patient geheilt. Abgehakt. Bis zu dem Moment, wo er erneut in der Praxis steht und über Schmerzen klagt. Aber das ist ja dann wieder eine neue Geschichte.
Die Natur irrt nicht. Sie hat Ihre Füße im Lauf der Evolution so geformt, dass Sie von ihnen sicher und aufrecht durch das ganze Leben getragen werden könnten. Und nun bitte ich Sie noch einmal: Schauen Sie sich Ihre Füße an, und vielleicht gehen Sie sogar noch einen Schritt weiter und vereinbaren mit sich selbst, dass Sie jeden Tag wenigstens ein kleines Zeitfenster finden und Ihren Füßen während dieser Zeit die Möglichkeit geben, all die Fähigkeiten und Funktionen, die sie haben, auch wirklich auszuleben. Eine Fülle von Anregungen dazu bekommen Sie von mir in diesem Buch. Ich kann Ihnen eines versprechen: Sie werden erstaunt sein, wie diese kleinen Schritte Ihr Leben verändern werden!

Die Sensomotorik

Doch bevor Sie diese kleinen Schritte unternehmen, möchte ich etwas genauer auf eine besondere Fähigkeit unserer Füße eingehen, weil sie für das Verständnis der späteren Kapitel von Bedeutung ist. Es geht um die Sensomotorik der Füße. Grundsätzlich wird das Zusammenspiel von sensorischen und motorischen Leistungen als »Sensomotorik« bezeichnet. Damit sind die Steuerung und die Kontrolle der Bewegungen von Lebewesen im Zusammenspiel mit Sinnesrückmeldungen gemeint.

Ein Beispiel aus dem Alltag: Wenn wir Auto fahren, dann nehmen wir die meisten Reize über die Augen und Ohren (Sensorik) auf und steuern gleichzeitig die Arm- und Fußbewegung (Motorik). Nun haben unsere Füße zwar keine Augen und Ohren, trotzdem funktionieren sie durch ihren einzigartigen Aufbau wie ein Sinnesorgan. Die Wahrnehmung findet über verschiedene Mechanorezeptoren statt.
Da sind etwa die Merkel-Zellen, die Druck registrieren, die Vater-Pacini-Körperchen, die Berührungs- und Vibrationsreize aufnehmen, die Meissner-Tastkörperchen, die ebenfalls auf Druck reagieren, vor allem auf Berührungen auf kleiner Fläche mit hoher Präzision, dann die Ruffini-Körperchen, die als Dehnungsrezeptoren der Haut fungieren und die Stellung der Gelenke in den Gelenkkapseln registrieren, sowie das Golgi-Sehnenorgan, das gemeinsam mit der Muskelspindel für die Propriozeption verantwortlich ist, das heißt, es meldet, wie der Fuß im Raum steht.

Gehen wir beispielsweise barfuß über eine unebene Wiese, nehmen unsere Füße beziehungsweise die Rezeptoren die aktuelle Situation jedes einzelnen Schritts wahr. Die Beschaffenheit des Bodens, ob er weich, hart, kalt, warm, ruhig, bewegt (wackliger Stein) ist. Sie registrieren den Dehnungsgrad der Haut, die Stellung der Gelenke zueinander und melden, wie der Fuß zum Unterschenkel stehen muss, damit wir aufrecht bleiben (Sensorik). Treten wir plötzlich unvorhergesehen in eine bewachsene Mulde, und der Fuß knickt weg, das heißt, der Dehnungsreiz übersteigt einen gewissen Grad, dann leitet der Körper über die Muskulatur (Motorik) blitzschnell eine Ausweichbewegung ein, indem wir zum Beispiel stärker in die Knie gehen, um der drohenden Verletzung zu entgehen. Und bevor unser Kopf dies überhaupt bewusst registriert hat, ist die Gefahr durch die Sensomotorik schon gebannt.

Auf diese Regulationsmechanismen können wir im Fall von Beschwerden oder Schmerzen an den Füßen, aber auch mit Wirkung auf den gesamten Körper, durch gezielte Reizungen der Mechanorezeptoren Einfluss nehmen. Ich werde bei einigen Übungen darauf zurückkommen. Zunächst ein Blick auf das, was man nicht fühlt, sondern sieht – die Fußbilder.

Spuren, die man lesen kann

Eine erste Grundregel lautet: Je besser ausbalanciert und gleichmäßiger die Farbverteilung eines Fußbildes ist, desto wahrscheinlicher ist das harmonische Zusammenspiel der Körperfunktionen seines Besitzers (siehe Abbildung rechts).
Es kann also für jeden Einzelnen ein Schlüsselerlebnis sein, einen Scan von seinen Füßen anfertigen zu lassen. Die Füße sind im Grunde ein Abbild des kompletten Menschen, das kennen Sie vielleicht von der Fußreflexzonenmassage, die für den Laien interessante Diagnosen zutage bringen kann. So erzählte mir neulich eine Frau, die in meine Praxis kam: »Die Masseurin hat mir auf eine Stelle am Fuß gedrückt, da wäre ich fast an die Decke gegangen. Sie hat gesagt, das sei die Niere. Das ist jetzt schon ein halbes Jahr her, und es schmerzt noch immer. Nun hat mein Internist festgestellt, dass ich Nierensteine habe.« Ähnlich präzise funktioniert ein Fußbild, wenn man es zu lesen versteht.

Das Fußbild und eine ausführliche Analyse des Ist-Zustands sind für mich wie ein Fenster in Ihren Körper, denn neben dem 5000 Jahre alten Wissen über die Fußreflexzonen setzt sich dieses Bild ja auch noch aus anderen Komponenten zusammen – aus Nervenenden, der Struktur der Knochen, die durch Muskeln, Sehnen und Bänder bewegt werden, und aus Bindegewebe, das die einzelnen Strukturen miteinander verbindet und für die Funktionen von Lymph-

HARMONISCHES FUSSBILD

Jedes Fußbild wird bei der FUSSKARTOGRAPHIE im freien Stand aufgenommen (also nur die Füße bieten dem Körper Halt). Fußbilder sind wie ein Fingerabdruck - ein Unikat. Je ausgeglichener das Fußbild sich farblich im Seitenvergleich zeigt, desto harmonischer wirkt sich dies auf den restlichen Körper aus.

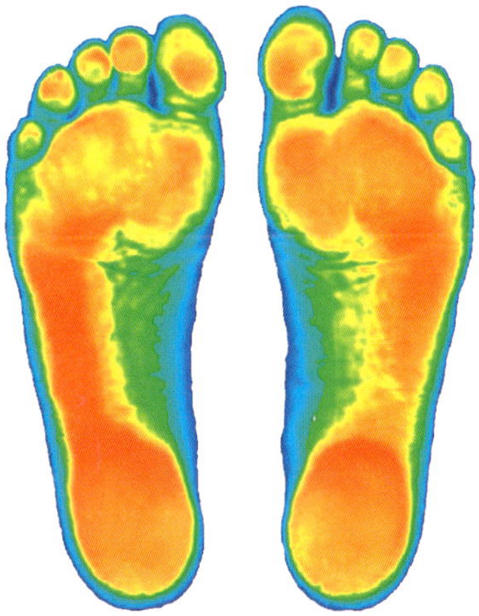

bahnen, Blutgefäßen, Hautzellen, Hautstruktur, Fasziengewebe und Fettgewebe wichtig ist. Sie sehen vielleicht nur den Fuß und seine äußerliche Beschaffenheit – meine Erfahrung erlaubt es mir, buchstäblich in ihn hineinzuschauen. Ich sehe die Form der Zehen mit ihrem Zehenbogen. Ägyptische, griechische, deutsche, keltische oder römische Form? Dann die Fußlänge, den Durchmesser und – unabhängig vom Fußbild – die Beweglichkeit, die Nägel mit ihrer Form, Größe, Beschaffenheit, Farbe. Ich werfe auch einen Blick auf die statische Aufrichtung und die Form des Fußes, die ebenfalls ausschlaggebend sind für den Stand und die Bewegung des Menschen.

Es sind viele, viele Einzelheiten, Faktoren, Kleinigkeiten – also viele Puzzleteilchen, die wertvolle Informationen liefern, und aus denen sich schließlich das Bild des Menschen, der auf meinem Scanner steht, zusammensetzt. **Wer es vermag, Fußbilder zu lesen, dem eröffnet sich eine spannende Welt.**

Hat der Klient beispielsweise eine krumme Großzehe, dann ist das auf dem Fußbild natürlich deutlich sichtbar. Beim Hallux valgus ist die Wahrscheinlichkeit sehr groß, dass auch die Halswirbelsäule krumm und schief ist, dass sie nicht lotrecht steht.

Ein anderes Beispiel: Wenn Sie einen Fuß stärker belasten als den anderen, was sich an Signalen wie Hornhaut oder (im Vergleich zu dem anderen Fuß) dunklerer Haut an der Fußsohle ablesen lässt, dann ist die Wahrscheinlichkeit recht hoch, dass auch Ihr Becken verschoben ist, oder dass sich diese ungleiche Belastung auf die Stellung der Wirbelsäule auswirkt.

Steht der Fuß schief, können Sie nie gerade stehen, geschweige denn laufen. Ein ungleichmäßiger Auftritt führt zwangsläufig dazu, dass der Körper auch diese Disbalance ausglei-

chen muss. Dementsprechend werden bestimmte Muskelzüge im Körper stärker angespannt, andere weniger. Somit kommt es zu einer Fehlhaltung in der Struktur, also im Körperskelett. Sollten Sie also schief stehen, ließe dies leicht Rückschlüsse auf Ihren Gang und auf Ihr Laufbild zu. Somit können Sie sich eine Laufanalyse sparen.

Die Fußbesonderheiten sind wie Indikatoren: Es gibt Hautstrukturen, zum Beispiel Fältchen, die auf eine Bindegewebsschwäche der Füße schließen lassen, und wir können sicher sein, dass sich diese Bindegewebsschwäche auch im restlichen Körper wiederfindet.

Haben Sie zum Beispiel arthrosebedingte Schmerzen in den Zehengelenken, werden diese auch an anderen Stellen des Körpers, etwa in den Händen oder Schultern, auftreten. Nagelpilz ist ein Zeichen einer Immunschwäche und deutet auf eine Schwächung der Darmflora hin. Und vieles, vieles mehr. **Es lohnt sich also, seine Füße genau unter die Lupe zu nehmen und nach Einseitigkeiten oder Besonderheiten zu schauen.** Für mich geht die Analyse noch tiefer, denn an den Füßen lassen sich auch psychische Merkmale und Charaktereigenschaften ablesen.

VORHER-NACHHER-FUSSBILD

Steht der Mensch schief auf seinen Füßen, kann er nicht gerade gehen und laufen. Das obere Fußbild-Paar ist alles andere als harmonisch. Dem entsprechend wirkt sich diese Disbalance auch auf das ganze Körpersystem aus. Der Beweis für eine wirkungsvolle Maßnahme: Dieselben Füße haben sich im unteren Vergleichsbild deutlich harmonisiert.

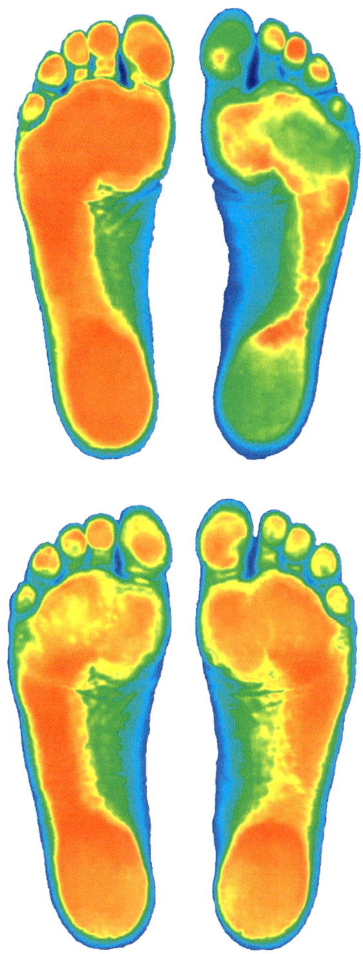

Test

Wie stehen Sie auf Ihren Füßen?

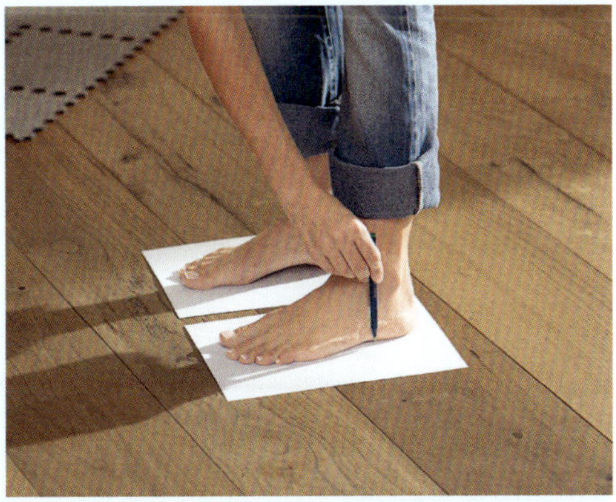

Legen Sie zwei leere DIN-A4-Blätter auf einen glatten Boden, etwa hüftbreit auseinander. Stellen Sie sich nun barfuß mit jeweils einem Fuß auf ein Blatt. Jetzt zeichnen Sie mit einem senkrecht gehaltenen Bleistift die Konturen Ihrer Füße auf dem Blatt nach, sodass Sie später die Fußumrisse auf den Blättern sehen können.
Spüren Sie anschließend im aufrechten Stand in Ihre Füße hinein und nehmen Sie nacheinander zuerst den einen, dann den anderen Fuß mit seiner Druckverteilung bewusst wahr. Spüren Sie die einzelnen Kontaktpunkte jedes Fußes zum Boden. Dann versuchen Sie, diese Druckpunkte und die von Ihnen wahrgenommene Größe der Kontaktflächen mit dem Bleistift in das jeweilige Fußprofil einzuzeichnen beziehungsweise zu schraffieren. Schmerzende Stellen können Sie durch einen Blitz darstellen.
Vergleichen Sie danach die Fußbilder: Sind sie gleich oder unterschiedlich? Wahrscheinlich werden Sie deutliche Unterschiede zwischen rechts und links wahrgenommen haben und diese nun auch in den Zeichnungen wiedererkennen können.
Übrigens: Wenn Sie den Empfehlungen und Tipps in diesem Buch folgen oder die FUSSKARTOGRAPHIE konsultieren wollen, dann heben Sie sich doch diese Blätter auf, stecken sie in einen leeren Briefumschlag, schreiben das Datum drauf und bewahren Sie die Umschläge auf. Machen Sie den subjektiven Vergleich nach einem halben Jahr erneut. Ich wette mit Ihnen, dass sich Ihre Fußbilder und Ihre Wahrnehmung in diesem Zeitraum deutlich verändert haben werden.

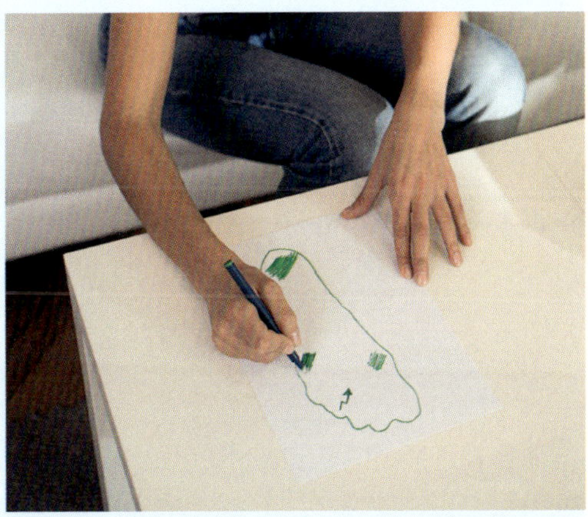

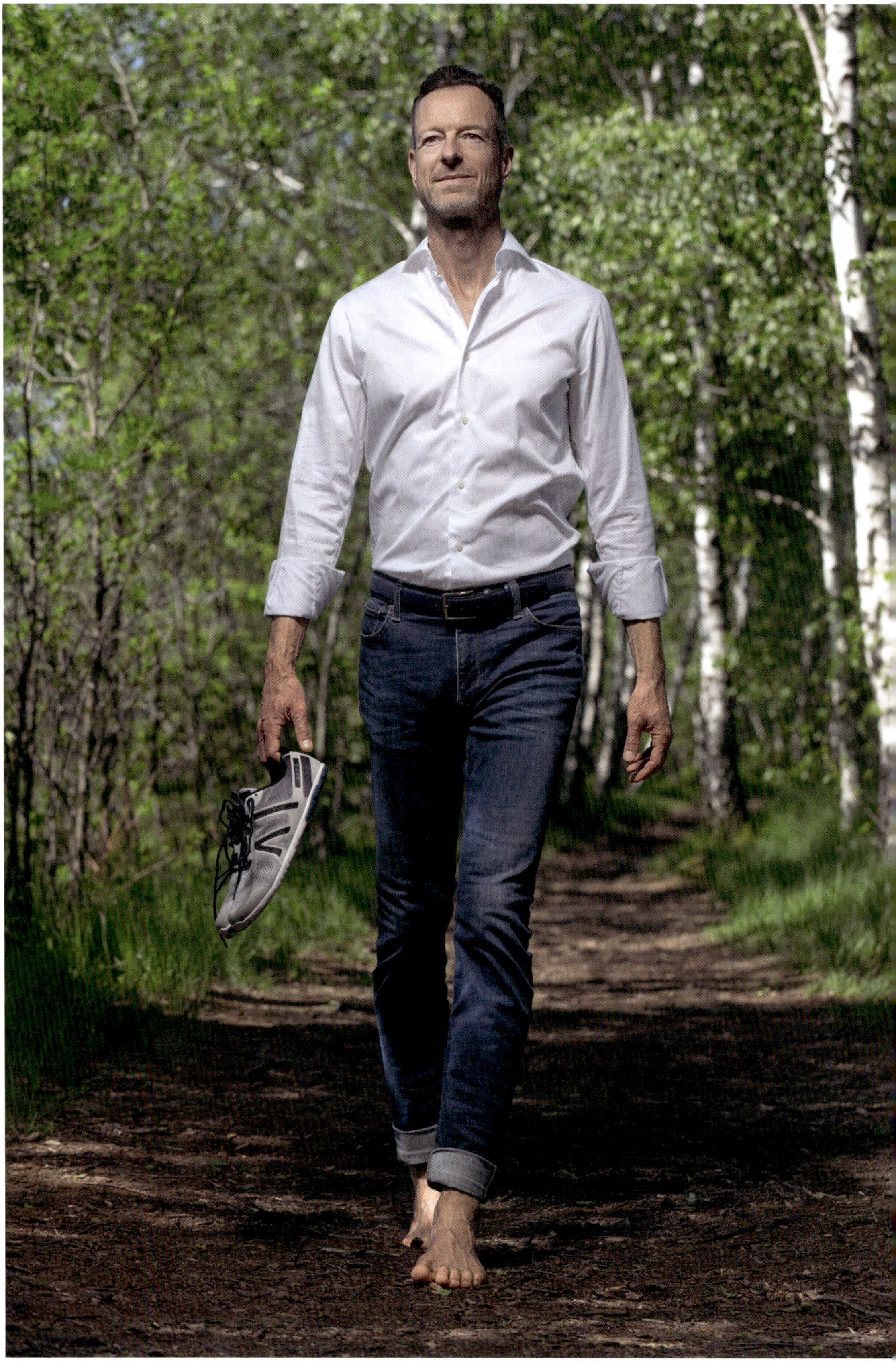

Kapitel 2

Wie wir unsere Füße quälen

Hatten Sie jemals einen Gipsverband? Wenn ja, dann konnten Sie sicher beobachten, wie sehr sich Ihr Fuß oder der Arm nach der Behandlung verändert hatte. Nichts anderes geschieht mit unseren Füßen, die wir Tag für Tag einengen und sie damit all ihrer Kraft berauben.

Teufels(Schuh)werk

Rund 13,3 Milliarden Euro gaben die Deutschen im Jahr 2023 für Schuhe aus. Das ist, nach einem Absatzeinbruch während der Corona-Pandemie, in der Statistik seit 1992 Rekord, und damit ist Deutschland einer der wichtigsten Schuhabsatzmärkte weltweit. Mehr und mehr Schuhkäufe werden inzwischen auch online getätigt. Lag der Anteil der online bestellten Schuhe 2016 noch bei rund 20 Prozent gemessen am gesamten Schuhabsatz, so erhöhte er sich bis 2020 auf fast 40 Prozent, Tendenz weiter steigend. Hier wird bevorzugt bei Billigware zugegriffen, die überwiegend aus China, Vietnam, Bangladesch und Indien kommt. Ein deutscher Importeur bezahlt in der Regel weniger als 5 (!) Euro für ein paar Schuhe aus China.

Ohne Schuhe läuft scheinbar nichts

Der Preis, den wir beziehungsweise unsere Gesundheit dafür zahlt, wenn wir so einen Billigschuh erwerben und tragen, ist dagegen extrem hoch: In den Herstellungsländern herrschen meist katastrophale Arbeitsbedingungen, Arbeitnehmerrechte werden buchstäblich mit Füßen getreten, Fragen des Umweltschutzes ignoriert. Und sogar in europäischen Ländern wie Italien, Spanien und Portugal, aus denen viele Schuhe importiert werden, nimmt man es oft nicht so genau mit den EU-Umweltvorschriften und den Mindestlohnzahlungen.

Darüber hinaus ist den wenigsten Konsumenten bekannt, dass rund 50 Prozent aller Schuhe aus Leder hergestellt sind, die durch den Produktionsprozess mit Chrom(VI) belastet sind. Die Europäische Union hat sich zwar auf einen Höchstwert von 3 mg/kg verständigt, das bedeutet allerdings nicht, dass nicht trotzdem Schuhe im Umlauf sind, bei denen der Grenzwert überschritten wird. Erst 2021 gab es in diesem Zusammenhang eine deutschlandweite Rückrufaktion. In einem seit 2018 im Handel erhältlichen Babyschuh waren erschreckend hohe Chrom(VI)-Werte festgestellt worden. Selbst Hersteller von Naturschuhen verarbeiten mit Chrom gegerbtes Leder. Grundsätzlich darf man zumindest unter diesem Aspekt froh sein, dass der Anteil an Lederschuhen Jahr für Jahr zurückgeht. Trotzdem: Die Produzenten sind eben nach wie vor nicht verpflichtet, den Einsatz von Chrom(VI) zu deklarieren. Sie müssen lediglich die Materialien angeben, aus denen der Schuh gefertigt ist. Bei Herstellern von Ökoschuhen kann man allerdings sicher sein, dass sie zumindest für das Innenfutter pflanzlich gegerbtes Leder verwenden. Wer auf Nummer sicher gehen will, sollte einen genaueren Blick auf die Label werfen. Das IVN-Zertifikat Naturleder, das EU-Ecolabel sowie das ECARF-Siegel für Schuhe und Accessoires garantieren Chrom(VI)-freie Verarbeitung.

Letztendlich obliegt es jedem Menschen selbst, für welchen Schuh er sich entscheidet und wie wichtig ihm diese einzelnen Kriterien sind. Aber können wir mit dem Wissen, dass viele Schuhe kontaminiert sind, dass sie Farbstoffe enthalten und eine potenzielle Gefahr für uns Menschen darstellen, sorglos durch das Leben gehen? Und noch etwas: Ein online bestellter Schuh wird (in der Regel) nur nach seinem Aussehen, nicht nach der Passform gekauft und auch selten zurückgeschickt, weil man ihn oft schon im Voraus bezahlt hat. Ich will eigentlich gar nicht wissen, wie viele Menschen ihre Füße mit zu engen, schlecht sitzenden Schuhen quälen – und doch werde ich in meiner Praxis tagtäglich damit konfrontiert.

Laut einer 2020 durchgeführten Studie trugen 65 Prozent der untersuchten Kinder zu kleine Schuhe. Andere Untersuchungen sprechen davon, dass allgemein vier von zehn Schuhen, die der Mensch trägt, viel zu klein sind. In meiner Praxis zeigt sich ein anderes Bild – da ich meine Klienten immer bitte, die Schuhe, die sie häufig tragen, zu unserem ersten Gespräch mitzubringen, kann ich nach den vielen Jahren sagen: 90 Prozent der Damenschuhe sind zu kurz beziehungsweise zu schmal. Bei den Männern sieht es etwas besser aus, bei ihnen liegt der Schnitt ungefähr bei 50 bis 60 Prozent. Vielleicht meinen die Untersuchungen, die von 40 Prozent sprechen, solche Schuhe, die sogar schon in dem Wissen, dass sie zu klein oder zu eng sind, gekauft werden. Schuhe, die also nur nach optischen Gesichtspunkten ausgewählt werden. Jedenfalls belegt das eine Studie des britischen Podologenverbands. Bei den Männern waren es etwa 25 Prozent, die ihre Schuhe nach dem Aussehen kauften und nicht, weil sie gut passten. In diesem Zusammenhang ist interessant, dass 80 Prozent der Befragten angaben, unter Problemen mit den Fußballen, unter Blasen, Hühneraugen oder anderen »Fußthemen« zu leiden.

Bitte keine falsche Bequemlichkeit!

Eine meiner Grundregeln lautet: Kaufen und tragen Sie keine Schuhe, die tragende oder stützende Elemente wie beispielsweise eine Fußbettung (Gesundheitsschuh) haben, denn der Schuh sollte sich dem Fuß und seiner Form anpassen, nicht umgekehrt!
Gut ist ein sogenannter Nullabsatz. Der Fuß im Schuh sollte hinten genauso weit vom Boden entfernt sein wie vorn. Die Sohle sollte möglichst dünn sein und wenig dämpfen. Möchte man mehr Komfort, empfiehlt sich eine dünne Poron-Einlegesohle, da Poron ein bei geringem Volumen extrem gut dämpfendes Material ist.

In einer Studie des Max-Planck-Instituts für Kognitions- und Neurowissenschaften in München wurde durch eine Untersuchung überprüft, ob eine Änderung der Fußkontaktfläche Auswirkungen auf die Haltungseigenschaften hat. Dabei wurde festgestellt, dass die Kniestabilität eindeutig mit der Gangstabilität in Verbindung gebracht werden kann. Eine größere Fußfläche ergibt auch mehr Stabilität für die Knie. Durch die Verbesserung der Kontaktfläche, bedingt

durch die Entspannung des Fußes in größeren Schuhen, ergibt sich automatisch eine bessere Haltung beim Gehen. Seitliche Bewegungen des Beckens werden minimiert, die dort sonst zu Veränderungen und Verschleißerscheinungen führen könnten. Je mehr Raum die Zehen haben, um sich gerade ausrichten zu können, desto besser ist auch der Verlauf der Beinachse und somit die Entlastung des Knies und der Hüfte.
Der Fluss des Gangs wird also ökonomischer, stabiler, leichter und freier. Und außerdem gewebeschonender, weil sich das Gewicht auf eine größere Fläche verteilt und nicht nur auf einer kleinen Fläche lastet, was automatisch zur Bildung von Hornhaut beiträgt.

Je mehr Hightech, desto schlechter

Nun meinen viele, sie täten ihren Füßen etwas Gutes, wenn sie sie in Hightech-Turnschuhe stecken. Davon kann ich nur dringend abraten, denn es ist nicht nur der Alltagsschuh, der unsere Füße deformiert. **Seit Jahrzehnten ist die Verletzungsrate bei Hobbysportlern, speziell bei Läufern, konstant hoch. Das betrifft die Knie, die Sprunggelenke und vor allem die Achillessehnen. Daran hat sich trotz der Entwicklung hochmoderner Schuhe bis heute nichts geändert. Lediglich die werbetechnischen Möglichkeiten und Argumente sind besser geworden.** Da werden Biomorphic-Konzepte, Heel-Clutching-Systems, Torsion-Systems, Gelair-Crash-Pad, Cushlon-Mittelsohle, EGO™ MAX Zwischensohlen-Schaum, Rocker-Sohle oder Pronationsstützen leidenschaftlich angepriesen. Aber all die Verheißungen und Neuerungen haben nichts daran geändert, dass immer mehr Sportler und Menschen, die im Alltag Sportschuhe tragen, über Beschwerden klagen. Die Verletzungsanfälligkeit bleibt trotz der Werbeversprechen groß, den Schutz vor Verletzungen sucht man vergeblich. Zu diesem Ergebnis kam auch ein 2022 durchgeführtes Review, für das insgesamt 12 Studien mit circa 11.000 Teilnehmenden verglichen wurden, um die Daten der wissenschaftlichen Evidenz für den Nutzen verschiedener Laufschuhtypen zusammenzutragen und auszuwerten. Unterm Strich stand, dass es keinen nachweisbaren Nutzen gibt.
Ich werde im Kapitel 6 noch einmal auf das Joggen im Allgemeinen zurückkommen, denn rund um diese Fortbewegungsart gibt es abgesehen von den Schuhen mittlerweile viele Mythen. Darüber hinaus haben sich Trends entwickelt, die den Nutzen aus meiner Sicht wieder aufheben oder dem Körper sogar schaden.

Interessanterweise sind die meisten Beschwerden, die auftreten, in der Regel nicht akut, sondern entstehen durch chronische (Über)Belastung. Die Marketingkampagnen rund um die Schuhe suggerieren allerdings etwas anderes, und schmerzt es dann doch irgendwo, hat der Kunde offenbar den falschen Schuh gewählt oder falsch trainiert.
Dazu können Sie sich eine einfache Faustregel merken: Je besser der Schuh gedämpft ist, desto größer werden die Schritte und desto stärker rammt der Läufer seine Ferse oder – wenn er über den Vorfuß läuft – den Ballen in den Boden. Die Dämpfung hemmt die Weiterleitung der tatsächlichen Aufpralldaten an das Gehirn, zum Schaden des Körpers. Propriozep-

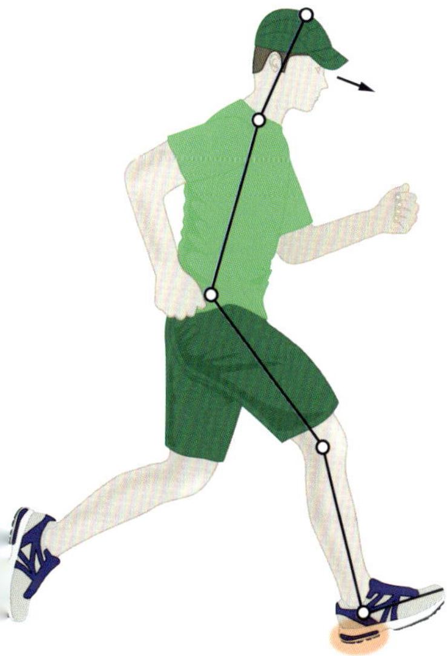

LAUFSTIL JOGGINGSCHUH

Damit das Joggen auf festem Untergrund erträglich ist, tragen die meisten Läufer stark gepolsterte Schuhe.
Mit Folgen, die der Läufer meist erst bemerkt, wenn sie Schmerzen verursachen. Gegen die Laufrichtung rammt sich die Ferse weit vor dem Körper in Verlängerung des Unterschenkels in den Schuh. Fatal: Der Schritt wird viel zu lang, der Körper nimmt eine gebeugte Haltung ein. Weil die Schultern nach vorn fallen, wird der Brustraum eingeengt. Der lange Ausfallschritt führt zu einer starken Auf- und Abwärtsbewegung des Körpers, statt dass er sich zielgerichtet nach vorn bewegt.

BARFUSSLAUF

Barfuß oder mit minimalistischem Schuhwerk ist ein harmonischer Laufstil möglich, egal, auf welchem Untergrund. Statt der Polsterung übernehmen die Fußgewölbe die Abfederung der Stoßwirkung. Der Laufschritt ist deutlich kürzer, gleichzeitig ist der Körper aufrechter. Das Bein setzt nur minimal vor dem Körperschwerpunkt mit dem Vorfuß auf und verhindert damit das dumpfe Aufsetzen der Ferse. Das bedeutet: weniger Belastung für die Gelenke und Muskeln. Der Brustraum ist offen, die Lunge kann durchatmen.

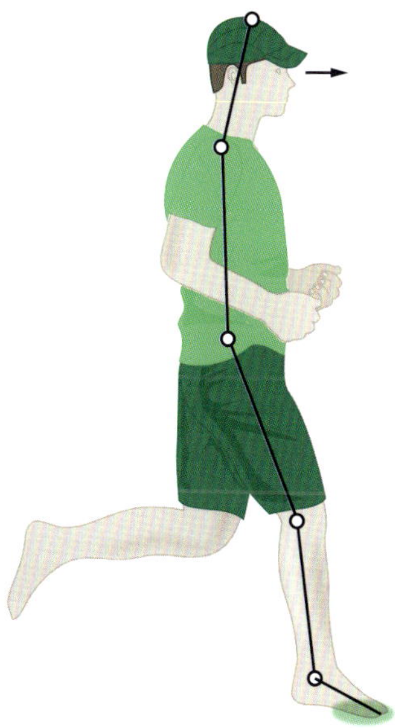

tion und die Arbeit der Mechanorezeptoren, die Sie bereits aus dem Abschnitt »Sensomotorik« kennen, finden quasi nicht beziehungsweise nur eingeschränkt statt. Es bleibt abzuwarten, wie lange es noch dauert, bis die wissenschaftlich belegte Erkenntnis, dass eine starke Dämpfung nicht vor Verletzungen schützt, sondern zu mehr Instabilität und somit zu einem höheren Verletzungsrisiko führt, auch beim Verbraucher ankommt. Die Frage ist doch: Wofür braucht der Fuß zusätzlich Dämpfung? Stützende und stoßabsorbierende Bereiche am Fuß, die durch die Quer- und Längsgewölbe gegeben sind, und der Aufbau der Muskulatur, die bewirkt, dass der »Schock« des Bodenkontakts abgefangen und abgefedert wird, sind doch ausreichend vorhanden. Unser Fuß ist perfekt, und trotzdem wird uns von der Schuhindustrie suggeriert, man müsste ihn verbessern und unterstützen.

Diese Strategie, eine natürliche Funktionalität durch unnatürliches »Dazutun« von außen zu beeinflussen und letztendlich zu schwächen, ist ein Trend, der sich in vielen Bereichen, vor allem auch in der Nahrungsmittelindustrie, verfolgen lässt. Dort werden aus natürlichen Lebensmitteln mithilfe vieler Zusätze Hightech-Produkte hergestellt, die den Körper mehr belasten, als ihm zu dienen. Bei Sportschuhen kommt noch ein anderer Aspekt dazu, der den meisten Ausdauerläufern nicht klar ist: Durch den Hightech-Schuh erhöht sich die Laufgeschwindigkeit, weil die natürliche Schnelligkeitsbremse, die sich durch eine richtige Lauftechnik (natürliche Lauftechnik) einschalten würde, umgangen wird. Dadurch arbeitet der Muskel im anaeroben Bereich, was ihn auf Dauer zerstören würde. Der Körper schützt sich allerdings davor, indem er den Muskel »zu«macht, worauf dieser hart und steif wird, anfängt zu schmerzen und seine Tätigkeit verweigert. Das geht bis hin zu Bewegungsunfähigkeit und Krämpfen. Die Muskelsehnen dieser Bereiche werden extrem angespannt, was zusätzlich zu Schmerzen führt und den Läufer oftmals zum Aufgeben zwingt.

In seinem Buch *Born to run* schreibt der Autor Christopher McDougall: »Auf Nike lastete eine enorme Schuld. Und der bemerkenswerteste Aspekt? Nike wusste es.« Damit spielt er auf die Produktpolitik des Herstellers an. Ohne jetzt näher darauf eingehen zu wollen, kann ich nur unterschreiben, was McDougall sagt: »Die besten Schuhe sind die schlechtesten.« In stabilen Schuhen, in denen der Fuß geführt wird, »verkantet« der Fuß, weil er in eine Disbalance der Stellung der Gelenke gezwungen wird. Es ist so, als würden Sie den Fuß eingipsen oder in eine Ritterrüstung stecken. Es scheint nur logisch, dass er damit seine Stabilität und Funktion einbüßt. Barfuß umzuknicken ist fast unmöglich. Im Schuh dagegen passiert es ständig. Das liegt daran, dass die seitliche Hebelwirkung – sie entsteht dadurch, dass die Schuhsohle den Abstand des Fußes zum Boden vergrößert – den Fuß auf schrägem Boden zum Umknicken veranlasst. Und dieser Hebel ist zu groß für unsere Außenbänder. Entweder sie reißen, oder sie werden gezerrt. Der Fuß und das Bein sind nur so stark wie seine Zehen. Sind diese im Schuh, können sie sich kaum bewegen. Auch die Achillessehne und ihre Beweglichkeit und Widerstandskraft wird bestimmt durch die Muskulatur des Fußes, die die Zehen bewegt. Deshalb begegnet man Achillessehnenrissen bei Menschen, die Schuhe tragen, nicht bei Barfußläufern.

Entenfüße im Schuh

Ein weiterer Aspekt: Schuhe werden in der Regel nach vorn schmaler. Sie engen den Vorfuß und die Zehen ein, die sich dem Schuh anpassen müssen und so zu einer Art Spitzfuß werden. Es ist bekannt: je breiter der Vorfuß, desto schneller der Mensch. Wenn wir also in Schuhen stecken, in denen unsere Füße eingezwängt werden, dann bewegen sich die Zehen automatisch aufeinander zu. Das heißt, wenn wir von oben auf unsere Füße blicken, sehen wir, dass sich die Zehen gegeneinanderdrücken, die Grundgelenke jedoch zu einem Spreizfuß (inkl. Hallux) auseinandergehen.

Somit werden wir langsamer. Das kann man leicht feststellen, in dem man einmal ganz bewusst die Fußstellung entsprechend verändert. Probieren Sie es! Sie werden schnell spüren, dass sich auch Ihre Knie nach außen verdrehen. Wenn Sie nun gerade nach vorn laufen, zeigen Ihre Füße nach rechts und links außen – wollen also woandershin laufen, und so rollt man über die Ferse ab und anschließend über den Großzehenballen. Eine natürliche gerade Bewegung würde über die zweite Zehe erfolgen.

Hinzu kommt, dass der Fuß durch das Zusammendrücken der Zehen und des Vorfußes im Schuh keinen Halt durch die Großzehe bekommt, weil er zur Fußmitte gedrängt wird. Dadurch entsteht eine Innenrotation des Beins, wovon natürlich auch die Gelenke – das heißt Knie- und Hüftgelenk – betroffen sind. Dass sich das nach oben fortsetzt und Auswirkungen hat, muss ich an dieser Stelle wohl nicht mehr eigens erwähnen.

Schuhe sorgfältig auswählen

Dr. William A. Rossi, ein Fußorthopäde aus Massachusetts (USA), ist Experte für die Geschichte der Schuhindustrie und Autor vieler Artikel über das Verhältnis von Schuhen und Füßen. Seiner Überzeugung nach ist gutes Schuhwerk ein Bestandteil der Fußpflege, und er klagte oft, die Schuhexperten hätten keine Ahnung von den Füßen und die Fußpflegeexperten keine Ahnung von Schuhen.

Weiterhin schrieb er 1999 in einem Artikel in der Fachzeitschrift *Podiatry Management:* **»Ein natürlicher Gang ist jedem Menschen, der Schuhe trägt, aus biomechanischen Gründen nicht möglich. Es hat vier Millionen Jahre gedauert, bis sich unser einzigartiger menschlicher Fuß und daraus resultierender unverwechselbarer Gang entwickelt hat. Eine Meisterleistung der Biotechnik. Doch in nur wenigen Jahrtausenden haben wir mit einem einzigen sorglos entwickelten Gegenstand, nämlich mit unseren Schuhen, die ursprünglich anatomische Form des menschlichen Gangs entstellt.«**

Natürlich ist es keine Alternative, die Schuhe komplett zu verdammen und nur noch barfuß zu gehen. Aber wir sollten zumindest mehr Sorgfalt walten lassen, wenn wir uns für einen Schuh entscheiden. Um Ihnen dabei zu helfen, möchte ich im Folgenden einige ausgewählte Schuhformen genauer unter die Lupe nehmen und Ihnen vermitteln, wie Ihre Füße auf dieses Schuhwerk reagieren.

Verschiedene Schuhformen und ihre Konsequenzen

High Heels

Hier wird das Gewicht auf den Vorfuß verlagert, was eine hohe Belastung für die Sehnen und die Grundgelenke der Zehen bedeutet. Das Tragen von High Heels fördert die Bildung von Spreizfüßen, Hammer- und Krallenzehen, weil das Quergewölbe durch den Druck auseinandergedrückt wird und parallel dazu auch noch die Großzehe nach außen gedrängt wird, was zur Spreizung des Grundgelenks führt. Hallux valgus und Spreizfuß bedingen sich gegenseitig.

Schnabelschuhe

Sind spitz und vorne zulaufend. Sie quetschen den Vorfuß ein, bereiten dem Großzehengrundgelenk und auch dem Kleinzehengrundgelenk große Probleme. Verändert man nichts, kann es zum Hallux valgus und Hallux rigidus, der Vergrößerung des Großzehengrundgelenks, kommen. Darüber hinaus können Hühneraugen entstehen. Außerdem kann das Tragen dieser Schuhe zu vorzeitigem Vorfußbrennen führen.

Schuhe mit Plateausohlen

Beim Gehen auf Plateauschuhen platscht der Fuß regelrecht auf, es gibt kaum eine Abrollmöglichkeit. Dazu kommt, dass die Schuhe extrem hart sind und somit die Gefahr von Sprunggelenksverletzungen durch Umknicken besteht. Darüber hinaus kann es zu Knieverletzungen und Gelenksüberlastung kommen.

Barfußschuhe *(mein persönliches Unwort)*/ Minimalschuhe

Diese minimalistisch ausgestatteten Schuhe wurden konzipiert, um den Trägern ein dem Barfußlaufen ähnliches Gehgefühl zu bieten. Bei gleichzeitigem Schutz vor äußeren Einflüssen, wie zum Beispiel Scherben, Dornen, Kälte, Schutz vor heißem Asphalt oder glatten Flächen, soll die natürliche Bewegung des Fußes ermöglicht werden. Erfahrungen zeigen jedoch, dass diese Minimalschuhe von den Trägern oftmals auch schuhmäßig verwendet werden, das heißt, sie werden im Alltag wie ein Schuh getragen – im Fersengang mit festem Fersenauftritt, mit Socken, die in der Regel zu eng sind, und nicht selten in einer zu kleinen Schuhgröße. Doch Minimalschuhe sind keinesfalls wie ein Schuh anzusehen und zu verwenden. Es ist ein erklärungsbedürftiges Produkt, dessen Träger als Voraussetzung zunächst den sanften Barfußgang beherrschen sollte. In Kapitel 5 werde ich detaillierter auf das Thema eingehen.

Sneaker

Die Frage ist: Was unterscheidet einen Sneaker von einem Turn- oder Joggingschuh? Die Antwort lautet: nichts. Und genau da liegt das Problem, denn ganz allgemein wird durch das Tragen von Turnschuhen die Fußmuskulatur schwach, weil sie keinen Gegenimpuls bekommt, die Träger also »gut« gebettet durch die Welt gehen und die Füße keine Rückmeldung bekommen, auf welchem Untergrund sie sich gerade bewegen. Dementsprechend stellt die Fußmuskulatur ihre Arbeit mehr oder weniger ein, was die Bildung von Senk- und Knickfuß begünstigt. Auffallend häufig kommt es bei Sneaker-Trägern auch zu Achillessehnenproblematiken und Knieschmerzen im Innenbereich, Symptomen also, die dem Läuferknie ähneln. Auch sind manche Sneaker, weil sie stylisch sein sollen, im Vorfußbereich schmaler als normale Laufschuhe, was dazu führt, dass die Zehen gequetscht werden.

Flip-Flops

Flip-Flops spreizen das erste und zweite Zehengelenk über einen Steg, der entweder aus Leder oder aus Plastik ist. Der Fuß findet kaum Halt und »schwimmt« mehr oder weniger über die Lauffläche. Beobachtet man Flip-Flop-Träger, dann sieht man sie eher schlurfen als gehen. Trotz des Schlurfgangs »donnert« das Körpergewicht mit extremer Wirkung auf die Ferse.
In diesem »Schuhwerk« kann keine natürliche Bewegung stattfinden. Da hilft es auch nichts, dass viel Luft an die Füße kommt.

Hausschuhe

Für Hausschuhe gilt im Grunde dasselbe wie für die Flip-Flops. Wenn Sie nicht auf Hausschuhe verzichten möchten, dann tragen Sie bitte nur solche, die über dem Rist und an der Ferse Halt bieten.

Gesundheitsschuhe

Auf den ersten Blick meint man, diese Schuhe seien ideal: Breit und mit vorgefertigter Fußbettung bieten sie zwar Platz für die Zehen und orthopädische Einlagen, allerdings keinen Halt in der natürlichen Fußbewegung. Grundsätzlich wird bei diesen Schuhen zu viel Wert auf die Fußstützung gelegt, wodurch sie wie eine Dauereinlage wirken. Der Träger bekommt vielleicht keine Fußprobleme, dafür aber Sprunggelenks-, Knie- und Wirbelsäulenprobleme, da eine Verschiebung der Kräfte über die Muskelkette stattfindet.

Schuhe mit Keilabsätzen

Sie bieten von allen Schuhen immer noch die beste Perspektive, da die Absätze oft breiter sind und sich auf diese Weise beim normalen Gehen, wenn man mit der Ferse aufsetzt und den Fuß abrollt, das Gewicht meist gleichmäßiger über den ganzen Fußbereich verteilt.

Ballerinas

»Aber ich laufe doch in gesunden Schuhen, wenn ich Ballerinas trage. Die sind so schön bequem, leicht und flach!«, höre ich meine Klientinnen nicht selten sagen. Damit haben sie zum Teil auch recht: Die Sohle ist flach, hat einen sogenannten Nullabsatz, das heißt, der Schuh hat eine Sohle, die an der Ferse genauso flach ist wie vorn. Meist ist das Obermaterial weich, flexibel und dehnbar. »Gott sei Dank!«, kann ich da nur sagen, denn ich habe an Frauenfüßen noch keine Ballerinas gesehen, deren Innenlänge für die Füße ausreichend gewesen wäre. Das Merkmal von Ballerinas ist hauptsächlich die reduzierte Ausstattung: Die Sohle ist dünn, eine Innensohle fehlt ganz. Der Fuß wird nur im Zehenbereich und an der Ferse gehalten – meist durch einen Gummizug. Das Problem dabei ist jedoch, dass der Schuh nur dann gut am Fuß hält, wenn er von der Innenlänge her so knapp bemessen ist, dass er sozusagen zwischen Vor- und Rückfuß »aufgespannt« wird. Die Zehen werden dadurch regelrecht in die Spitze des Schuhs hineingezwängt, und nur das weiche Obermaterial erlaubt es den Füßen, sich etwas zur Seite – also über den Sohlenrand – hinauszudrücken. Da die Trägerinnen der Ballerinas ihren Gang nicht an die Gegebenheiten des Schuhwerks anpassen und die Sohle keine Dämpfung hat, kommt es bei jedem Schritt über die Ferse zu einem festen Aufprall und zu einer Erschütterung, die ungebremst auf die Gelenke wirken kann.

Luftfeder-/Luftkissenschuhe

Diese Schuh-Art hat ihre Besonderheit vor allem im Aufbau der Schuhsohle. Hauptsächlich besteht die Sohle aus Luftkammern, bei der die zuvor angesogene Luft durch das Abrollen beim Gehen aus den Innenräumen durch Ventile nach außen entweicht und sich bei der Entlastung wieder vollsaugt. Ziel ist das Gehen auf luftig-weichen Sohlen, um die Füße weich zu betten und Stöße noch besser abfangen zu können. Es fühlt sich an, als würde man barfuß über Moos gehen. Der Boden gibt etwas nach, und der Gang wird deutlich abgefedert. Anfänglich vermitteln diese Schuhe ein sehr angenehmes Gefühl. Besonders bei Menschen mit druckempfindlichen Füßen, zum Beispiel bei einem plantaren Fersensporn oder bei Hühneraugen am Ballen, wirken sie sofort schmerzlindernd. Zu vergleichen ist das Phänomen mit dem Unterlegen eines weichen Kissens auf einer Holzbank. Je dicker das Kissen, desto angenehmer empfindet man den Effekt. Der hält allerdings nicht an, denn – um bei der Analogie mit dem Kissen zu bleiben – es wird nicht lange dauern, bis sich das Gesäß meldet. Ähnlich ist es bei Fahrradsatteln. Warum haben Rennräder harte Sättel, obwohl die Fahrer stundenlang auf ihnen Schwerstarbeit leisten?

Wie Sie bereits an anderer Stelle gelesen haben, sitzen Hersteller und Träger der Fehlannahme auf, dass eine weiche Bettung die Lösung für Fußbeschwerden wäre. In der Praxis sehe ich jedoch, dass durch das Nachgeben der Schuhsohlenkonstruktion die auf die Füße wirkenden Körperkräfte die Fußfehlstellungen noch verstärken. Unter diesen Umständen ist es den Fuß- und Beinmuskeln nicht möglich, eine Gegenspannung aufzubauen, um die Fußstellung zu halten, da die sensomotorischen Impulse durch die Weichheit der Bettung unterdrückt werden. Die Folge ist in der Regel ein schwammiger, instabiler Gang. Gleichzeitig kann die Schwungmasse bei der Gehbewegung nicht rückgeführt werden, was zu einem Verlust der Kräfte führt und deshalb sehr anstrengend wird. Die bereits verspannten Muskelpartien, die zum Fußproblem geführt haben, verspannen noch mehr. Zudem ist das Tragen von orthopädischen Einlagen in dieser Schuh-Art völlig unmöglich.

Arbeitsschutz-/Sicherheitsschuhe

In vielen Berufen ist das Tragen von Arbeits- beziehungsweise Sicherheitsschuhen seitens der Berufsgenossenschaft vorgeschrieben, um die Füße in gefährlichen Arbeitsumgebungen vor potenziellen Gefahren zu schützen; zum Beispiel vor Säuren, herabfallenden oder spitzen Gegenständen. Je nach Einsatzzweck haben die Schuhe deshalb eine rutschhemmende, durchtrittsichere Sohle, flüssigkeitsabweisendes Obermaterial oder sind im Zehenbereich mit Schutzkappen aus Stahl oder anderen Verbundmaterialien ausgerüstet.

Moderne Arbeitsschuhe werden in Sicherheitsklassen eingeteilt, unterliegen den DIN-Normen und erfüllen, ausgestattet mit neuesten Materialien und innovativer Hightech-Verarbeitung, höchste Sicherheitsanforderungen. Das ändert aber nichts daran, dass die Schuhe eher plump und klobig sind und zusätzlich um einiges schwerer als normale Schuhe. Dadurch wird auch der Gang gröber, schließlich sitzen die Füße wie in einem Betonklotz fest. Meine Empfehlung: Achten Sie darauf, dass die Arbeitsschuhe deutlich länger sind als Ihre Füße, damit die Zehen mehr Freiheit haben. Denn obwohl die Schuhe im vorderen Bereich breit aussehen, bedrängen sie den Zehenbogen in der Regel an Groß- und Kleinzehe. Lieber also ein bis zwei Nummern größer kaufen, damit der Fuß im Schuh weiter hinten steht und die Zehen mehr Freiheit haben. Um das innere Volumen auszufüllen, ist es sinnvoll, eine dünne Sohle ergänzend hineinzulegen. Dann fixieren Sie den Fuß über die Schnürung. Wünschenswert sind Sicherheitsschuhe, die schön flexibel und auch leicht sind und die den Zehen, wie bei einem bequemen Schuh, Platz bieten. Die Sohle kann durchaus biegsam sein, denn so gibt sie dem Träger mehr Sicherheit auf unterschiedlichsten Böden. Ein Arbeiter, der zum Beispiel ein Baugerüst aufbaut, muss sowohl auf dem Gerüst als auch am Boden sicheren Halt haben, ohne seinen Füßen zu schaden.

Trotz aller Vorbehalte möchte ich dieses Kapitel mit einer versöhnlichen Aussage schließen, denn der Schuh an sich bietet natürlich auch Vorteile. Er schützt den Fuß vor Verletzungen durch unnatürlichen Boden wie Asphalt, den die Evolution nicht eingerechnet hat. Er bietet Schutz vor Schnitten durch scharfkantige oder spitze Gegenstände sowie Schutz vor Kälte. Und er lässt den Menschen in Gesellschaft von seinesgleichen »gut dastehen« – er hat also eine Image-Funktion wie ein Auto. **Trotzdem bleibt er immer ein Kompromiss. Und je weniger Kompromisse ich schließen muss, das heißt, je weniger ich den Fuß in seiner natürlichen Funktion einschränke, desto besser ist es.** Somit gibt es für mich auch keinen »Gesundheitsschuh«, denn das würde ja implizieren, dass es gesunde Schuhe gibt. Gibt es aber nicht.

Es gibt für mich nur Schuhe, die den Fuß weniger stark einschränken. Und wenn ich auf Barfußschuhe oder »Minimal Footware« angesprochen werde, sage ich sogar, der Unterschied zwischen minimaler Schuhbekleidung und Barfußgehen ist ähnlich wie der Unterschied zwischen einem Kuss auf die Lippen oder einem mit einer Frischhaltefolie dazwischen. Egal, wie dünn sie ist – für unseren Körper und seine Empfindungen liegen Welten dazwischen.

Grundsätzlich sollte das Ziel sein, barfuß zu gehen – mindestens 30 Minuten pro Tag auf natürlichem Boden oder zweimal fünf Minuten am Tag auf Kristallen in einer Steinwanne (die Anleitung dazu finden Sie im Kapitel »Kristalle unter den Füßen – die Steinwanne«, ab Seite 154). Ist das nicht machbar, sollte der Fuß in seiner Funktion möglichst wenig eingeschränkt werden.

Ich bin immer der Ansicht, dass man die Kirche im Dorf lassen sollte. Darum sage ich: **»Ist der Fuß fit und gesund, kann er fast jeden Schuh tragen.«** Trainieren barfuß – arbeiten und ausgehen im Schuh. Dann kann Frau auch High Heels tragen. Die Abwechslung macht es.

Was dem Fuß sonst noch alles schadet

Wenn Sie nicht zu den Menschen gehören, deren Füße scheinbar jeden Fehltritt verzeihen, dann sollten Sie neben der Aufmerksamkeit, die Sie Ihren Füßen schenken, die im Folgenden aufgezählten »Fehler« besser vermeiden. Denn das alles sind wirkliche und wahrhafte Sünden, die begangen recht bald schmerzhafte Auswirkungen auf Ihre Füße haben werden.

- Einfach barfuß gehen oder laufen ohne Kenntnisse über den natürlichen Gang. (Wie Sie richtig barfuß gehen, erfahren Sie im Kapitel »Barfuß – mehr als nur ein Trend«, ab Seite 86).
- Barfußschuhe tragen, aber sie gedankenlos verwenden, als würde man herkömmliche »Schuhe« anziehen.
- Fußstützen tragen, statt sich um die Aktivierung der Füße zu kümmern, zum Beispiel Turnschuhe mit Pronations- oder Supinationsstützen (Innen- oder Außenverstärkung), Schmetterlingsrollen (vom Orthopäden in den Schuh eingearbeitete Auslassungen und Abrollhilfen) und Zehenspreizer.
- Chronische Fußbeschwerden mit Operationen beantworten, ohne den ganzheitlichen Aspekt zu berücksichtigen und zu hinterfragen, ob die Fußbeschwerden vielleicht eine ganz andere Ursache haben, als die Diagnose besagt.

- Therapieformen anwenden, die verordnet wurden, ohne dass vorab eine ausführliche Betrachtung der Füße wie auch des Schuhwerks stattgefunden hat.
- Schuhe dauerhaft tragen, die nicht zur natürlichen Fußform passen – High Heels, Schuhe mit Bananensohle, Luftkissen-Schuhe, Ballerinas & Co.
- Passive Therapien anwenden, ohne die Eigenaktion des Fußes zu fördern.
- Insgesamt zu wenig Bewegung und dann auch auf überwiegend ebenen – also »angenehmen« – Flächen, die für den Fuß keine positive Herausforderung darstellen.
- Schuhabsätze über 4 Zentimeter Höhe.
- Die Kultivierung eines »Zu alt, da kann man nichts mehr machen!« oder »Das ist genetisch bedingt«-Denkens.
- »Gut gemeintes« Vorfußlaufen in Turnschuhen, was zurzeit absolut im Trend liegt.
- Bei Fußbeschwerden im Internet nach Ursachen und Lösungen suchen, so in die Fänge von »Heilsbringern« zu geraten, was am Ende zu noch mehr Verunsicherung führen kann.

Das ist nur ein kleiner Leitfaden, der vielleicht schon dazu beitragen kann, größeren Schaden von Ihren Füßen abzuwenden. Apropos Schaden abwenden: Auf dieses dankbare Thema hat sich ja mittlerweile ein ganzer Industriezweig gestürzt, der Wohlgefühl und Heil für Ihre Füße verspricht und damit meist noch mehr Schaden anrichtet.

Übliche Fußtherapien – ein Millionengeschäft

Mein Nachbar ist orthopädischer Schuhtechniker, und natürlich kommen wir ab und an ins Gespräch. Einst legte er mir ein Rezept hin und lächelte. Er kennt meine Haltung und erzählte mir die Geschichte zu diesem Rezept. Es ging um eine Frau, die starke Schmerzen im linken Fuß unter der Fußsohle hatte. Sie suchte eine orthopädische Gemeinschaftspraxis auf und kam mit einem Rezept für drei (!) Einlagenpaare in der Hand wieder heraus. Dafür hatte ihr der betreuende Orthopäde rund fünf Sekunden auf die Füße geschaut, diese jedoch noch nicht einmal genau inspiziert oder gar angefasst, sondern sich sogleich an den PC gesetzt und das Rezept ausgeschrieben. Seine Diagnose: Fersensporn am linken Fuß. Als die Frau bei meinem Nachbarn angekommen war, schilderte sie ihm ihre Symptome, und da die ihm so gar nicht zu einem Fersensporn zu passen schienen, verzichtete er auf seinen Gewinn und schickte die Frau zu einem anderen Arzt, der die richtige Diagnose stellte – die übrigens keine Einlagen bedingte ... Ausnahme oder Alltag? Diese Geschichte habe ich übrigens in der Erstausgabe, also vor genau zehn Jahren, schon einmal erzählt. Bedauerlicherweise hat sie ihre Aktualität nicht verloren.

Viele Klienten, die zur mir kommen, haben bereits die dritte, vierte oder sogar fünfte Einlagenversorgung erhalten. Ein Großteil der Kosten wird immer noch komplett oder überwiegend von den Privatversicherungen oder Kassen getragen. Dennoch liegen alle drei, vier oder fünf Einlagenpaare in der Schublade, und ihre Beschwerden veranlassen die Menschen, nach anderen Wegen zu suchen. Manchmal ist es auch so, dass die Klienten die Einlagen seit Jahren tapfer in ihren Schuhen tragen, obwohl sich die Symptomatik hartnäckig hält. Und wenn ich sie dann frage, warum sie denn damals die Einlagen bekommen haben, nennen sie mir genau die Diagnose, deretwegen sie auch in meiner Praxis sitzen. Auf die Frage, weshalb sie denn die Einlagen immer noch trügen, obwohl sich nichts verändert hat, ernte ich nur ratlose Blicke.

Die Geschichten, die ich höre, ähneln sich in erschreckender Weise. Einlagen werden verordnet, Spritzen gesetzt oder gar Operationen angeraten – vieles ohne nach den eigentlichen Ursachen zu forschen. Verstehen Sie mich bitte nicht falsch: Ich habe eine große Hochachtung vor der modernen Medizin und vor dem, was sie in vielen Bereichen leistet. **Aber mich schüttelt es innerlich, wenn ich sehe, dass Diagnosen gestellt und Verordnungen über den Tresen gereicht werden, ohne dass auch nur ein einziges Mal die Frage gestellt würde, ob das Symptom vielleicht auch eine Ursache hat.** Ganz abgesehen von den immensen Kosten, die durch den inflationären Einsatz der modernen Gerätemedizin entstehen. Das Business – wie soll ich es anders nennen – scheint ein Millionengeschäft zu sein. Orthopädische Schuhwerkstätten bekommen je nach Unternehmensgröße in der Regel zwischen 60 bis 200 Einlagenaufträge pro Woche. Und ich weiß aus sicherer Quelle, dass ein kollegiales Hand-in-Hand-Arbeiten zwischen Orthopäden und orthopädischen Schuhwerkstätten leider auch keine Seltenheit ist.

Technik statt Pflege?

Für Hilfe zur Selbsthilfe oder Maßnahmen zur Selbsthilfe und Reorganisation und Rehabilitation des Körpers, die jeder auch in Eigenverantwortung selbst durchführen könnte – dafür gibt es jedoch kaum Unterstützung. Weder vom Arzt noch seitens der Kassen und Versicherungen. Medikamentöse Interventionen, operative Eingriffe und in diesem Zusammenhang verordnete Rehabilitationsmaßnahmen oder auch die passive Versorgung über Schuheinlagen werden hingegen mit Millionenbeträgen unterstützt.

Ich möchte an dieser Stelle die ein wenig flapsige Aussage einer Pharmareferentin zitieren, die bei einem Treffen bemerkte: »Vom Krebs leben mehr Menschen, als daran sterben.« Dieser zugegebenermaßen subjektive Eindruck drängt sich auch bezüglich des Umgangs mit Fußbeschwerden und den daraus resultierenden Folgeerkrankungen auf. Und er lässt sich auch anhand von Zahlen und Kosten beziffern. Die Barmer Ersatzkasse gibt alljährlich den *Heil- und Hilfsmittelreport* heraus. In Deutschland sind rund 74 Millionen Menschen in gesetzlichen Kassen versichert, und so kann gut ausgewertet werden, wie viel die Kassen für diverse Hilfsmittel, also auch für Einlagen, ausgeben. Der aktuelle Bericht fasst die Jahre 2018 bis 2022 zusammen.

Abgesehen davon, dass die Ausgaben für Hilfsmittel insgesamt deutlich gestiegen sind, zeigt sich bei den Einlagen folgendes Bild: Von 2018 bis 2020 gab es eine Ausgabensteigerung von 4,2 Prozent, und das bei einem Rückgang der versorgten Patienten um 6,3 Prozent. Bis 2022 war die Anzahl der verordneten Einlagen leicht rückläufig, was auf die Pandemie zurückzuführen ist, in der viele Menschen, gerade ältere, ihre Arztbesuche reduziert haben. Ausgaben für die Behandlungen bei einem Podologen sind im Report nicht mehr aufgeführt, aber da zeichnete sich schon in den Jahren davor ein rückläufiger Trend ab.
Studien mit Kindern haben gezeigt, dass sogar schon Kinder Einlagen verschrieben bekommen: Jedes zehnte Kind hat Einlagen. Die Studien zeigten auch, dass diese Einlagen in fast allen Fällen unnötig waren und dass Kinder, aber auch Eltern mit der Handhabung der Einlagen Probleme hatten. Man stellte fest, dass rechts und links oft verwechselt und die Einlagen zum Teil sogar mit der Unterseite nach oben in den Schuh gelegt wurden. Tragisch daran ist, dass die Publikation solcher Studien selbst in Fachkreisen kaum Aufmerksamkeit erregt.
In einer anderen Studie, erschienen in der Zeitschrift »Die Orthopädie« im April 2024, schreiben die Autoren, dass Einlagen »trotz unklarer Evidenz, zu den am häufigsten verordneten Medizinprodukten in Deutschland« zählen. Und das, obwohl die Teilnehmenden der Studie auf einer Skala von 1 bis 6 durchschnittlich mit einer 2 angaben, wie genau sie der Verordnung folgten – die Einlagen also trugen. Da ist es nicht verwunderlich, dass immer wieder angemahnt oder kritisiert wird, dass es keine gesetzlichen Bestimmungen für den Umgang mit den sogenannten Hilfsmitteln gibt. Sie werden nicht auf ihre Wirkung getestet, wie das bei Medikamenten gesetzlich geregelt ist. Es reicht eine Selbsterklärung des Herstellers, wonach sein Hilfsmittel einwandfrei funktioniert. Dass es auch wirkt, muss er nicht nachweisen. Dann ist es kaum verwunderlich, dass rund 70 Prozent aller Fußbehandlungen nicht nachhaltig sind, obwohl das Wissen über Biomechanik, über Bewegungsabläufe und über die Zusammenhänge im Körper immer umfassender wird. Offensichtlich hat die Einlagenbehandlung bei Fußbeschwerden mit diesem Wissenszuwachs kaum Schritt gehalten. Abgesehen davon, dass es heute Hightech-Messungen mit Laser, Druckpunkt-LED-Aufnahmen, Kernspintomografie und Ähnliches mehr gibt und die Einlagen hübsch bunt statt hautfarben sind. Aber sie werden nach wie vor nur scheinbar individuell angefertigt. **Denn wie kann man auf eine individuelle Krankheitssituation angemessen reagieren, wenn man nicht einmal deren Ursache kennt?** Und wenn dann noch dazukommt, dass die Einlagen von den meisten nicht einmal getragen werden und auch eine Nachuntersuchung bei einem Orthopäden nur in den seltensten Fällen stattfindet, darf man sich wirklich fragen, wofür die Krankenkassen die vielen Millionen Euro ausgeben.

Zusammenfassend lässt sich sagen: Der Nutzen von Einlagen ist bis heute nicht belegt. Es gibt bis heute keine kontrollierte Langzeitstudie, die zweifelsfrei besagt, dass das Tragen von Einlagen zu einer deutlichen Verbesserung von Fußbeschwerden oder zur Veränderung der Diagnose beiträgt. Es gibt vielleicht Erfahrungswerte. Aber die resultieren aus subjektiven Parametern. Aus einem Knickfuß kann durch eine Einlage niemals ein Normfuß werden. Das widerspricht den natürlichen Gesetzmäßigkeiten, und das wissen auch die Orthopäden.

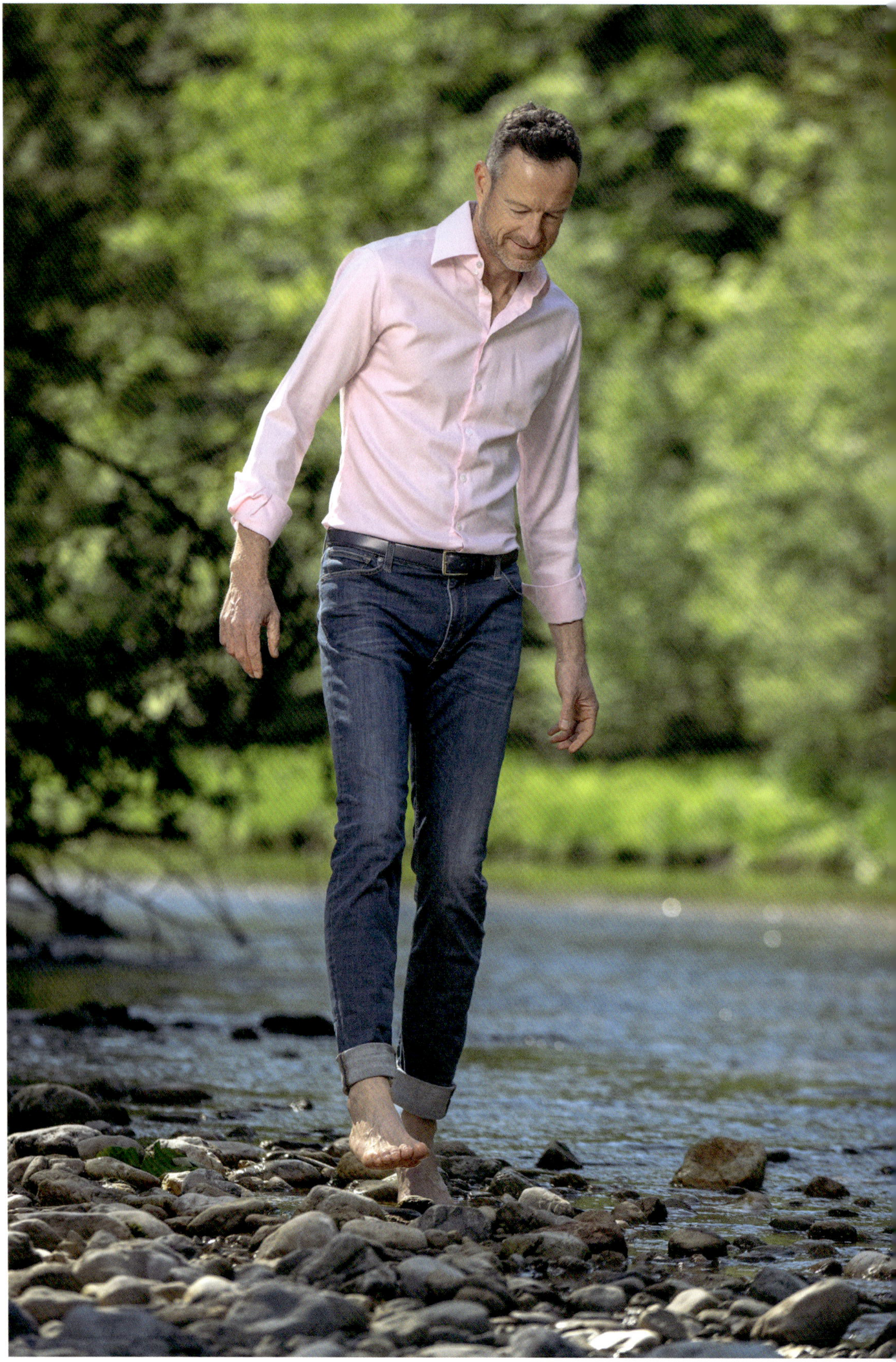

Kapitel 3

Jeder Fuß ist anders

Füße sind nicht gleich Füße. Das ist angesichts der immer gleichen Übungsempfehlungen oder Therapien, die verordnet werden, leider keine Binsenweisheit. Es gibt deutliche Unterschiede zwischen männlichen und weiblichen Füßen sowie deutliche Unterschiede in den Altersphasen der Füße. Am Ende des Kapitels finden Sie eine Tabelle, in der die altersspezifischen Herangehensweisen beim Training zusammengefasst sind.

Vielfalt in unseren Schuhen

Füße sind individuell, Fußbeschwerden ebenso. Wie kann es also sein, dass die Grundlage für Verordnungen immer ein Normfuß ist und man anhand der Abweichung von dieser Norm eine Diagnose stellt? Schauen Sie sich um: Kennen Sie auch nur einen einzigen Menschen, der irgendeiner Norm entspräche?

Anlass für die Auseinandersetzung mit diesem Thema waren die Erfahrungen aus unzähligen Klientengesprächen. Ich erinnere noch einmal daran, dass die Klienten, die mich konsultieren, oft einen langen Leidensweg hinter sich haben, vergeblich die unterschiedlichsten Ärzte oder Therapeuten aufgesucht haben und mit diversen Therapien und Trainingsverfahren einfach keine nachhaltige Lösung gefunden haben. Bei allen Gesprächen war auffällig, dass den Klienten – gleichgültig, ob sie Mann oder Frau waren, sowie unabhängig von ihrem Alter und ihren Beschwerden/Fußsymptomen – von ihrem Arzt am Ende stets ähnliche Untersuchungen und Therapien oder Fußübungen empfohlen wurden. Wie kann das sein? Allein ein Blick auf die Entwicklung der Füße im Verlauf des Lebens führt diese Herangehensweise ad absurdum.
Man muss wahrhaftig kein Fußexperte sein, um zu sehen, dass sich Füße im Lauf des Lebens verändern. Und dass diese Veränderungen unterschiedlich verlaufen, nicht nur im Hinblick auf das Wachstum oder die Form der Füße, sondern auch hinsichtlich der Statik. Auch wird Ihnen aufgefallen sein, dass manche Füße stark unter der Wirkung von ungeeignetem Schuhwerk leiden, andere trotz ähnlicher Bedingungen aber nicht.
Wenn ich mir den Klientenstamm der letzten Jahrzehnte vergegenwärtige, dann ist bezogen auf ihr Alter Folgendes auffällig: Je jünger die Klienten, desto häufiger haben sie Beschwerden, die nur kurzfristig bei ganz bestimmten Belastungen auftauchen, zum Beispiel im Jugendsport oder im jungen Erwachsenenalter bei der Ausübung intensiver Sportarten. Oder es geht um Präventivmaßnahmen bei Kindern, die hauptsächlich auf Initiative der Eltern ausgelöst werden oder im jungen Erwachsenenalter durch ein schlechtes Gewissen, sich nicht frühzeitig um die Füße gekümmert zu haben, gekoppelt mit der Angst, dieselben Füße wie die eigenen Eltern oder Großeltern zu bekommen.
Im Gegensatz dazu ist es bei älteren Klienten so, dass intensive Schmerzsymptome in bestimmten Situationen, temporäre oder auch dauerhafte Schmerzen der Anlass ihres Besuchs sind. Je älter die Klienten, desto häufiger sind neben den Füßen auch weitere Körperteile in Mitleidenschaft gezogen, zum Beispiel das Knie, die Hüfte, die Lenden- oder die Halswirbelsäule. Das heißt, der Fokus verschiebt sich mit dem Alter von präventiven Maßnahmen und der Behandlung von kurzfristigen Schmerzsymptomen hin zur Behandlung von länger anhaltenden Schmerzsymptomen, die bis zu einem Dauerschmerz reichen. Des Weiteren geht es um deutliche Schonhaltungen und um die Ausweitung der Symptome auf andere Körperregionen.

FUSSAUFRICHTUNG vom Baby bis zum alten Menschen in den sieben Altersphasen. Grundlage unserer körperlichen Aufrichtung sind die Füße und ihre Gewölbe. Indem wir den Körper aktiv halten und die Gewölbe stärken, können wir naturgegebene Unregelmäßigkeiten unterstützen.

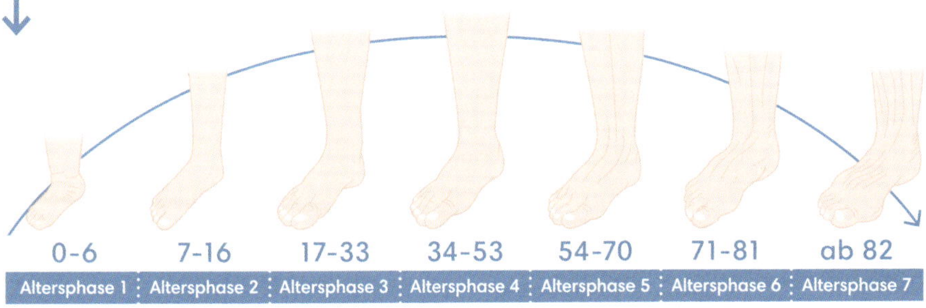

Auch wenn sich solche Symptome oft erst in den späteren Lebensjahren bemerkbar machen, kann man davon ausgehen, dass die Ursachen schon in den ersten Lebensjahren liegen. Der Umgang mit den Füßen, welches Schuhwerk getragen wurde, die Prägung durch das Umfeld und die damit unbewusst erlernten Glaubenssätze über die Wichtigkeit der Füße oder wie man sie gesund erhält – all das fließt in die Entwicklung der Füße mit hinein. Interessant dabei ist, dass der Umgang mit den Füßen und die Art und Weise, wie ich und ob ich über meine eigenen Füße nachdenke, ob ich ihre Wichtigkeit für die allgemeine Gesundheit erkenne oder sie nur als das Ende meiner Beine betrachte, genau in der Prägephase geschieht – nämlich vom Kleinkind bis etwa zum sechsten/siebten Lebensjahr. Interessant ist auch, dass sich genau in dieser Zeitspanne der Fuß von einem weichen Knochen zu einem festen Aufbau verändert.

Man kann also sagen, dass die Prägung der Gedanken über die Füße parallel zur Verfestigung der Füße erfolgt. Die Prägung geschieht in dieser Phase hauptsächlich durch die Eltern und die Erzieher. Zunächst müssen wir uns also fragen: »Was wurde uns vorgelebt und was leben wir unseren Kindern vor?« Wenn Sie erst einmal erkannt und verstanden haben, welchen Einfluss die Füße auf den gesamten Organismus haben, sind Sie in der Lage, dieses Wissen an ihre eigenen Kinder weiterzugeben mit dem Ziel, sie vor Schäden zu bewahren.

In der Prägungsphase spielen das Erleben und Erfahren des eigenen Körpers eine wichtige Rolle. Kinder haben von sich aus ein lebhaftes Interesse an sich selbst und damit auch an den eigenen Füßen. Das gilt es zu fördern und zu erhalten, sodass es auch später intrinsisch, also von innen heraus kommt. Ein Beispiel aus meiner eigenen Schulzeit verdeutlicht das. Ich war nie besonders gut in Mathematik. Mein Lehrer erkannte, wie verzweifelt ich an die Matheaufgaben heranging, also gab er mir den Tipp, mich zunächst darauf zu konzentrieren, den Weg zur Lösung zu verstehen, statt hektisch die Lösung zu fixieren. Denn wenn ich erst einmal den Weg verstanden hätte, könnte ich damit einfach und zügig auch die Lösung herausfinden.

Genauso zeigt sich die Herangehensweise bei unseren Füßen. Es ist also weniger entscheidend, zunächst die Frage: »Welche Übungen benötige ich für welche Symptome?« zu beantworten, sondern es geht im ersten Schritt eher um das grundsätzliche Verständnis, um die Herangehensweise, also den Weg, auf dem ich zu einer Lösung gelange, und wie ich diesen Weg dann individuell auf meine Situation anwende.

Ich möchte diesen Aspekt noch einmal betonen, denn wenn Sie die grundsätzlichen Erkenntnisse auch in Bezug auf die Unterschiede in der Herangehensweise an Ihre individuellen Symptome verstanden haben, sind Sie im Anschluss besser in der Lage, die einzelnen Übungen in diesem Buch für sich selbst abwandeln oder anzupassen. Sie können entscheiden, wie Sie eine Übung ausführen, wie lange, wie intensiv, mit welchen Hilfsmitteln, ob Sie eher einen weichen oder lieber einen härteren Ball verwenden wollen.

Das ist übrigens auch der Grund, warum ich nur Menschen mit vitalen und gesunden Füßen empfehlen würde, allgemeine Fußübungen aus Büchern oder von Social-Media-Kanälen zu praktizieren. Sobald Verformungen des Fußes erkennbar sind, Fußbeschwerden sich auch nach vier bis sechs Wochen nicht verändern und verbessern oder gar schlimmer werden, rate ich dringend von dieser Übungspraxis ab. Ich hoffe, dass Sie nach diesem Kapitel besser verstehen, warum.

Aber lassen Sie uns zunächst noch einmal festhalten, dass sowohl innere als auch äußere Ursachen für Fußbeschwerden verantwortlich sind. Oft bedingen sie sich gegenseitig und/oder treten in Wechselwirkungen zueinander auf. Das heißt, dass die individuellen inneren Strukturen – sowohl körperlich als auch vom Gesamtverhalten der Person – in einer Wechselwirkung zu den äußeren und anderen mechanischen Einflüssen stehen. **Ansatz der FUSSKARTOGRAPHIE ist es, diese Einzelursachen im Kontext der Gesamtsituation zu erfassen, denn sie verhalten sich wie die Zahlenkombination für ein Zahlenschloss. Unsere Füße haben eine zentrale Bedeutung für unsere Vitalität – egal, ob wir jung, alt, männlich oder weiblich sind. Andersherum aber ist die Frage, ob wir jung, alt, männlich oder weiblich sind, von zentraler Bedeutung.**

Unabhängig davon gibt es Füße, die in ihrer Grundkonstruktion so stark sind, dass sie ungünstiger Beanspruchung auch über einen längeren Zeitraum gewachsen sind, die durch diese Reize sogar eher vitaler werden. Füße, die sich trotz einer temporären Schädigung, beispielsweise durch eine deutliche Überbeanspruchung über ein paar Tage hinweg, sehr rasch wieder erholen. Die Fußvitalität ist meines Erachtens nicht nur abhängig von der Stärke der Knochen, der Stärke des Bindegewebes, der Sehnen oder Bänder, sondern auch vom Gesamtzustand des ganzen Körpers.

Stellen Sie sich einen Wanderer oder Langstreckenläufer vor. Bei ihm haben die Füße einiges zu leisten. Und trotzdem sorgt die Vitalität des Körpers dafür, dass die Füße gut versorgt sind und den Körper tragen können und das bei einer teilweise beachtlichen Leistung. Bei diesen Menschen sorgen offensichtlich nicht nur die Füße für den Körper, sondern der Körper sorgt für – ich möchte es mal so ausdrücken: die Versorgung der Füße. Zum Beispiel liefert er Nährstoffe als wichtige Voraussetzungen für die Fußmuskeltätigkeit. Oder die Lunge bringt wichtigen Sauerstoff in den Körper, der bis zu den Zehenspitzen von essenzieller Bedeutung ist. Sind diese Funktionen gestört, beeinträchtigt dies natürlich auch die Fußvitalität. Was ich damit sagen will: Hier gibt es eine wechselseitige Beziehung, die sich auch in Individualität ausdrückt.

Es ist darum auch möglich, Krankheiten, die sich im Körper ausbreiten, bereits frühzeitig an den Füßen zu erkennen. An dieser Stelle verweise ich noch mal auf das jahrtausendealte Verständnis der Fußreflexzonen, die am Fuß spiegelbildlich für die gesamten Körperorgane stehen. Sie geben uns einen Einblick in die verschiedenen Zustände, die an Füßen auftreten können, ohne dass sich deren grundsätzliche Statik oder äußere Form verändert hätte. Ein Beispiel sind Diabetesfüße. Oder Missempfindung an den Füßen, die ihren Ursprung eigentlich in einer Stenose oder muskulären Verhärtungen im Unterbauch haben, was zur Wirbelsäule ausstrahlt und sich bis zu den Füßen fortsetzt.

Abseits der Norm

Hohl oder platt? Nach innen oder nach außen geneigt? Gespreizt oder zusammengepresst? Doch kein Arzt weiß, wie dieser individuelle Fuß früher, also vor der Dauerfehlbelastung, aussah. Vielleicht war er ja schon immer ein Plattfuß. Das würde bedeuten, dass auch der restliche Körper darüber so ausgerichtet ist, dass der Plattfuß überhaupt keine Beschwerden verursachen muss. Würden einige Naturvölker unseren Orthopäden in die Hände fallen, bekämen sie alle Einlagen verschrieben, denn ihre Füße sind grundsätzlich platt. Wie lässt sich also die Norm des Fußes definieren?

Tatsächlich ist die »Norm« eine Frage der Betrachtung. Viel eher sollte es darum gehen, ob und warum Beschwerden auftauchen. Hier sei allerdings bemerkt, dass »schmerzfrei« noch lange nicht heißen muss, dass die Füße gesund sind. Sicher lassen sich unter Ihren Bekannten oder Freunden Menschen finden, die mit ziemlich deformierten Füßen völlig schmerz- und beschwerdefrei durch das Leben laufen oder andersherum – dass die Füße zwar top aussehen, aber trotzdem Sorgen bereiten. Und um noch einmal auf die Naturvölker zurückzukommen: Deren Füße sind oft so durchgetreten, dass das Mittelgewölbe den Boden berührt, der Fuß also keine typische Fußform mit einem Gewölbe aufweisen kann. Aber im Gegensatz zu den Menschen hier laufen sie mit diesen Füßen den ganzen Tag barfuß.

Wir bewegen uns stattdessen auf harten Böden und in der Regel in Schuhen. Natürlich können auch diese Füße problemlos Wanderungen absolvieren oder stundenlanges Stehen aushalten. Aber Achtung: Sind diese Füße dann tatsächlich auch leistungsfähig? Und läuft der Hauptprozess des Stehens und Gehens wirklich über die Kraft der Füße? Nein, lautet die Antwort. Gerade bei langen Wanderungen sind die Beine und der Körper die treibenden Teile, und die Füße gehen sozusagen nur mit, wobei sie oft in einem dicken Bergschuh eingespannt sind.

Und wenn wir uns kurz an die schon angedeutete Wechselwirkung zwischen den Füßen und dem Körper erinnern, dann ahnen Sie schon, wohin die Reise mit den »zivilen« Füßen irgendwann geht. Die verknöcherte Struktur des Fußes fällt komplett zusammen und wird von der unter Dauerspannung stehenden Muskulatur gehalten, bis diese nicht mehr kann. Die Folge: Der Fuß senkt sich.

Besonders gut kann man diese deutliche Senkung bei Kleinkindern oder Kindern während der Wachstumsphase, die bei Mädchenfüßen circa bis zum 15. Lebensjahr, bei Jungen bis zum 16. Lebensjahr reicht, beobachten. Zunächst zeigen sich jedoch alle Formen der mangelnden Aufrichtung ohne wesentliche Beschwerden. Das geht bis ins junge Erwachsenenalter so. Meine Beobachtungen zeigen aber, dass diese Senkung die Vorstufe dessen ist, was später im Erwachsenenalter, so ab dem vierten oder fünften Lebensjahrzehnt, Probleme bereitet. Wäre es dann nicht gut gewesen, man hätte sich schon früher Gedanken um seine Füße gemacht? Die Ausreden, dass bereits Eltern oder Großeltern »schlechte« Füße hatten und man diese sozusagen in die Wiege gelegt bekommen hat, ist genau das: eine Ausrede. Entschuldigen Sie die deutliche Ausdrucksweise: Aber Misshandlungen der Füße, die zu Beschwerden und Deformationen führen, können nicht vererbt werden.

Wir müssen wissen, dass unsere Füße sich nach Abschluss der Wachstumsphase nicht mehr von sich aus »verbessern«. Unsere Muskulatur, also auch die der Füße, schrumpft ab dem 30. Lebensjahr um circa fünf Prozent je Lebensjahrzehnt. Ab dem 70. Lebensjahr beschleunigt sich der Abbau. Kein altersbedingter Schwund im Körper ist so gravierend wie dieser, sagt Irwin H. Rosenberg von der Tufts University Massachusetts. Dieser Abbau-Vorgang wird auch als »Sarkopenie« bezeichnet. Bei der Sarkopenie passieren zwei Dinge: Zum einen vollzieht sich der Umbau der Muskulatur, bei dem Muskelfasern durch Fettgewebe ersetzt werden, und zum anderen setzt erkennbar der Schwund ein. Zudem nimmt die Anzahl der Blutgefäße ab. Infolgedessen verkümmern auch die Verknüpfungspunkte zwischen den Nervenzellen und den Muskelfasern.

Der Hintergrund, warum das passiert, ist aus Sicht der Biologie ein rein effizienter. Der Organismus baut das ab, was er scheinbar nicht mehr benötigt. Und er erhöht gleichzeitig den Anteil an Fett, vergrößert also seinen Energiespeicher, um in Zeiten des Mangels darauf zurückgreifen zu können.

Diesen Abbau kann man übrigens beschleunigen. So schreibt der Anthropologe Ben Lieberman von der Harvard University in seinem Buch über die Evolution vom Homo sapiens, dass Dauersitzer, also diejenigen unter uns, die privat und/oder bei der Arbeit viel sitzen, fast den gleichen Effekt bezüglich des Muskelschwundes haben wie bettlägerige Menschen. Die WHO empfiehlt darum, schon bei 5- bis 17-Jährigen die Muskeln zu stärken. Aber was passiert stattdessen? Immer öfter müssen die Füße im Kindesalter, wo sie sich noch im Wachstum befinden, zusätzliche Kilos, die durch Bewegungsmangel oder Fehlernährung entstanden sind, tragen. Die Boomer-Generation, die ohne Handy, Computer, Laptop und Internet und manchmal sogar ohne das mittlerweile gut ausgebaute öffentliche Verkehrsnetz aufgewachsen ist, war davon weniger betroffen als die Kinder heute. Dafür standen die Boomer ihr Leben lang unter einem immensen Leistungsdruck, der sich in Form von Dauerbelastung bemerkbar machte und den

viele als Gewohnheit oder Ritual in ihre Freizeit übertragen haben. Nehmen wir als Beispiel das regelmäßige Joggen. Was ist die Motivation? Fit zu sein? Das ist sehr löblich, aber gestatten Sie mir eine Frage: Kann ein einseitiger Sport, den ich vielleicht dreimal pro Woche praktiziere, indem ich eine stets gleichartige, gleichmäßige Bewegung ausführe, der Ausgleich zu einer achtstündigen sitzenden Tätigkeit sein? Wohl kaum. Verstehen Sie mich nicht falsch, Bewegung ist enorm wichtig. Aber es geht um das Wie und das Was.
Sie merken schon: Sobald wir uns etwas Zeit nehmen und verschiedene Lebenssituationen beleuchten, desto klarer wird, worum es geht. Aber lassen Sie mich noch einen Aspekt zum Muskelschwund und zur Kräftigung anführen: Letztere wird nicht nur Kindern und Jugendlichen nahegelegt, sondern eigentlich auch allen Altersstufen darüber. Empfohlen wird ein regelmäßiges Training an mindestens zwei Tagen pro Woche. Sogar 80- bis 90-Jährige weisen nach entsprechendem Training noch Muskelzuwächse auf. Und was allgemein gilt, gilt natürlich im Besonderen auch für die Füße. Denn der positive Nebeneffekt gerade für ältere Menschen ist: Wer Muskeln hat, stürzt seltener.

Nun zurück zu den Unterschieden. **Halten wir noch einmal fest, dass es den Normfuß nicht gibt und dass wir trotzdem, bis auf wenige, meist genetisch bedingte Ausnahmen, mit einem perfekten Fuß geboren werden, der sich während der ersten Lebensjahre noch entwickelt.** Wenn es also Abweichungen gibt, dann müssen sie offensichtlich irgendwann im Lauf dieser Entwicklung entstanden sein. Nicht alles, was einwirkt, haben wir selbst in der Hand, wie Sie sehen werden, aber den Schlüssel, um auf Veränderungen oder Gegebenheiten zu reagieren, den führen wir mit uns.

Wenn Füße altern – vom Säugling zum Senior

Wie verändert sich also der Fuß im Lauf des Lebens? Der Mensch startet mit einem sehr weichen, gut durchbluteten und lockeren Bewegungsapparat ins Leben. Einem Bewegungsapparat, der anatomisch extrem flexibel ist. Diese Ausgangssituation birgt die Chance in sich, durch ganzheitliche, natürliche Beanspruchung der Füße die Beweglichkeit trotz der weiteren körperlichen Entwicklung aufrechtzuerhalten und beweglich dynamisch zu stärken. Dieser Verlauf ist jedoch leider mehr oder weniger die Ausnahme. Stattdessen vollzieht sich in 80 Prozent der Fälle die Entwicklung über diese Altersphase hinaus wie folgt: Schleichend, aber kontinuierlich entstehen durch den sträflichen Umgang mit unseren Füßen, etwa durch Tragen von Einlagen oder engen Schuhen sowie durch Gehen oder Laufen auf glatten Böden leichte Fehlformen, die sich aufgrund besagter Flexibilität zunächst noch einigermaßen wirkungsvoll und schnell korrigieren lassen könnten. Aber fangen wir von vorn an. (Wie bereits angekündigt, finden Sie am Ende des Kapitels auf Seite 62 eine Tabelle, die auf meinen Erfahrungen beruht und den Inhalt der folgenden Seiten kompakt zusammenfasst und durch Empfehlungen ergänzt.)

VERKNÖCHERUNG

Der Mittel- und Vorfußbereich ist bereits von Geburt an größtenteils verknöchert. Weitere stabilisierende Fußstrukturen entwickeln (dunkelrot) bzw. verknöchern (hellrot) erst in den Folgejahren.

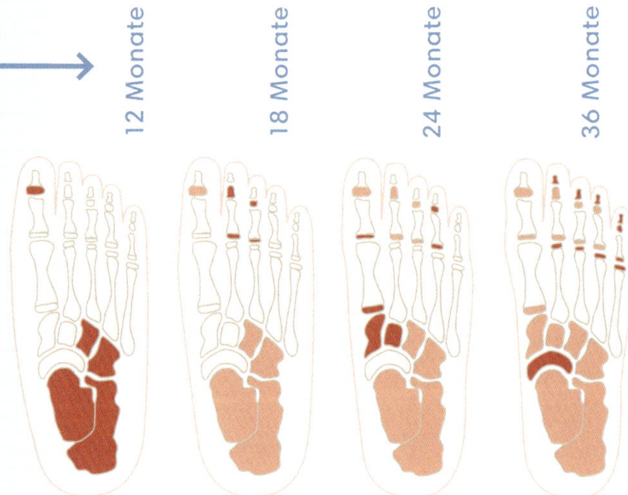

Phase 1 (0–6 Jahre)

Die Füße des Säuglings und Babys werden bis gegen Ende des ersten Lebensjahres keiner mechanischen Beanspruchung ausgesetzt. Der Fuß ist mit der Geburt keineswegs fertig: Erst in den folgenden Jahren bildet er das Knochengerüst aus der verknorpelten Anlage heraus (siehe Illustrationen oben). Erlauben Sie mir an dieser Stelle, dass ich kurz ein wenig aushole.

Die Knochen des menschlichen Skeletts sind eigentlich sogenannte Ersatzknochen, denn sie bilden sich in der Zeit der embryonalen Phase (der sogenannten Embryogenese) aus Knorpelgewebe. Die Verknöcherung des Kinderfußes beginnt am Rückfuß außen und am Vorfuß innen. Dabei bilden sich zunächst sogenannte verknöcherte Schäfte, wie eine Art Knochen-Manschette, die den Bereich der zukünftigen Verdichtung vom Knochen umgeben. Der Fuß wird also erst außen und dann innen fest. Bei Mädchen beginnt dieser Vorgang etwa mit 22 Monaten, bei Jungen etwas später mit ungefähr 30 Monaten.
Sobald die Verknöcherung begonnen hat, wird sie innerhalb von wenigen Monaten auch abgeschlossen. Die Tendenz, dass die körperliche Entwicklung bei Mädchen schneller voranschreitet, setzt sich fort. Liegt sie bei der Geburt noch bei circa einem Monat, sind es im zweiten Lebensjahr bereits circa sechs, im dritten Jahr sogar 15 bis 18 Monate.
Das bedeutet, dass wir beim Übergang vom Kindes- zum Jugendalter einen Entwicklungsunterschied von ungefähr zwei bis drei Jahren zwischen Mädchen und Jungen haben. Das sind natürlich nur Mittelwerte, aber die Streuung ist hier tatsächlich erheblich. Spannend ist auch die Tatsache, dass unser Handskelett sich erst deutlich später als das übrige Skelett verknöchert. Dieser Ablauf folgt dem Prinzip: Das Wichtigste zuerst.

Aber halten wir fest, dass die erste Phase eine sehr sensible Phase ist, in der sich der weiche kindliche Fuß verknöchert, und dass dieser Ablauf möglichst störungsfrei und natürlich erfolgen sollte. Für mich bedeutet das übrigens nicht, dass das Skelett geschont werden sollte. Im Gegenteil: Eine Beanspruchung tut gut, denn der Nichtgebrauch führt zu einer Hemmung des Wachstums und letztendlich zu einem Leistungsabbau. Konkret sprechen wir hier von einer funktionellen Anpassung, was bedeutet, dass die Anpassung durch die Ausübung der Funktion sichergestellt wird. Nicht nur die Sinnesorgane und die Sprachbildung sind auf ihre Nutzung und Verwendung angewiesen, sondern auch unsere Füße.
Wir reden hier von einem sogenannten offenen genetischen Programm. Während zum Beispiel die Augen- und die Haarfarbe sowie die Haut unserer Hände und Füße einem vorgegebenen geschlossenen Programm folgen, sind das Sehen, das Hören, die Sprachbildung, aber auch der Gestaltwandel, also die Entwicklung unserer Biomechanik (in diesem Fall die Entwicklung unserer Füße) vom Gebrauch abhängig. Die Entwicklung dieser »offenen« Körperteile ist zwar genetisch vorgegeben, kann aber erst durch ihre Nutzung vollständig abgeschlossen werden. Der genetische Anteil beschränkt sich auf circa 19 Prozent, weshalb die Aussage »für meine geschädigten Füße kann ich nichts, die wurden mir so mitgegeben«, in den allermeisten Fällen schlichtweg falsch ist.
Was das bedeutet? Unter anderem, dass sich unsere Füße durch richtigen Gebrauch, Nutzung und Beanspruchung positiv entwickeln können. Aber nun, liebe Leserin oder lieber Leser, eine Frage: Wenn die richtige Nutzung für eine gute Entwicklung sorgt, wie sinnvoll sind in dieser Entwicklungsphase (orthopädische) Einlagen? Wie fatal sind in dieser Phase enge Strümpfe oder zu schmale, zu kurze Schuhe? Wie hoch schätzen Sie den Preis ein, den ein gesunder, in seiner Entwicklung befindlicher Fuß zahlt, wenn er in gut gemeinter Absicht vor äußeren Einflüssen geschützt wird? Wie Sie es richtig machen, was Sie bei Schuhen und beim Schuhkauf beachten müssen, lesen Sie auf Seite 28f. Lassen Sie uns noch einen Blick auf die Babyfüße werfen.

Babyfüße haben ein besonders dickes Weichteilpolster, das über die Jahre allmählich verschwindet, nämlich parallel zur Verfestigung des Fußgewölbes. Die meisten Menschen glauben, dass der Babyfuß ein Plattfuß ist. So sieht er auch aus, aber hier trügt der Schein. Das Gewölbe ist einfach nicht sichtbar.
Gerade in den ersten Jahren fallen eine deutliche Biegsamkeit und Beugekraft der Zehen sowie die starke Spreizung der Zehen auf. Sie erinnert ein bisschen an einen geöffneten Fächer. Und erstaunlich ist auch die sensible Reaktion der Zehen und Füße bei leichtesten Berührungen der Fußsohle. Man nennt dies auch »die reflektorische Anspannung der Zehenbeuger«.
Das sind alles Eigenschaften, die später verkümmern oder gänzlich verloren gehen, wenn wir nicht aufpassen. Wenn wir den Füßen diese Bewegungsmöglichkeiten entziehen, statt ihnen ungehemmt freien Lauf zu lassen. Die Füße unserer Kleinkinder und Kinder brauchen zum Beispiel bei wärmeren Temperaturen überhaupt keine Fußbekleidung und bei kühlerem Wetter lediglich einen Wärmeschutz, etwa in Form von gut passenden Stopper-Socken, Strümpfen oder einfachen Lammfell-Mokassins.

Aber auch hier ist Vorsicht geboten, denn allein schon zu enge Socken und Strümpfe, die nach dreimaligem Waschen deutlich eingehen, drücken die Zehen zusammen und bringen sie aus ihrer schönen Spreizstellung heraus. Ich empfehle übrigens sogenannte Tabi-Socken (nicht zu verwechseln mit Zehensocken), bei denen die Großzehe eine separate Kammer hat.

Meiner Erfahrung nach sind gezieltes Fußtraining und Übungen in der frühen Lebensphase nicht notwendig, wenn man bedenkt, dass sich die Fußknochen erst über die ersten Jahre sukzessive ausbilden. Primär geht es lediglich darum, den Kinderfüßen zu gestatten, sich 24 Stunden lang frei zu bewegen, zu biegen, zu beugen und zu strecken.
Wir sehen also, dass es Ziel sein muss, den Füßen in den ersten Lebensjahren freien Lauf zu lassen und sie lediglich vor Kälte zu schützen. Die natürliche Fußbewegung sollte aber auch in den nächsten Jahren möglich sein. Dementsprechend sollte die Fußbekleidung diesem Wunsch der Füße Rechnung tragen. Die Realität sieht leider anders aus: Die meisten Kinderfüße verbringen den größten Teil des Tages in Fußbekleidung oder Schuhwerk, teilweise sogar im Kinderwagen. So werden die Füße frühzeitig ruiniert, sie verlieren Kraft beziehungsweise können sie keine Kraft entwickeln, was sich in den weiteren Lebensphasen, die mit ständig wachsender Belastung einhergehen, natürlich rächt.

Phase 2 (7–16 Jahre)

Damit steigen wir in die zweite Phase ein, die bei Mädchen ungefähr mit dem 14./15. Lebensjahr, bei Jungen hingegen mit dem Ende des 16. Lebensjahres abgeschlossen ist. In dieser Phase geht es vor allem darum, die mechanischen Beanspruchungen des Fußes so zu gestalten, dass negative Einwirkungen vermieden werden und man die Füße entsprechend fördert, sodass sie immer gesünder und stärker werden. Das setzt voraus, dass bis zum Abschluss des Wachstums die Besonderheiten dieses kindlich-jugendlichen Fußes beachtet werden, der in der Regel noch sehr gut beweglich ist. Die Verbindung zwischen der Knöchelstruktur und den Fußbändern sitzt noch relativ locker, während die Muskeln an sich noch vergleichsweise schwach sind. Das betrifft vor allem auch das Fußgewölbe, das sich noch nicht an die geforderte Mehrleistung durch die erhöhte Beanspruchung angepasst hat. Darum wäre es so essenziell, an dieser Stelle mit der nachhaltigen Fußkräftigung zu beginnen. Vollkommen falsch wären hierbei allerdings passive Dehnübungen oder ausgiebige Lockerungsübungen. Diesen wächst erst in den nächsten Phasen eine stärkere Bedeutung zu. Auch sind bei Fußbeschwerden von Kindern und Jugendlichen bis zum Ende der zweiten Phase Fußmassagen oder ähnliche passive Behandlungsmethoden nach meiner Erfahrung eher ungeeignet. Im Vergleich zu einem erwachsenen Fuß sind die Muskeln und das Bindegewebe noch nachgiebig, weich und locker. Auch leiden diese jungen Füße noch nicht unter Durchblutungsstörungen, die mit zunehmendem Alter charakteristisch werden.

Auch in dieser Phase – im Kindes- und Jugendalter – ist es möglich, mit wenig (Kraft-)Aufwand nicht nur etwas in Ordnung zu bringen, das sich vielleicht schon als Schaden andeutet, sondern weiterhin das Fundament für die nächsten Phasen zu legen. Eltern, die meinen, die Füße ihrer Kinder in dieser Phase mit Einlagen oder unpassendem Schuhwerk drangsalieren zu müssen, oder solche, die die Füße ihrer Kinder einfach »dem Lauf der Dinge« überlassen, schnüren ihren Kindern einen Rucksack, an dem viele in späteren Lebensabschnitten schwer zu tragen haben. Dann kostet es viel Zeit, Anstrengung und Geld, die früh gestellten Weichen zu verlassen. Ich hatte ja schon darauf hingewiesen, dass sich während der Wachstumsphase oft eine deutliche Senkung der Füße vollzieht. Hier ist genau die Zeit, wo man gegensteuern kann. Wer hierbei allerdings auf Einlagen setzt, schwächt den Fuß noch mehr. Das Barfußprogramm (siehe ab Seite 125) bietet eine sehr gute und vor allem nachhaltige Alternative.

Phase 3 (17–33 Jahre)

Kommen wir zur dritten Phase, in der neben der allgemeinen Fußvitalität noch weitere Gesichtspunkte in den Fokus rücken. Zum Beispiel die Frage nach der Art der Tätigkeit, die man tagtäglich ausführt. Womit verbringen Sie, wenn Sie gerade in dieser Lebensphase, also in einem Alter zwischen 17 und 33 Jahre sind, die meiste Zeit oder welchen regelmäßigen Freizeitaktivitäten gehen Sie nach? Zählen längere Radtouren, endlose Strandspaziergänge oder Bergwanderungen zu Ihren Aktivitäten oder sind Sie jemand, der von morgens bis abends vor dem Bildschirm sitzt und danach auf die Couch fällt? Festhalten können wir, dass bereits in dieser Phase bei sehr vielen Menschen die ersten hartnäckigen Beschwerden auftauchen, die mit den bekannten medizinischen und/oder therapeutischen Methoden oft nicht mehr in den Griff zu bekommen sind.

Meine Erfahrung zeigt mir, dass es in dieser Altersspanne eine deutliche Häufung von Fußproblemen gibt, die auf Schwächungen des Längs- und Quergewölbes zurückzuführen sind, was zu einem weitgehenden Versagen des passiven Stützapparats führt. Betroffen sind Bänder, Knochen und Sehnen. Im Verlauf der dritten Phase zeigen sich auf der Oberseite des Vorfußes, also auf der Fläche hinter den Zehen, und entlang der Außenseite erste Verkürzungen der Sehnen und Bandstrukturen, welche den Fuß sowohl in seiner Fehlhaltung fixieren als auch daran hindern, sich zu entspannen. Grundsätzlich ist ein Aufspannen des Vorfußgewölbes in die normale Stellung nicht mehr möglich.

Auch bei der Muskulatur zeigen sich in dieser dritten Phase bereits erste Mängel. Unter anderem sind feinere und kleinere Muskeln oft sehr schwach, weil sie andauernd gedrückt oder eingeengt werden und somit ihre wichtigen Aufgaben nicht mehr erfüllen können. Besonders hervorzuheben sind hier die Muskeln, die im Fußgewölbe liegen, wo wir tatsächlich vier Muskelebenen haben und wo auch die Zehenbeuger ihren Ursprung haben. Sie können gern mal den Test machen, indem Sie einen Golfball auf eine rutschfeste Unterlage legen (zum Beispiel eine Yogamatte) und Ihren bloßen Fuß so auf diesem Ball platzieren, dass die Zehen locker bleiben oder leicht nach unten gedrückt sind. Bei den meisten wird das eine ziemlich schmerzhafte Angelegenheit werden, wenn der harte Golfball intensiv in das schwache Fußgewölbe drückt.

Auffällig sind in dieser Phase auch die sich immer mehr verkürzenden Muskeln der Zehenstrecker, die dazu führen, dass sich Hammer- und Krallenzehen ausbilden. Das können Sie gut beobachten, wenn Sie den Menschen im Sommer mal auf die nackten Füße schauen. Diese Entwicklung setzt sich, wenn nicht rechtzeitig und gezielt gegengesteuert wird, in den nächsten Phasen fort, und man kann sagen: Je älter die Menschen werden, desto krummer werden ihre Zehen. Das gilt übrigens im selben Maße für Männer wie für Frauen. Diese Verkürzungen wirken sich direkt auf die Beweglichkeit der Gelenke aus, was zur Folge hat, dass die Gelenkkapseln in einem bestimmten Radius im Gelenk einseitig belastet werden und schrumpfen. Im Gegensatz dazu sind die hinteren Schienbein- beziehungsweise Wadenmuskeln oft deutlich ausgeprägt. Meist sind sie auffällig »verdickt« vergrößert, das heißt, sie sind verkürzt. Wie man einen Muskel auch »auf Länge« kräftigen kann, zeige ich Ihnen an späterer Stelle. Erst einmal lade ich Sie zu einem Test ein: Knien Sie sich auf eine leicht gepolsterte Unterlage. Nun legen Sie Ihre Füße mit dem Rist gerade nach hinten am Boden ab. Achten Sie darauf, dass Sie die Füße nicht eindrehen – sie sollten gerade aufliegen! Versuchen Sie nun, Ihr Gesäß vorsichtig in Richtung Fersen zu bewegen. Können Sie sich vielleicht sogar draufsetzen? Gehen Sie nur so weit, wie es Ihnen Ihr Körper im Wohlfühlbereich erlaubt. Ihre vorderen Sprunggelenke sollten den Boden berühren beziehungsweise ganz knapp über dem Boden bleiben. Je mehr Abstand Sie zwischen dem Rist und dem Boden haben, desto verkürzter sind Ihre Sehnen am Fußrücken.

Diese Verkürzung ist eine Anpassungsreaktion auf einseitige Belastungen, die unter anderem dazu führt, dass die Muskulatur im Fuß schlechter durchblutet wird. Das wiederum hat zur Folge, dass die Muskeln und Sehnen in dem Moment, wo sie eine Haltefunktionen haben, also bei statischen Beanspruchungen wie zum Beispiel beim Stehen auf der Stelle oder beim extrem langsamen Gehen durch eine Fußgängerzone, deutlich schneller ermüden und schmerzen. Im weiteren Verlauf kommt es zu Zirkulationsstörungen und venösen Stauungen im Bein. Vielfach äußert sich das auch durch einen eingeschränkten Lymphfluss, also geschwollene Beine. Dieses Phänomen wird als »Schaufenster-Krankheit« bezeichnet.
Sie werden im Buch noch weitere Hinweise bekommen, wie Sie Ihre Füße vor solchen Problemen bewahren, hier schon mal eine kleine Liste mit Empfehlungen:

- Füße UND Beine unbedingt vielfältig beanspruchen.
- Nach der Beanspruchung die Muskeln strecken.
- Warme Bäder, Basen-Bäder und tiefenwirksame Salben zur besseren Durchblutung anwenden.
- Als Ausgleich zur Einseitigkeit alltäglicher Routinen und Bewegungsmuster haben sich bei der FUSSKARTOGRAPHIE langsame und gestreckte Kräftigungsübungen (die sogenannte isometrische Kräftigung) bewährt. Diese sollten regelmäßig und über das ganze Jahr ausgeführt werden, damit sich die Muskulatur gar nicht erst verkürzt.
- Abends einfach mal die Füße und Beine hochlegen. Zum Beispiel, wenn man auf der Couch liegt, die Füße an die Wand stellen, also über Körperhöhe, oder im Bett die Beine an die

Wand stellen. Das circa zehn bis 15 Minuten halten, sodass die Muskeln deutlich entlastet werden, die Blutzirkulation in den Beinen beziehungsweise der Blutdruck nachlässt. Und ein Tipp am Rande: Diese Übung ist sehr, sehr gut geeignet, um den Parasympathikus anzuregen, um im Anschluss auch besser einschlafen und durchschlafen zu können.

Die Übungen – und damit leiten wir über zu den nächsten Phasen – müssen dem Lebensalter angepasst sein (siehe die Tabelle auf Seite 62f.). Wenn möglich, sollten sie in den Alltag integriert werden.

Phase 4 bis 7 (ab 34 Jahre)

Auch wenn wir hier von einer sehr großen Zeitspanne von etwa fünf bis sechs Lebensjahrzehnten sprechen, so lassen sich die Beschwerden und die Veränderungen bei Betroffenen der Altersphasen 4 bis 7 recht gut zusammenfassen. Es zeigt sich in meiner Praxis, dass sich die Missachtung der Fußgesundheit ab Phase 4 grundsätzlich rächt.

Meiner Beobachtung nach beschleunigen sich von dieser Phase an die Veränderungen des Körpers und der Füße, einhergehend mit den Symptomen, auf markante Weise. Psychologische Muster kommen an die Oberfläche, und alles, was sich bis einschließlich Phase 3 noch in einem Bereich bewegt hat, wo es noch nicht sichtbar oder spürbar war, tritt nun auch äußerlich gut sichtbar in Erscheinung.

Abgesehen davon, dass sich die Verformungen der Füße manifestieren, zeigen sich an der Fußhaut und an den Fußnägeln gehäuft Veränderungen im Stoffwechsel, die auf die Verlangsamung des Lymphflusses und auf ein schwächelndes Immunsystem zurückzuführen sind. Die Füße sind weit weg vom Sitz unserer Immungesundheit – dem Darm –, dennoch werden an ihnen Defizite zuerst sichtbar. So wird die Haut allmählich dünner, fast pergamentartig. Sehnen und Venen treten besonders auf dem Fußrücken und im Bereich der inneren Sprunggelenke stärker hervor. Die Hornhaut wird nicht nur fester, sondern auch brüchiger, und die Zehennägel werden empfindlicher gegenüber Einblutungen – Ursache hierfür sind meist kleinere oder größere Stöße – und auch für unangenehme, hartnäckige Pilzerkrankungen. Neben dieser Schwächung verläuft auch die Regeneration deutlich langsamer. Je älter der oder die Betroffene wird, desto weniger verschwinden solche Symptome wieder – im Gegenteil, sie verstärken sich eher im Lauf der Jahre.

Auslöser dieser Entwicklung sind – neben der Ignoranz den Füßen gegenüber – zum Beispiel dauerhafte Ernährungsfehler, Bewegungsmangel, einseitige Bewegungsformen, psychische Einflussgrößen oder Stoffwechselstörungen. Aber trotz unterschiedlicher Ursachen sind die Folgen meiner Meinung nach eindeutig: Die meisten Fußschädigungen haben gemeinsam, dass die Beweglichkeit der Füße eingeschränkt ist, was wiederum zur Folge hat, dass im Körper Blutzirkulationsstörungen entstehen, die die Beweglichkeit anderer Körperbereiche wie Knie, Hüfte und Wirbelsäule zum Teil massiv beeinträchtigen (siehe auch das Kapitel *Von den Zehen zu den Zähnen,* Seite 69).

FUSSAUFRICHTUNG

Sieben Kraftarten wirken auf die Biomechanik des Fußes. Dauerhafte und einseitige Beanspruchung, etwa durch (unpassendes) Schuhwerk und Gehen auf ebenen Böden, fördern als Reaktion auf jene Kräfte Fußfehlstellungen.

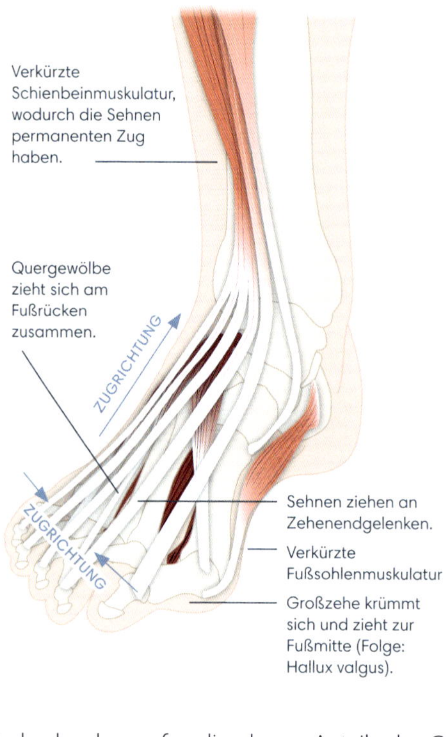

Fakt ist, je älter die Klienten sind, desto auffälliger ist die Vorfußspreizung. Diese resultiert aber nicht aus der Muskelkraft im Vorfuß, wie bei einem Barfußläufer, sondern aus einer Muskelschwäche, die das Gewölbe im Vorfußbereich flach werden lässt. Durch die Vorfußspreizung verengen sich die Zehenzwischenräume, die Zehen krümmen sich und laufen wieder spitz zusammen. Wenn man also von oben auf den Fuß schaut, sieht man kein vitales Fußdreieck mit einem gespreizten Zehenbild, sondern eine Raute: schmale Ferse, breiter Mittelfuß und Ballen, enge, schmale Zehenstellung.

Für Senioren-Füße ist dieses Bild typisch. Das Bindegewebe hat deutlich nachgelassen, und auch das untere Fettgewebe ist geschrumpft. Trotz dieser Veränderungen wird das Schuhwerk nicht angepasst. Das führt, da der Fuß zwar an Volumen verliert, in Länge und Breite jedoch wächst, zu einer Verengung. Da das – wie wir an anderer Stelle schon gesehen haben – ein schleichender Prozess ist, gibt es keine Warnsignale seitens des Körpers. Die normale Greif- und Beugebewegung wird also dauerhaft behindert, was zu einer weiteren Spreizung führt und die Gelenkflächen der Zehengrundgelenke nach unten rutschen lässt. Dadurch schrumpfen die oberen Anteile der Gelenkkapseln, und die Endgelenke der Zehen krümmen sich, was zu schmerzhaften Schwielen auf den Zehen führt, weil sie gegen den Schuhrücken drücken: Meist entstehen an diesen Stellen Hühneraugen, weil der Hornhautzapfen der äußeren Hautschicht tief in die von Nerven durchzogenen Bindegewebsschichten ragt. Wenn nicht bereits in einer früheren Phase geschehen, kommt es in der Folge zur Schiefstellung der Zehe (Hallux valgus/rigidus). Die Schleimbeutel verdicken sich, und die Grundgelenke verknöchern sich mit Knochenverdickung und Zacken, daneben treten entzündliche Rötungen am Großzehengelenk und vermehrt Hornhaut an der Außenseite auf. Diese dauerhaften Abweichungen führen zwangsläufig zu Fehlhaltungen im Bereich des Knies, des Beckens und der

Fußfehlbildung oder Fußmangel?

Um die Veränderungen der Füße in den verschiedenen Lebens- und Altersphasen richtig einordnen zu können, ist es mir an dieser Stelle noch einmal wichtig, zwischen Fußfehlbildung und Fußmängeln oder -schädigungen zu unterscheiden. **Fußfehlbildungen sind angeborene Entwicklungsfehler der Füße,** wie zum Beispiel angeborene Plattfüße, extrem hohe Füße oder auch Knick-Senk-Füße. Sie können Beschwerden verursachen, müssen es aber nicht.

Fußmängel dagegen sind erworbene Schädigungen der Füße. Diese Art der Schädigung ist bei circa 95 Prozent meiner Klienten vorherrschend. Zusammenfassend lässt sich sagen, dass die Ursachen für diese Schädigungen vielfältigster Art sein können, sich jedoch bei jungen Menschen bis circa zur dritten Altersphase in der Regel auf zwei Quellen reduzieren, und zwar zum einen auf die Fehlhaltung der Füße, ausgelöst durch zu enge Fuß- und Schuhbekleidung, und zum anderen auf die Fußschäden, die in der ersten Altersphase durch den falschen Umgang mit den Füßen entstanden sind.

Wirbelsäule, die dann meist auch einer Behandlung bedürfen. Und so geht es weiter über die Jahrzehnte, wobei sich ab Phase 4 – steuert man nicht dagegen – die Bedingungen für die Füße selten noch zum Positiven verändern, sodass andere Krankheiten wie zum Beispiel Nagelpilz, also eine Immunschwäche am Fuß, Fersensporn, Hautreizungen, neuronale Missempfindungen am Ballen wie auch an den Zehen, Schwellungen, Spannungsschmerz im Mittelfußbereich oder andere Gelenkbeschwerden hinzukommen.

Mit zunehmendem Lebensalter verfestigen sich die Fehlstellungen, das heißt, die Füße setzen jedem Versuch der Korrektur in die normale Stellung einen mehr oder weniger starken Widerstand entgegen. Ursache sind die Bänder, die sich vor allem auf der Rückseite und Außenseite des Fußes verkürzt haben. Bei einer stärkeren Verformung ist das Gewebe insgesamt meist deutlich straffer. Wenn man dann den Fuß verbiegt, federt er oft auf kurzem Weg zurück in die Ursprungsstellung.

Schwere Verkürzungen im hohen oder sehr hohen Alter (Phase 6 und 7) bedürfen einer ganz besonderen Herangehensweise. Nicht brachial, sondern vielfältig. Üben allein reicht in diesen Phasen nicht mehr aus, es empfehlen sich zudem sanfte passive Maßnahmen wie warme Fußbäder, Salben, Rotlicht-Anwendungen oder Wickel. Hinzu kommt, dass bereits Versuche einer leichten Korrektur deutliche Schmerzen auslösen. Diese haben ihre Ursache in stark beeinträchtigten Gelenkflächen, die mit chronischen Entzündungen besetzt sind. Wie erwähnt, kann man am Großzehengrundgelenk bei einem Hallux valgus oder rigidus, wo die Haut auf der Innenseite des Fußes ohnehin dünner ist und der Knochen sich ausprägt, die Knochenhautreizung in Form von Rötungen erkennen.

Aber es sind auch nicht nur die verkürzten Bänder oder die Entzündungen, die Probleme bereiten, sondern auch eine fast schon krankhafte Anspannung der Muskulatur. Bei lockerer Fußhaltung kann man die Sehnen der Muskeln ertasten, die fast schon wie Drähte unter der Haut entlanglaufen. Ein frei hängender und unbelasteter Fuß ist in der Regel außerordentlich beweglich und bekommt erst durch steigende Belastung mehr Festigkeit. Ist der Fuß schon vor der Belastung fest, fehlt ihm diese Flexibilität. Er kann nicht mehr abfedern, um sich dem Untergrund entsprechend flexibel anzupassen. Wir stehen ja in der Regel mit den Füßen nie senkrecht auf dem Boden, sondern die Unterschenkel bewegen sich nach vorne, nach hinten und der Fuß kippt. Und hier kommt die Flexibilität zum Tragen, die es uns ermöglichen soll, in allen möglichen Stellungen die Fußballen trotzdem fest und flächig aufzusetzen.

Nehmen wir das Beispiel eines gespreizten Standes. Wir stehen also aufrecht und setzen die Beine links und rechts vom Körper weit nach außen. So hat der Fuß trotzdem die Möglichkeit, flächig auf dem Boden zu stehen, obwohl die Unterschenkel und Beine in einem deutlichen Winkel dazu abgebeugt sind.

Halten wir also fest: Je fixierter und älter der Fuß ist, desto bedachter und vorsichtiger muss man an die Verbesserung und Veränderung herangehen. Bevor wir uns den Unterschieden zwischen Männer- und Frauenfüßen zuwenden, möchte ich noch auf eine ganz besondere Einflussgröße eingehen, nämlich auf die hormonellen Veränderungen, die ab der vierten Phase eine Rolle spielen und vor allem Frauen betreffen.

Einfluss hormoneller Veränderungen ab der Phase 4

Ich möchte hier nicht die medizinischen Hintergründe erläutern, sondern tatsächlich Beobachtungen und Erzählungen von Betroffenen in den Vordergrund rücken, die Basis meiner Arbeit sind. Einhergehend mit der hormonellen Umstellung bei Frauen zum Beispiel in und nach der Schwangerschaft, insbesondere nach der zweiten Schwangerschaft, aber auch in der Prä- bis zur Post-Menopause verändert sich der weibliche Körper immens und leider – hier liegt ja unser Fokus – mit sehr gravierenden Folgen für die Füße: Bei den meisten Frauen steigt das Körpergewicht, und das Bindegewebe erschlafft allmählich. Zudem ändern sich Verhaltensweisen, wobei sich oft auch ungute Gewohnheiten einschleichen. Das häufig schon sehr schwache, wenig strapazierfähige Fußskelett spürt die Gewichtszunahme besonders deutlich und reagiert mit der Absenkung des Quergewölbes. Dies führt zu nach innen knickenden Füßen im Stand und zu einer sogenannten pronatorischen Einfallbewegung des Fußes beim Gehen und Laufen, verbunden mit einer erhöhten Leistungsanforderung an die Großzehen-

grundgelenke. In der Folge werden die Füße länger und breiter, das allerdings meist ohne dass das Schuhwerk in seiner Form und Länge diesen Veränderungen angepasst wird.
Wir erinnern uns: Es ist ein schleichender Prozess, und schleichende Veränderungen bemerken wir eben nicht so schnell. Wir kümmern uns auch erst darum, wenn es schmerzt oder die äußerlichen Erscheinungsformen, wie deutliche Verstärkung der Hornhaut an der Großzehe, Schwielen an den Oberseiten der Zehengelenke, Verkrümmung der Zehenenden zu Hammer- oder Krallenzehen, schmerzhafte Kleinzehen-Grundgelenksbildung, Veränderung der Zehennagelqualität in Form und Konsistenz, Großzehenmissbildungen von Hallux valgus und Hallux rigidus, der sogenannte Schneider-Ballen oder der sehr heftige, blitzartig einschießende neuronale Schmerz im Vorfußbereich auftreten.

Zudem entsteht durch die hormonelle Umstellung ein Östrogenmangel, der dafür sorgt, dass dem Bindegewebe, also auch unserem Fußbindegewebe, weniger Wasser und Eiweiß zur Verfügung stehen. Die Fettpolster unter dem Ballen und der Ferse schmelzen dahin, die Sohlenhaut wird dünner (pergamentartiger), und in Folge nehmen Schmerz- und Kälteempfindlichkeit zu. Frauen neigen dann dazu, dickere Socken zu tragen, im Winter teilweise zwei, drei Stück im Schuh übereinander, und dazu kommt noch eine dicke Sohle im weichen Schuh.
Hormon-Schwankungen bringen auch unser seelisches Befinden aus dem Gleichgewicht. Von Übereifer und Leistungsbereitschaft im Beruf und beim Sport über depressive Verstimmungen bis hin zu Antriebslosigkeit ist alles dabei, und das meiste davon wirkt sich auch auf unsere Füße aus. Meine Mutter sagte früher, als ich klein war, immer zu mir: »Lieber Carsten, alle Eigenschaften mit dem »zu«, also zu viel, zu stark, zu wenig, sind nicht gut.« Deshalb beantworte ich dieses »zu« mit dem Satz eines Freundes, der vor über 30 Jahren zu mir sagte: »Carsten, die Mitte fühlt sich leicht an.« Und genauso ist es. Die Mitte, also die Balance zwischen dem einen und dem anderen, ist der goldene Weg. Diesen für sich zu finden und zu leben, ist, so glaube ich, des Menschen Aufgabe, und meistens wird man auf schmerzliche Weise darauf hingewiesen, wenn man sich aus der Mitte zu sehr in die eine oder andere Richtung begibt.
Ein weiterer Aspekt, den viele Mediziner und Behandler nicht beachten, sind die Unterschiede, die allein auf dem Geschlecht beruhen. Ein Männerfuß verändert sich über die Lebensjahre anders als ein Frauenfuß. Überhaupt gibt es auch in den einzelnen Lebensphasen immer wieder Unterschiede, die kaum Beachtung finden. Darum werfen wir im Folgenden einen Blick darauf.

Allgemeine Betrachtungen zum Thema Frauen- und Männerfüße

Erfahrungsgemäß wird in wissenschaftlichen Studien auf die geschlechtsspezifischen Unterschiede zwischen Männer- und Frauenfüßen kaum eingegangen. Diese Verschiedenheiten reichen bis in die kleinsten Einheiten des Körpers, also weit tiefer als nur bis zu den sichtbaren Geschlechtsorganen. Sie betreffen die Genetik und die Hormone – zwei Bereiche, die eine

immens wichtige Rolle für den Körper in Bezug auf Krankheit und Gesundheit spielen. Dass dieser Aspekt in hitzig geführten »Genderdebatten« kaum eine Rolle spielt, ist ein Drama mit gravierenden Folgen. So spielen die Geschlechtsunterschiede zum Beispiel bei der Zusammensetzung von Medikamenten oder auch bei den unterschiedlichen Herangehensweisen beziehungsweise den Unterschieden beim Aufbau einer Behandlung bisher kaum eine Rolle. Das männliche Erscheinungsbild sowie die an Männern orientierte Herangehensweise dominieren bis heute die Medizin und Pharmaindustrie. Was wir also auf Führungsetagen sehen, zieht sich durch die gesamte Gesellschaft, bis in die Führungspositionen von Therapieverbänden und in die Forschung.
Erst 2001 wurde in der EU die Einbeziehung von Frauen in klinische Studien gesetzlich vorgeschrieben. Und trotzdem werden sogar bei Tierversuchen noch hauptsächlich männliche Tiere verwendet. Zu groß scheinen Befürchtungen zu sein, hormonelle Schwankungen bei Frauen oder weiblichen Tieren könnten das Ergebnis beeinflussen. Dabei wäre doch gerade das ein triftiger Grund, warum Studien immer auch mit Frauen durchgeführt werden sollten. Denn wie sollen geeignete und vor allem wirkungsvolle Therapien oder Behandlungen entwickelt werden können, wenn nach dem Prinzip »one size fits all« vorgegangen wird?

Eben diese Problematik sehe ich auch bei den angebotenen Hilfen für die Fußgesundheit auf einschlägigen Social-Media-Kanälen und aus anderen digitalen Quellen. Diversitätsaspekte werden schlichtweg nicht beachtet. Und wie oft erzählen mir Klientinnen von ihrem vergeblichen Ärzte- und Therapeuten-Hopping, davon, dass trotz Behandlung die Symptome nicht besser wurden und sie sich von einigen Behandlern sogar anhören mussten, sie wären einfach nur überarbeitet, sollten sich ausruhen oder die Beschwerden wären psychisch bedingt.
Darum mein Rat speziell an die Leserinnen: **Egal, ob es um eine körperliche Behandlung oder um eine medikamentöse Therapie geht, hinterfragen Sie, ob die Behandlung auf Ihre weiblichen Bedürfnisse abgestimmt ist und scheuen Sie sich nicht davor, den Arzt zu wechseln, wenn Sie den Eindruck haben, dass er Sie mit Ihren Beschwerden nicht ernst nimmt.**

Denn wie bereits geschrieben: Gründe für eine geschlechtsspezifische Betrachtungsweise gibt es reichlich. So haben Frauen im mittleren Alter einen Körperfettanteil von durchschnittlich 28 Prozent. Bei Männern liegt er bei etwa 17 Prozent. Männer haben weniger Bindegewebe als Frauen, dafür in der Regel ein Viertel mehr Muskelmasse im Verhältnis zum Körpermaß. Männer bauen leichter Muskelmasse auf und haben mehr relative Kraft. Dies ist vor allem auf ihren deutlich höheren Testosteronspiegel zurückzuführen. Auch hinsichtlich unserer Füße bedeutet das, dass die Muskelkraft von Frauen meist geringer ist als die der Männer, und dass sie durch Übungen auch schwerer aufzubauen ist. Dafür sind Frauen allgemein flexibler, weil ihr Muskel- und Bindegewebe elastischer ist.
In fortgeschrittenem Alter kann sich das Verhältnis von Körpergewicht zu Fußgröße und -stärke auf die Fußgesundheit auswirken, nämlich immer dann, wenn sich die Stoffwechselprozesse (zunächst unbemerkt) verändern und die Menschen dadurch zunehmen. Das betrifft zwar

beide Geschlechter, bei Frauen in den Wechseljahren tritt es allerdings etwas häufiger auf. Kein Wunder also, dass viele Frauen in jungen Jahren auf High Heels mit schmerzfreien Füßen die Nächte durchtanzen und später schon nach einem kleinen Spaziergang Fußschmerzen haben.

Frauen haben bereits in der Kindheit gelernt, sich mehr um ihre Füße zu kümmern, besonders was deren Pflege betrifft. Denn im Durchschnitt tragen Frauen bei warmer Witterung häufiger offene Schuhe als Männer und möchten natürlich, dass die Füße in den Schuhen gepflegt aussehen. Fußschmuck, Tattoos oder lackierte Nägel – der Bezug zu den Füßen und ihre Wertigkeit wird den Mädchen meist schon in die Wiege gelegt. Im Gegensatz dazu läuft es mir kalt den Rücken herunter, wenn ich Männer sehe, die bei 35 Grad Außentemperatur geschlossene Schuhe mit Socken tragen. Mag ja sein, dass das im klimatisierten Büro passend oder sogar vorgeschrieben ist, aber draußen sollte man seinen Füßen bitte Luft gönnen.
Allgemein lässt sich sagen, dass sich aus diesen Erkenntnissen Rückschlüsse für die Fußgesundheit ziehen lassen, vor allem auch im Hinblick auf mögliche Übungen. So sollte bei Männern die Lockerung der Muskulatur und die Beweglichkeit im Vordergrund stehen, bei Frauen dagegen der Fokus mehr auf die konsequente Stärkung und Belastung gelegt werden. Selbstverständlich sind Übungen immer individuell und je nach Symptom(en) anzupassen. Ich kann jedoch beobachten, dass Frauen dazu neigen, meist das zu üben, was sie schon können, weil es leicht zu bewältigen ist und ihnen Selbstsicherheit gibt. Wer allerdings nicht nur seine Beschwerden loswerden, sondern nachhaltig von den Übungen profitieren möchte, tut sich damit keinen Gefallen.
Durch »unbequeme Situationen« in Bezug auf Anstrengung und Konsequenz der Übungsdurchführung lernt man mehr und entwickelt sich deutlich effektiver. Dabei sollen die Herausforderungen immer etwas schwieriger als das anfängliche Bewältigungslevel gestaltet werden. Natürlich ist Achtsamkeit bei eventuellen Körpersignalen (z. B. beim Schmerzempfinden) wichtig. Denn triggern die Übungen bereits bekannte Symptome, neigen nach meiner Erfahrung Frauen eher dazu, Unsicherheit und Ängste zu entwickeln und entsprechende Übungen zu vermeiden, was wiederum die Kreativität und die Lust auf ungewohnte Bewegungen einschränkt. Auch das ist ein Grund, der gegen eine Verallgemeinerung von Übungen auf YouTube oder in Instagram-Videos oder gegen Gruppenübungen in Fußschulungen spricht. Spätestens, wenn Übungen auszuführen sind, die nicht an die individuelle Situation angepasst sind, kann man sich unnötigerweise schwach oder unfähig vorkommen, was die Motivation vor allem von Frauen negativ beeinflusst. Männer dagegen sind meist so ehrgeizig, dass sie lieber Überlastungsschäden riskieren als aufzugeben. In beiden Fällen ist meine Vorgehensweise zunächst die, die Techniken zu vermitteln und dann erst die Kraft darauf aufzubauen.

Wer regelmäßig, gezielt und vernünftig übt, wird mit Sicherheit fußstärker und besser auf den Füßen stehen. Das macht Freude, und was Freude macht, motiviert und trainiert den wichtigsten Sparringspartner in unserem Körper: unser Gehirn. Denn das bremst tatsächlich viele Frauen beim Üben aus.

Lebensabschnitt	Persönlichkeitsmuster	Übliche Herangehensweise/ innere Motivation
PHASE I (0–6 Jahre)	Prägephase: unbewusstes Nachahmen.	Spielerisch, chaotisch, »try and error«.
PHASE II (7–16 Jahre)	Wunsch nach Selbstbestimmung, aber unbeständig mit ersten inneren Widerständen und Unsicherheiten.	Inkonstanz eigener Handlungen und Übergungen. Einfluss des Umfelds (Eltern, Freu Werbung) auf die eigene Meinung sehr gr
PHASE III (17–33 Jahre)	Findung der eigenen Persönlichkeit, eines eigenen Persönlichkeitsprofils, eigener Stärken und Schwächen. Behauptung des Ich.	Viele Einflüsse, Erwartungsdruck, hauptsächlich motiviert durch Ideen und (zum Te überzogene) Vorstellungen von den eigen Fähigkeiten und den eigenen Kenntnissen
PHASE IV (34–53 Jahre)	Erleben der eigenen Grenzen, Bewusstwerdung von Stärken und Schwächen durch Selbstreflexion.	Erkenntnis, dass der Körper nicht alles kompensieren kann. Eigeninitiative für das eig Selbst wird immer bewusster.
PHASE V (54–70 Jahre)	Innere Reflexion und äußere Sichtbarkeit eigener Vergänglichkeit. Einsicht: Probleme selbst anpacken, gegebenenfalls mit Hilfe von außen, aber Hang zur Erleichterung und Bequemlichkeit (Tendenz sich »schnell« belohnen zu wollen, »weil man es verdient hat und sich früher genug geschunden hat«).	Klarheit, dass Eigenverantwortung und -ini tive unumgänglich sind. Dauerschmerz tre zu Lösungsversuchen. Angst, die Kontrolle über den eigenen Körper verloren zu habe Vorsatz, dem Schmerzschicksal zu entkom und nicht den gleichen Leidensweg wie an re gehen zu wollen (z. B. die eigenen Elter
PHASE VI (71–82 Jahre)	Leben geprägt durch persönliche Erfahrungen, Verhaltens- und Denkmuster. Vorurteile, Unsicherheit, körperliche und geistige Einschränkungen und vermehrt geistig eingefahrene Denkmuster.	Ein wenig wie Phase II mit Negativerfahrungen. Tendenz, eher das Bekannte und Gewohnte zu sehen als das Neue auszuprobieren. Umsetzung schwierig, Rückfall in gewohnte Muster.
PHASE VII (ab 83 Jahre)	Misstrauen Neuem gegenüber, Frage: Wofür noch? Eigenes Erfahrungswissen steht über allem oder im Gegensatz dazu: ungeprüftes Ergeben in die Situation.	Wie Phase I, zusätzlich festsitzende körperl und geistige Muster. Häufig die Abgabe de Eigenverantwortung an Dritte (Therapeute Ärzte, Familienangehörige). Körperliche Ei schränkungen des Sehens, Hörens, Fühlen Missempfindungen an Händen und Füßen Konzentrationsschwäche, schnelle Ermüdu Die Erwartung der vollständigen Regenera wird verworfen.

aktische Tipps

Kinderfüßen ermöglichen, spielerisch Bekanntschaft mit vielen unbekannten Situationen zu machen. Bezug zu den Füßen herstellen ch praktische Selbsterfahrung: Sand im Sandkasten mit den Zehen greifen und in einen Eimer werfen, im gefahrlosen Terrain barfuß oder ußähnlich gehen (notfalls mit Minimalschuhen), Füße kitzeln und bemalen (z. B. Gesichter auf die Zehennägel), abwaschbare Tattoo-kleber verwenden.

che Hausschuhe tragen (keine festen Sohlen), Schuhe immer vor der Haustür abstellen, Schuhe alle sechs Monate austauschen (Fußwachs-).

usstsein für die Besonderheit vitaler Füße fördern: barfuß im Haus, Schuhe immer vor der Haustür abstellen, Spezialshampoo für die Füße enden (nicht den Schaum vom Kopf für die Füße verwenden), draußen barfuß gehen, so oft es geht (Vorbildfunktion der Eltern), einfache Fuß-ngen nach Tag/Sport – als Ausgleich. Förderung der Fußpflege durch regelmäßiges selbstständiges Nägelschneiden, Kitzeln der Fußsohlen, bäder.

uhe zwischen 13–16 mm länger kaufen als Fußlänge. Regelmäßige Überprüfung der Fußlänge im direkten Vergleich mit den Schuhen (indem die Füße auf die herausgenommene Innensohle stellt), in der Regel Schuhgröße alle sechs Monate an Fußwachstum anpassen.

gration der Füße in den Alltag: z. B. Steinwanne (siehe Seite 154f.) nebenbei benutzen, u. a. beim Zähneputzen, Füße sollten Teil von jedem rttraining sein. Gewöhnung an Tabi-Socken (siehe Seite 52), weite Schuhe in das Schuhsortiment aufnehmen.

ner Einbezug der Füße und Fußübungen bei der Bewältigung von Aufgaben (gesundheitlich, mental, psychologisch). Grundgedanke: vohlsein durch Einbezug der Füße schneller und effektiver lindern (z. B. durch Barfußgehen in der Natur, Fußpflege, Fußtraining).

aktivierung (aktiv und passiv) in Training und Therapie integrieren, z. B. durch Fußübungen, Wechselbäder, manuelle Lockerung.

es eigenes Commitment von Trainingsregeln für Fußübungen: 4- bis 5-mal pro Woche über drei Monate, Veränderungen dokumentieren.

egungsübungen der Füße in den Alltag integrieren, z. B. Einbeinstand beim Zähneputzen, Tennisballhälften unter den Füßen als kleine senübung während der Schreibtischarbeit (siehe Seite 177).

ne Schuhgröße hinterfragen, auch wenn die Schuhe »scheinbar« passen und nicht drücken (siehe Seite 164).

r die eigene Situation bewusst werden, Ziel schriftlich und mündlich festhalten, klare Vorstellung von Wunschziel vor geistigem Auge schaf-Eigene mentale Schwachpunkte (z. B. Ausreden finden) und Begrenztheit der körperlichen Verfassung bewusst machen. Selbst feste Regeln Abläufe für die Fortentwicklung setzen. Kontrolle der Regelmäßigkeit durch Kalendereintrag festhalten.

ngen: Vorsichtige Steigerung der Intensität/Wiederholungsrate/Dauer bei Übungsanwendungen. Aufhören, bevor der Körper das Signal gibt. Regenerationsintervalle von 48 Stunden bei höherer Intensität oder 3-mal pro Woche. Schwerpunkte liegen auf aktiver und passiver erung von Sprunggelenk und Fußmuskulatur statt Stärkung. Immer Füße lockern und aktivieren, bevor andere sportliche Aktivitäten hgeführt werden (z. B. durch Barfußgehen auf natürlichen Böden, Steinetreten in Steinwanne); nach der Aktivität Füße eincremen, Fußbäder, massagen.

tärkt Loslassen üben, statt mit Kraft zu arbeiten. Füße zunächst mit den Händen lockern. Übungen sehr langsam ausführen, aber hohe Wie-holungsraten. Bequemes und weites Schuhwerk.

us mit minimalen Fortschritten stabilisieren oder verbessern. Liebevoller Umgang mit der eigenen Person und dem eigenen Körper.

mieren und Trainieren der Gangsicherheit durch das Füße-Fühlen mit haptischen Fußübungen, um den abnehmenden anderen Sinnen egenzuwirken.

lerische leichte Körperübungen zur sanften Stablisierung der Körperaufrichtung. Sanfte Übungen, die vermehrt ohne Hände und ohne starke erliche Beugung angewendet werden können. Übungen im Sitzen oder im Stand immer mit Anhaltemöglichkeit.

e passive Hilfsmittel zur Regeneration einsetzen, wie Rollen, Bälle, Matten, Magnetfeldtherapie, Salben, Fußbäder, Cremes, Homöopathie, hrungsoptimierung. Bei der Eigenmassage statt mit Fingern mit der Fläche von Handfläche, Handballen, abgerundeten Grifflingen oder nbogen arbeiten. Füße immer warmhalten. Die Hilfe Dritter sollte sich an dieser Empfehlung orientieren!

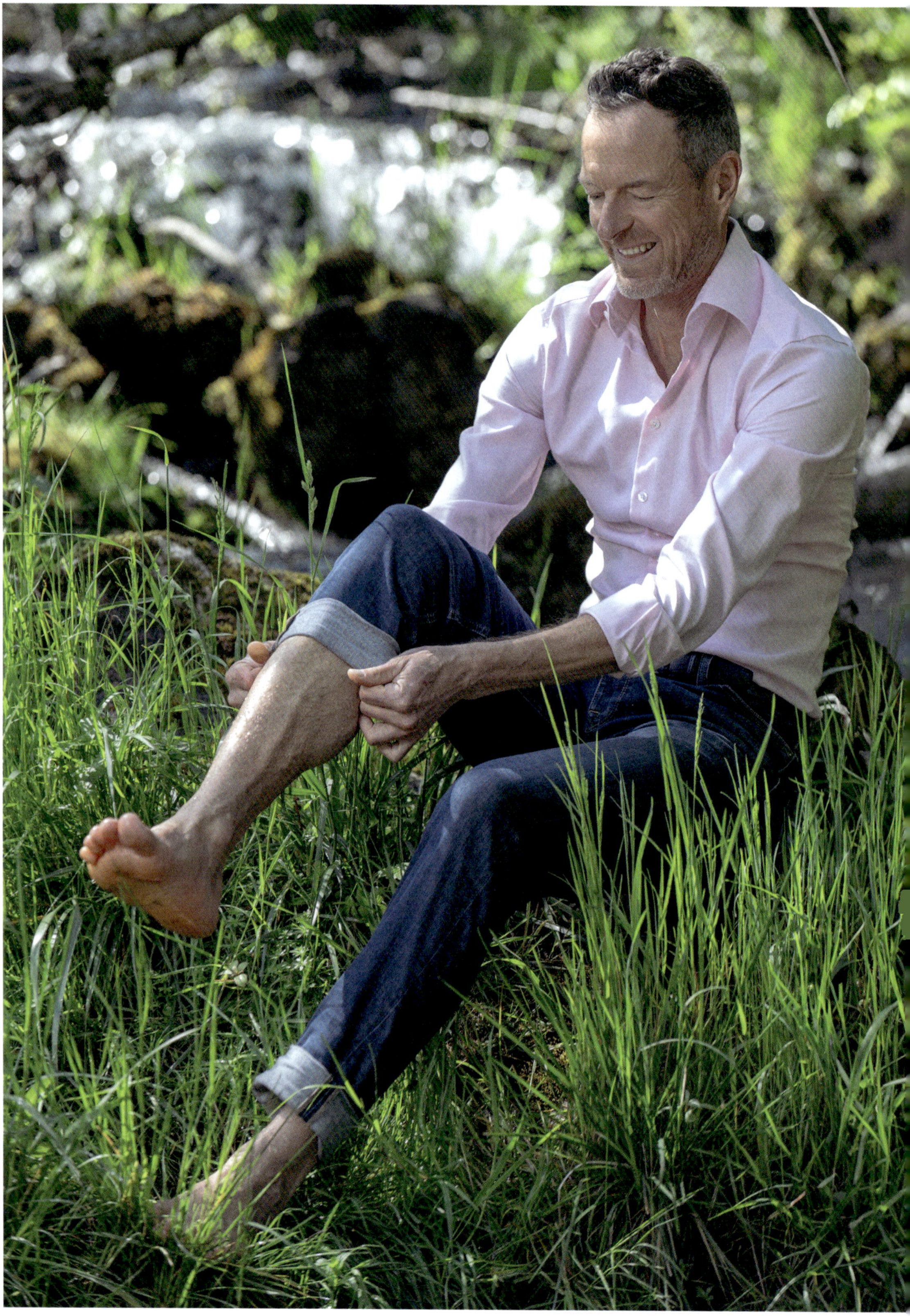

Kapitel 4

Die Füße verstehen

Es ist für mich immer wieder ein Jammer, zu sehen, was Menschen ihren Füßen antun. Wie aus dieser genialen Konstruktion, aus diesen Wunderwerken, im Lauf des Lebens hilfsbedürftige Wracks werden, die man auf ein Minimum ihrer Leistungsfähigkeit reduziert hat.

Vom Greif- zum Lauforgan

Nun haben wir uns zwar schon intensiv mit den unterschiedlichen Altersphasen beschäftigt, trotzdem möchte ich noch einmal einen anderen Blickwinkel einnehmen und aus der Sicht der Evolution und aus anderen Perspektiven auf unsere Füße schauen.

Unsere Füße aus Sicht der Evolution

Haben Sie Kinder? Selbst wenn nicht, dann waren Sie vielleicht trotzdem schon einmal Zeuge einer dieser großartigen Momente, wenn so ein kleiner Mensch seinen ersten Schritt gemacht hat. Vielleicht konnten Sie sogar miterleben, wie sich der gesamte Entwicklungsprozess vom hilflosen Säugling über das neugierige Krabbelkind bis hin zum stolz aufrechtstehenden und gehenden Kleinkind vollzogen hat. Wie das Kind mit seiner ganzen Kraft und Entwicklungsenergie danach strebte, den aufrechten Stand und später die Fortbewegung beherrschen zu lernen. Im Grunde spiegelt sich in diesen ersten Lebensmonaten eines Menschen etwas vereinfacht seine ganze Evolution wider: vom Vierfüßler zum aufrechten Gang. Eine wahre Meisterleistung, die uns vor rund 3,6 Millionen Jahren zu dem gemacht hat, was wir heute sind – Zweibeiner.

Der menschliche Fuß ist ganz und gar auf das aufrechte Stehen, Gehen und Laufen spezialisiert. Dass das einmal anders war, können Sie heute noch leicht erkennen, wenn Sie sich Ihre Hände und Ihre Füße anschauen und sie vergleichen. Sowohl Hände als auch Füße besitzen fünf Endglieder. Die Finger haben jeweils drei Gelenke, der Daumen nur zwei. Wenn Sie nun Ihre Füße betrachten, sehen Sie, dass es dort genauso ist. Die vier äußeren Zehen haben jeweils drei Gelenke, die Großzehe nur zwei. Und obwohl man es kaum glauben mag – ja, auch Ihre kleine Zehe besteht aus drei Gliedern, genau wie Ihr kleiner Finger. Es sieht also so aus, dass unsere Füße einst Greiforgane waren, genau wie die Hände. Greiforgane, die im Lauf der Evolution »umgebaut« wurden – aus Gründen, über die die Wissenschaftler nach wie vor diskutieren. Offensichtlich hat das unsere Überlebenschancen verbessert und dazu beigetragen, dass sich unser Gehirn und unser Bewusstsein deutlicher weiterentwickelt haben, als das bei anderen Lebewesen der Fall ist.

Was unsere Füße alles können

Vergleichen wir noch einmal Hand und Fuß, so fällt uns auf, dass eine große Veränderung im Anlegen des Großzehengelenks bestand. Dies geschah sicher deshalb, damit die Großzehe nicht überall hängen bleibt. Dieser Vorgang ist bis heute nicht vollständig abgeschlossen, was man daran erkennen kann, dass das Gelenk für Verformungen äußerst anfällig ist. Es ist nach wie vor relativ labil und nimmt eine exponierte Position in unserer Zehenreihe ein. Aber das war nicht die einzige Veränderung, die für die Aufrichtung und damit für das Überleben des Menschen wichtig war. Wenn die Füße nicht mehr zum Greifen, sondern zur Fortbewegung genutzt werden sollten, dann brauchten sie insgesamt eine andere Stabilität – denn beim Gehen, Laufen, Rennen lastet bis zum Sechsfachen des Körpergewichts auf den Füßen. Nun stellen Sie sich aber vor: Unsere Fußknöchelchen wiegen zusammen nur knapp 150 Gramm. Das ist gerade mal so viel wie ein kleiner Becher Joghurt. Es musste also eine Struktur geschaffen werden, die dieser Belastung standhält und die in der Lage ist, auch auf unwegsamen und ungleichmäßigen Untergründen nicht nur für Stabilität zu sorgen, sondern auch eine schnelle Flucht zu ermöglichen. Und all das kann unser Fußlängsgewölbe durch seinen einzigartigen Aufbau. Eine weitere Voraussetzung dafür ist, dass sich der Fuß trotz aller Stabilität »verschränken« kann, das bedeutet, der Vorfuß (Fußballen) kann sich gegen den Rückfuß (Ferse) verdrehen. Eine Bewegung, die Sie sicher schon einmal bewusst ausgeführt haben, wenn Sie sich etwas in die Sohle des Vorfußes eingetreten hatten und nachschauen wollten, was es war. Genau diese Bewegung, also die Verdrehung, vollzieht sich automatisch und unbewusst immer dann, wenn Sie barfuß auf unebenem Gelände unterwegs sind.

Wie also können die Füße die enorme Belastung, der sie tagtäglich ausgesetzt sind, im Normalfall bewältigen? Die Antwort ist eine wichtige Grundlage unserer weiteren Betrachtungen, und daher hebe ich sie deutlich hervor. **Weil nicht das Skelett für den richtigen Halt und die Dynamik sorgt, sondern die Muskeln, Sehnen, Bänder und das Bindegewebe.** Ihnen verdanken wir es, dass wir uns dreidimensional, also auch auf unebenen Böden, bewegen, rennen, hüpfen oder meisterhafte akrobatische Übungen machen können. Dadurch dass sich die Fußmuskulatur den Stoßkräften anpasst und sich beim Aufsetzen des Fußes anspannt – und zwar der Höhe der einwirkenden Kraft exakt angemessen – sind wir in der Lage, all diese großartigen Bewegungen auszuführen.

Dabei ist es übrigens so: Je mehr Gegendruck der Fuß erfährt (z. B. auf härterem Boden), desto mehr spannt sich die Fußmuskulatur an, um das Fußgewölbe zu stabilisieren. Das widerlegt einen allgemeinen Irrglauben, wonach der Fuß durch das Laufen auf hartem Boden länger wird. Das Gegenteil ist der Fall!

Länger wird der Fuß nur auf weichem Untergrund, zum Beispiel in einem gut gepolsterten Joggingschuh, weil die Gegenkraft – das heißt der Widerstand – fehlt.

Aber es gibt noch weit mehr Besonderheiten, durch die sich unsere Füße auszeichnen. Da ist zum Beispiel die sehr robuste Fußsohle, die sich durch ihre Struktur von der Handinnenfläche unterscheidet. Die Oberhaut (Epidermis) ist kräftiger, heilt schneller und wird dicker und kräftiger, wenn wir sie durch eine verstärkte Reizung beanspruchen. Das heißt allerdings nicht, dass sie weniger stark durchblutet und weniger elastisch würde. Im Gegenteil.

In der Haut befinden sich außerdem feine Sensoren, die über die Bahnen des zentralen Nervensystems wichtige Informationen an das Rückenmark und das Gehirn übermitteln, so zum Beispiel Hitze, Kälte, Vibration, Weichheit, Härte des Bodens, Stellung des Fußes im Vergleich zum Unterschenkel und vieles mehr. Diese Rezeptoren sind eingebunden in ein System von rund 7.000 Nervenenden. Wie empfindsam das Ihre Füße macht, merken Sie spätestens dann, wenn Sie ein Steinchen im Schuh haben.

Ergänzend erwähnen möchte ich noch die Energieleitbahnen, die sogenannten Meridiane, die an den Füßen ihre Ausgangs- beziehungsweise Endpunkte haben, und die Sie sicherlich von der Fußreflexzonenmassage oder von der Akupunktur her kennen, die zur Traditionellen Chinesischen Medizin gehören.

Fußintelligenz

An diesem Punkt ist es mir wichtig, noch einmal herauszustellen, dass unsere Füße als Topathleten auf die Welt kommen. **Sie sind mit der allerbesten Technik ausgestattet, die Sie sich vorstellen können. Mit ihrer ausgeklügelten Konstruktion sind sie Vorbilder für viele Errungenschaften, die wir der modernen Wissenschaft und Industrie zuschreiben.** Unser geniales Fußlängsgewölbe stand einst schon Leonardo da Vinci für seine Brückenbauten Modell. Zusammenfassend könnte man sagen, unser Fuß bildet eine eigene Intelligenz. Er ist hochkomplex und kann mehrere Funktionen gleichzeitig erfüllen. Damit haben die Füße ein Alleinstel-

LABILES GLEICHGEWICHT

Von Fuß bis Kopf durchziehen den Körper zusammenhängende Muskelketten. Das heißt, jede noch so kleine Bewegung löst eine Kettenreaktion aus. Beispielsweise befinden wir uns im Stand permanent in einem sogenannten labilen Gleichgewicht. Wir können nie ganz ruhig stehen, denn die Muskulatur oberhalb des Sprunggelenks bis hoch zum Kopf reagiert stets regulierend auf die Fußbewegung.

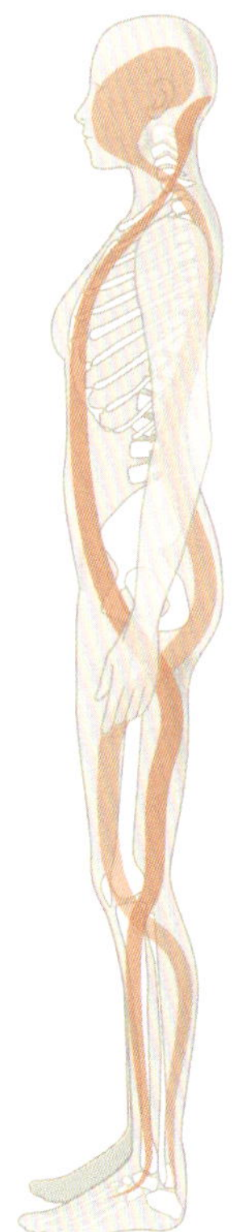

lungsmerkmal gegenüber allen anderen Körperteilen und Organen. Sie sind perfekt ausgerüstet, um Sinneswerkzeug, Fortbewegungsmittel, Stabilitätsgarant und unsere einzige Verbindung zum Erdboden zu sein. **Es gibt also von der Grundidee der Natur her keine Ausrede, nichts im Sinn einer Entschuldigung, worauf wir uns zurückziehen könnten, um den desolaten Zustand der Füße der meisten modernen Menschen zu rechtfertigen.** Wenn es also nicht an der Konstruktion liegt – dann vielleicht am falschen Gebrauch?

Dazu möchte ich noch ergänzen, dass sich dieser falsche Gebrauch auf all die verschiedenen Möglichkeiten und Fähigkeiten der Füße erstreckt, sich also auf mehreren sich teils überlagernden oder sich gegenseitig bedingenden Ebenen vollzieht, die ich im Weiteren getrennt voneinander mit Ihnen betrachten möchte, die dann in ihrer Summe eine Antwort auf die Frage geben, warum so viele Menschen mit Fußproblemen durchs Leben humpeln oder andere Folgen erdulden müssen, und was wir unternehmen sollten, damit sich das ändert und wir uns nicht zu Vierfüßlern zurückentwickeln oder gar das Überleben unserer Spezies gefährden.

Von den Zehen zu den Zähnen

Niemand kann nach dem heutigen Stand der Wissenschaft noch anzweifeln, dass unser Körper ein System sich permanent gegenseitig bedingender Regelkreise ist, das teils bewusst, teils unbewusst gesteuert wird. Betrachten wir zum Beispiel den aufrechten Gang – dieser wird nur zu einem kleinen Teil durch unseren Willen beeinflusst. Der Großteil verläuft über die unbewussten sogenannten reflektorischen Nervenbahnen. Das erleichtert unser Leben ungemein, denn es passiert automatisch, ohne dass wir diesem Prozess Energie und unsere Aufmerksamkeit schenken müssen. Es setzt allerdings voraus, dass alle Wahrnehmungskanäle offen und in Bereitschaft sind. Wie Sie wissen, laufen auch die Verdauung, Stoffwechselvorgänge und alle Prozesse im Herz-Kreislauf-System ohne unser besonderes Zutun ab. Herz, Venen und Arterien pumpen Blut, die Lunge saugt mithilfe der Muskulatur frische Luft ein und stößt verbrauchte wieder aus, Hormone werden ausgeschüttet, Enzyme freigesetzt. Das passiert allerdings nicht zufällig, sondern beruht auf dem harmonischen Zusammenspiel aller beteiligten Systeme. Tauchen Störungen auf, kann man immer davon ausgehen, dass Einseitigkeiten im Körper bestehen – sogenannte Disharmonien.

Nehmen wir zum Beispiel infolge einer Fehlhaltung der Füße (die wir aufgrund der eben beschriebenen unbewussten Dynamik nicht bemerken) eine Fehlstatik ein, kommt es dadurch zu einer Veränderung aller darüberliegenden Einheiten, denn den Körper durchziehen nicht einzelne, voneinander unabhängig arbeitende Muskeln, sondern Muskelketten; das heißt, anein-

andergereihte Muskeln, die miteinander verbunden sind. Sie nehmen ihren Anfang in den Füßen und ziehen sich über das Fersenbein, die Wade, dann um das Knie herum, laufen weiter über das Becken, die Wirbelsäule bis zum Schädel und enden an den Augenbrauen.
Wir können uns das vorstellen wie ein Seil: Ziehen wir an einem Ende, bewegt sich auch das andere Ende. Wissenschaftler konnten beweisen, dass sich von unseren Zehen bis zur Stirn eine durchgängige und nicht unterbrochene Muskelkette hinaufzieht. Das heißt, sobald unsere Fußsohle den Boden berührt oder wir die Zehen bewegen, kommt es zur Reizweiterleitung, die Sie schon aus dem Kapitel über die Sensomotorik kennen (siehe Seite 21).
Jede Bewegung des Körpers oberhalb des Sprunggelenks bewirkt eine Reaktion der Füße. Jede Fußbewegung beeinflusst den Körperschwerpunkt und veranlasst eine Reaktion der Muskulatur. Stellen Sie sich das in einer Zeitlupen-Aufnahme vor.

Jede noch so kleine Veränderung im Fußbereich sendet einen Impuls an die Körpermuskulatur und setzt eine dem Reiz entsprechende Veränderung der Muskelaktivität, der Gelenk- und Knochenstellung in Gang. Das verändert beispielsweise die Sprunggelenksstellung, die Knie- oder Hüftstellung bis hin zur Kopfstellung und zur Augenbewegung. Das können Sie ganz simpel überprüfen, indem Sie sich barfuß hinstellen und lediglich Ihre Füße minimal nach innen oder außen knicken. Sie merken sofort, dass jede Bewegung weitergeleitet wird und eine andere Reaktion hervorruft. Im Verlauf des Kapitels werde ich Ihnen noch ein Experiment zeigen, das ich in meinen Seminaren gern durchführe und das die Zusammenhänge auf eindrucksvolle Weise demonstriert.
Das Problem ist, dass man im Alltag kaum darauf achtet, ob man sich nun im statischen Gleichgewicht befindet oder nicht, und wie sich Bewegungen auswirken. Trotzdem bleibt es dabei: Wenn ein Muskel beispielsweise überlastet ist oder geschwächt wird, verändert sich die Statik. Dann werden plötzlich andere Muskeln – sozusagen als Umleitung – herangezogen, die in der Kette für eine bestimmte Bewegung eigentlich gar nicht maßgeblich verantwortlich sind. Das führt auf Dauer zu Überbelastungen, Einschränkungen und Verhärtungen.

Von Fuß bis Glück – die glücklich machende Aufrichtung

Unsere Muskulatur ist das größte Stoffwechselorgan unseres Körpers. Und verbraucht deshalb, neben unserem Gehirn, auch die meiste Energie. Aber nicht nur das. Die in der Illustration auf Seite 68 gezeigten Muskelketten, die sich wie an einem Strang von den Füßen bis zum Kopf ziehen, beeinflussen nicht nur unseren Körper, sondern auch unsere innere Haltung. Sie sind wie ein Dirigent unserer Befindlichkeit. Vielleicht kennen Sie noch Charlie Brown. Es gibt einen Cartoon, in dem Charlie seiner Schwester Sally erklärt, wie man stehen muss, um deprimiert zu sein. »Das Verkehrteste, was du tun kannst, ist aufrecht und mit erhobenem Kopf dazustehen, weil du dich dann sofort besser fühlst«, so Charlies Worte. Unsere Muskeln sind nicht nur Träger

unseres Körpers, sondern auch seelische Glücksbringer. Sie geben uns Halt, saugen unseren Stress auf, versorgen unser Immunsystem und können wie ein Antidepressivum wirken. Wenn ich beobachte, mit welcher äußeren und inneren Haltung mich die Klienten zum Erstgespräch aufsuchen, und wie sie nach gelungener FUSSKARTOGRAPHIE mit aufgerichteter Körperhaltung, aufgerichtetem Haupt, positiver Ausstrahlung und mit einem Lächeln die Praxis verlassen, ist das für mich der lebende Beweis für die Theorie der glückbringenden Muskulatur.
Und unsere Füße haben daran einen wesentlichen Anteil. Denn über sie findet die Aufrichtung statt. Ein kontinuierliches Krafttraining der Füße führt zu einer besseren Aufrichtung, was wiederum zu einer guten Körperhaltung und -spannung im gesamten Körper beiträgt. Wer gesunde, kraftvolle und gut durchblutete Füße hat, zeigt, dass er gut im Leben steht.
In der asiatischen Philosophie hat die ganzheitliche Betrachtung des Körpers eine jahrhundertelange Tradition. Wie unten, so oben, wie innen, so außen. Wenn ich die Zehen mit meinen Gedanken einzeln ansteuern kann, ist es dann nicht auch möglich, mithilfe der richtigen Fußübungen nicht nur meine Beschwerden verpuffen zu lassen, sondern auch meine Augen und

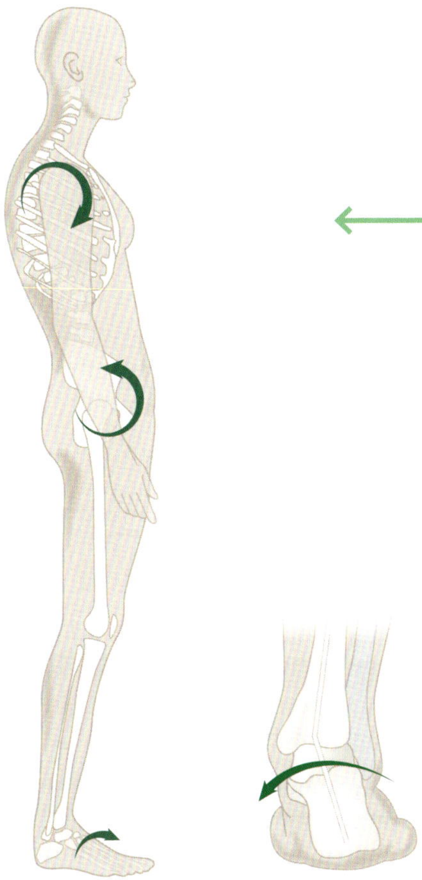

FUSSFEHLSTELLUNGEN HABEN EINFLUSS AUF DIE GESAMTE KÖRPERHALTUNG.

Beim Knick-Senkfuß verlassen auch die Knie ihre gerade Stellung und kippen nach innen, das Becken kippt nach hinten, der Schultergürtel neigt sich nach vorn, und der Kopf verkürzt den Nacken, damit die Augen gerade schauen können. So entsteht eine gebeugte Körperhaltung mit Rundrücken, verengtem Brustraum und einem verspannten Nacken.

meinen Geist zu Höchstleistungen zu animieren? Ja, ist es. Ich erlebe das immer wieder in meiner Praxis: Barfuß-Fußreize in Verbindung mit einer Aufrichtung und vielseitigen Bewegung sorgen meiner Erfahrung nach für Glücksgefühle.

Das mag jetzt subjektiv sein, aber ich habe noch nie einen Barfuß-Läufer gesehen, der mir mit Schmollmund begegnet ist, sondern meist mit einem leichten Lächeln auf den Lippen. Aus medizinischer Sicht schüttet der Körper Endorphine aus: Serotonin, Noradrenalin und Dopamin. Gleichzeitig wird das Stresshormon Cortisol abgebaut. Die Rezeptoren in den Muskelketten, die über das Rückenmark in Kontakt mit unserem Gehirn sind, melden permanent, ob es ihnen gut geht oder nicht. Der Weg zwischen unseren Füßen und unserem Gehirn ist also eine Glücksstraße. **Und die gilt es über unsere Füße, die gesunde Aufrichtung und einen gesunden Gang zu bewahren.**

Fußfehlstellungen als Ursache für andere Erkrankungen

Ein Beispiel: Reagieren die Wadenmuskeln auf eine Abweichung der Fußstatik mit einer Verhärtung, dann können sie ihre Funktion, nämlich durch die Muskelpumpe den Rückfluss des Bluts zum Herzen zu unterstützen, nicht mehr im vollen Umfang erfüllen. Das hat Konsequenzen auf allen Ebenen – sie können bis hin zu einer Verlangsamung des Stoffwechsels reichen. Es ist also möglich, dass die Beinmuskeln keine Symptomatik zeigen, sich aber plötzlich eine Stoffwechselstörung bemerkbar macht, deretwegen Sie dann zum Arzt gehen. Die Stoffwechselstörung wird mit Medikamenten behandelt, die Fehlstellung bleibt aber unentdeckt. Dann kann man darauf warten, dass sich die Disbalance irgendwann einen anderen Kanal sucht.
Am Ende dieser Kette stehen viele chronische Krankheiten. Sie haben eine lange Vorlaufzeit und sind Folgeerscheinungen von Zirkulationsstörungen, die ihren Anfang wiederum in einer unzureichenden Fußqualität haben. Hiermit will ich keinesfalls behaupten, jedes chronische körperliche Gebrechen hätte seinen Ursprung in den Füßen. Und doch sind unzählige Erkrankungen und Beschwerden auf eine mangelhafte Fußgesundheit zurückzuführen.
Wie meine Erfahrungen zeigen, weisen rund 75 bis 85 Prozent der Klienten, die sowohl Fußschmerzen als auch statische Schmerzen im Knie, in der Hüfte, in der Lenden- oder Halswirbelsäule haben, Störungen des sensomotorischen Regelkreises auf. Unzählige Studien über Füße und Fußerkrankungen belegen eindeutig den Zusammenhang zwischen mangelnder Fußvitalität und der Gesundheit von Menschen in Industrieländern im Vergleich zu Menschen, die in Drittländern wohnen, oder zu Urvölkern, die ihre Füße ganz anderen Belastungen aussetzen. **Der Mensch in den modernen Industrieländern lässt seine Füße jämmerlich verkümmern. Oder wie viele Menschen in Ihrem Umfeld kennen Sie, die wirklich regelmäßig Sport, Yoga oder Wellness betreiben? Und wie viel Prozent von ihnen kümmern sich dabei auch regelmäßig um ihre Fußvitalität?**

Sind die Vitalität und Beweglichkeit des Fußes eingeschränkt, so kann das zu Fehlstellungen des Beckens und zu kompensatorischen Fehlhaltungen des Rückens führen. Ist die Fußsohle beziehungsweise der Fuß in seinen Möglichkeiten limitiert, so sind Funktionen im übrigen Körper eingeschränkt. Das bezieht sich auf die Fußstatik und auf die Bewegung, aber auch auf die Organe, wie wir von der Fußreflexzonen-Therapie her wissen. Da viele Organe und Körperteile über Muskeln bewegt oder davon gehalten werden, wäre es fast anmaßend zu glauben, sie wären von einer Disbalance im Fußbereich nicht betroffen.
Es ist eine wichtige Erkenntnis, dass schon kleinste dauerhafte Veränderungen einer ausgeglichenen Fußstellung zu Fehlhaltungen der Halswirbelsäule, der Kiefergelenke und zur Beeinträchtigung der Augenmuskulatur führen können. Wenn Sie also etwa eine Behandlung beim Kieferorthopäden anstreben, dann wird diese nur dann Erfolg zeigen, wenn Sie auch die Füße in die Therapiemaßnahmen miteinbeziehen! Entstehen auf diese Weise – das heißt durch eine Kettenreaktion – Schmerzen, wird erfahrungsgemäß mit der Therapie dort angesetzt, wo es wehtut (umgangssprachlich auch als »Da-Wo's-Methode« bezeichnet, also »Da wo's wehtut«). Denn in der Regel werden nur die messbaren Symptome behandelt. Die Tragik ist für mich immer, dass Ärzte und Therapeuten (in der Regel) nicht einmal daran denken, die Füße in ihre Untersuchungen miteinzubeziehen. Meistens ziehen die Patienten/Klienten ihre Schuhe sogar schon vor dem Therapieraum aus. Also weiß niemand, worin sie ihre Füße den ganzen Tag bewegen – sie könnten also auch Betonklötze tragen, um es mal auf die Spitze zu treiben.

Der Nadeltest

Ein kleiner Test, den ich gern in meine Vorträge einbaue, soll die Ganzheitlichkeit unseres Körpers verdeutlichen. Dazu lasse ich zwei brillentragende Teilnehmer ihre Brillen abnehmen. Anschließend sollen sie sich von ihrem Platz aus an einer Tafel im vorderen Bereich des Raums aus verschieden großen Schriftzeilen diejenige heraussuchen, die sie nicht mehr deutlich, sondern nur noch verschwommen erkennen können. Dann bitte ich die Teilnehmer nach vorn und stelle sie auf eine sogenannte Nadelreizmatte. Die Teilnehmer sollen nun versuchen, ihr Körpergewicht über die Füße so auf der Nadelreizmatte zu verteilen, dass die subjektive Druckwahrnehmung an den Fußflächen links und rechts relativ gleichmäßig ist, und diesen Zustand etwa eine Minute lang beibehalten. Anschließend gehen die Teilnehmer zurück an ihren Platz, und ich bitte sie, die vorher ausgewählte Schriftzeile noch mal ohne Brille zu lesen. Das Ergebnis ist jedes Mal frappierend – denn nun können die Teilnehmer die Schriftzeilen ausgezeichnet lesen.

Sie können diesen Test auch selbst durchführen, indem Sie sich – statt auf eine Nadelreizmatte – für ein paar Minuten barfuß auf einen durchgängig steinigen Boden stellen. Der Effekt ist ähnlich. Durch die Veränderung der Standfläche und die Beibehaltung der muskulären Balance kommt es zu einer Aufrichtung und Veränderung der Haltung des kompletten Muskelsystems bis hinauf zur Nackenmuskulatur. Man kann davon ausgehen, dass spontan eine Harmonisierung der Haltung erfolgt, also auch eine Entlastung der bisher verspannten einseitig belasteten Nackenmuskulatur, und sich diese Entspannung über die Muskelkette direkt auf die entsprechenden Augenmuskeln auswirkt. Ich will das jetzt nicht weiter vertiefen, aber mit diesem Wissen ausgestattet, sollte man eine Sehschwäche nicht nur mit einer Brille – oder gar mit einer Operation – korrigieren, sondern ebenfalls auf eine mögliche Ursache im Bereich der Füße hinterfragen.
Der russische Autor, Psychologe und Medizinphilosoph Mirsakarim Norbekov hat auf der Basis dieser Zusammenhänge sogar ein Trainingsprogramm entwickelt, das Menschen hilft, durch gezielte Übungen ihre komplette Sehkraft zurückzugewinnen. Und ich gehe noch weiter und sage, das Gute an dieser Wechselwirkung ist, dass wir, wenn wir unter körperlichen Störungen leiden, unter chronischen Krankheiten und Schmerzen, unsere Füße in den ganzheitlichen Heilungsprozess einbeziehen und über sie bewusst für Veränderungen sorgen können. Aber bevor Sie jetzt sofort loslegen, möchte ich mit Ihnen noch etwas tiefer in die Thematik »Fußbeschwerden und Schmerzen« einsteigen. Schmerzen sind immer ein wichtiges Symptom. Ein Wegweiser.

Die Sache mit den Schmerzen

Warum gibt es eigentlich Zecken? Diese kleinen Spinnentiere, die niemand mag. Welchen Sinn haben diese Lebewesen? Sie nützen niemandem, nerven und im schlimmsten Fall übertragen sie noch Krankheitserreger. Und natürlich kann man sich die Antwort leicht machen. Es gibt sie halt. Die gleiche Frage kann man auch in Hinblick auf Schmerzen stellen: Warum gibt es eigentlich Schmerzen? Die Antwort lautet – so viel kann ich jetzt schon verraten – nicht: Es gibt sie halt. Um mit diesem Missverständnis aufzuräumen, tauchen wir in diesem Kapitel tiefer in dieses Thema ein.

Es gibt Kinder, die mit einem Erbgutfehler auf die Welt kommen, der hereditären sensorischen und autonomen Neuropathie (HSAN). Diese Kinder verspüren keinen Schmerz und laufen deshalb ständig Gefahr, sich zu verletzen. Sie haben schnell blaue Flecken, Wunden heilen nicht richtig ab und das bereits in der Kleinkindphase, wo sie die Welt durch Greifen erkunden und tastend entdecken. Wir sehen an diesem Beispiel schon sehr gut, dass Schmerzen offenbar eine immens wichtige Funktion haben. Fehlen sie, gibt es keine Rückmeldung, wenn wir etwas tun, das uns schaden könnte.

Trotzdem hören wir immer nur von Schmerzen, die schlecht, also negativ sind, und vergessen dabei, wie sehr der Schmerz unser Leben leitet. Wir ziehen uns Schuhe an, weil uns kalt ist und weil wir das unangenehme Gefühl von Splitt-Steinchen vermeiden möchten. Wir essen etwas, weil uns sonst schwindlig wird. Wir waschen uns, weil wir sonst vielleicht unangenehm auffallen könnten und uns das seelische Schmerzen bereiten würde. Wir nutzen einen angenehmen Bürostuhl, weil uns sonst nach längerem Sitzen der Hintern wehtut. Wir lassen die Suppe zur Mittagszeit etwas abkühlen, da wir uns sonst die Zunge verbrennen. Wir tragen einen Fahrradhelm, um uns zu schützen. Wir packen die Sonnenbrille aus, weil sonst die Sonne so blendet und in den Augen wehtut. Wir lassen uns abends von einem schönen Film berieseln, um den stressigen Tag und negative Erfahrungen des Tages besser verdrängen zu können. Ich könnte diese Aufzählung bis ans Ende des Buches fortsetzen, aber ich denke, es ist klar geworden, worum es mir geht:

Der Schmerz lehrt uns, wie wir gesund und wie wir alt werden können. Darum ist es so wichtig, die Sprache des Schmerzes zu verstehen. Darum geht es mir auch in meinen Behandlungen – dafür zu sensibilisieren, dass der Schmerz eigentlich Ihr Freund ist und dass es keinen Sinn ergibt, ihn zu betäuben. Im Gegenteil – damit verhindert man den Weg zur Lösung.

Tritt Schmerz auf, dann signalisiert der Körper damit die Gefahr einer Schädigung oder die bereits erfolgte Schädigung. Darin ist man sich in den meisten Mediziner- und Therapeutenkreisen einig. Wie aber unter anderem auf dem deutschen interdisziplinären Schmerz- und Palliativkongress, der jährlich von der Deutschen Gesellschaft für Schmerzmedizin e. V. organisiert wird, zu hören war, sind ungefähr 80 bis 90 Prozent der Schmerzen im Bewegungsapparat unspezifisch, das heißt, die Ursache ist »allem Anschein nach« von der herkömmlichen Warte aus nicht zu erkennen. Hat der Patient Schmerzen, und es kann aber aus schulmedizinischer Sicht kein Schaden festgestellt werden, so wird der Schmerz selbst zur Krankheit und dann »Schmerzkrankheit« genannt. Das Fatale daran: Hierbei bekommt der Schmerz eine eigenständige Rolle und wird somit von der Ursache getrennt betrachtet. Damit ist der Schmerzgeplagte entweder auf sich allein gestellt, oder er wird – ohne weitere Ursachenforschung – dennoch therapiert.

Oft probiert man ins Blaue hinein, in der Hoffnung, irgendetwas möge funktionieren. So kommt es zu physiotherapeutischen oder zu medikamentösen Anwendungen, wobei man versucht, eine möglicherweise chronifizierte Symptomatik, also beispielsweise eine Entzündung, aus dem Körper zu ziehen. Dazu werden entzündungshemmende (antiphlogistische) und schmerzstillende Mittel verabreicht und der Patient mit den Worten: »Ja, so etwas ist langwierig!« nach Hause geschickt. Besonders beliebt ist die Variante bei chronischen Symptomen, die man eher selten operiert, wie etwa eine Plantarfasziitis (eine schmerzhafte Entzündung der Plantarfaszie, einem breiten, strapazierfähigen Band aus Bindegewebe, das sich über die Fußsohle erstreckt).

Dabei sollte doch auch jedem Arzt klar sein, dass chronische Erkrankungen nicht plötzlich vom Himmel fallen, sondern am Ende einer langen Vorgeschichte stehen. Aber statt der Sache auf den Grund zu gehen, muss gern auch die Psyche für die Diagnose herhalten. Dann bekommt der Patient den Rat, sich zu entspannen oder die Dinge nicht so ernst zu nehmen.

Dazu ein Auszug aus dem Artikel »Schattenseiten der Medizin« (*Der Spiegel*, Ausgabe 35/2005), der nichts an Aktualität eingebüßt hat: »Systematisch werden Rücken-, Herz- und Kniepatienten nutzlosen Verfahren ausgesetzt. Viele Therapieversuche beruhen auf Trugschlüssen oder finanziellen Interessen. Deutlich wird dies dann, wenn Ärzte selber zu Patienten werden. Sie lassen sich seltener behandeln als der Rest der Bevölkerung. Nach einem Bandscheibenvorfall mit hartnäckigen Schmerzen beispielsweise würden sich von den befragten Orthopäden nur 17 Prozent operieren lassen.« Und weiter: »Im Frühjahr 2000 streikten in Israel Krankenhausärzte viele Wochen lang. Hunderttausende Untersuchungen konnten nicht durchgeführt werden, ebenso entfielen Zehntausende Operationen. Wie eine Umfrage unter Israels größten Bestattungsunternehmen ergab, hatte das Folgen. Die Sterblichkeitsrate (Mortalität) sank in fast allen Landesteilen beträchtlich. Es wurde seltener gestorben.«
Das ist natürlich drastisch, aber wenn ich von meinen Klienten höre, wie so mancher Hausarzt oder medizinisches Fachpersonal auf Schilderungen von chronischen, jahrelangen Schmerzerkrankungen reagiert, dann schaudert es mich. Natürlich ist es auch immer eine Frage, wie viel Zeit sie für ihre Patienten haben. Ich kann in meinen Erstgesprächen sehr genau und ausgiebig zuhören und erfahre in diesen Gesprächen die Hintergründe, die im Zusammenhang mit diesen Schmerzen stehen. Ich höre die Verzweiflung, erfahre von Schonhaltungen, von depressiven Verstimmungen, von der Angst vor Arbeitsverlust durch Ausfälle bis hin zu Rissen in der zwischenmenschlichen Beziehung. Gerade bei Klienten, die soeben ins Rentenalter gekommen sind und nun endlich Zeit hätten, das Leben zu genießen, sind die Schmerzen oft so vereinnahmend, dass sämtliche Gedanken nur noch um sie kreisen. Allein in Deutschland leiden circa 10 Millionen Menschen unter chronischen Schmerzen. Und ich bin mir sicher, ein sehr hoher Prozentsatz davon unter Fuß-, Knie-, Hüft-, Rücken- und Muskelschmerzen.

Ein häufiges Argument ist, dass wir ja immer älter werden und deshalb auch Schmerzen irgendwann dazugehören. Der Medizin-Autor Harro Albrecht beschreibt in seinem Buch »Schmerz«, dass ein Großteil des Gesundheitssystems sich mit nichts anderem als der direkten oder indirekten Bekämpfung chronischer Schmerzen beschäftigt. Allein wenn ich das Wort Bekämpfung höre, dann klingt das in meinen Ohren nicht nur brutal, sondern weckt sofort wieder den Gedanken, dass Schmerz doch ein Körpersignal ist, also die Sprache des Körpers: Die Möglichkeit, wie er sich mit mir austauschen kann, um auf Disbalancen in meinem Körper hinzuweisen und mein Überleben zu sichern. Ich kann doch eine Sprache nicht bekämpfen! Also: Cui bono? Wem nützt es? Welchen Nutzen hätte das Gesundheitssystem davon, wenn Menschen keine Schmerzen mehr hätten? Und warum schafft es unsere Hightech-Medizin nicht, die Schmerzen in unserer Gesellschaft zu lindern, sondern treibt die Zahl der Schmerzpatienten nach oben?

Noch immer herrscht das Bild vor, dass ein Schmerzreiz über einen Nerv von der schmerzenden Region ins Gehirn geleitet wird und deshalb als Schmerz wahrgenommen werden kann. Das ist sehr eindimensional gedacht. Die Logik, die sich dadurch aufbaut, bedeutet: Wird die Reizursache behoben, ist alles wieder gut. Kein Reiz, kein Schmerz.
Das sieht aus ganzheitlich FUSSKARTOGRAPHISCHER Sicht jedoch anders aus. Für mich zeigt sich Schmerz sehr vielschichtig. So wie bei einer Sprache zwar die Worte eines Satzes hintereinander aufgereiht sind, es aber unterschiedliche Interpretationen und Bedeutungen gibt (semantisch, kontextuell, grammatikalisch, pragmatisch, kulturell, persönlich). Nicht selten beschreiben meine Klienten auch, dass mittels Untersuchungen keine Schmerzursache gefunden werden konnte. Das passt nicht zu dem eindimensionalen Bild. Und Sie können sich sicher auch vorstellen, was das für die Betroffenen bedeutet, wenn sie Schmerzen haben und nicht wissen, warum. Und das über viele Wochen oder Monate hinweg.

Mir ist in den letzten zwei Jahrzehnten meiner Praxistätigkeit immer wieder aufgefallen, dass Menschen, die einen stressigen Lebenswandel haben, entweder durch die Arbeitssituation oder durch eigene Erwartungshaltung oder familiäre Umstände ein vielfach höheres Risiko haben, chronische Schmerzen zu entwickeln. Klienten, die ein traumatisches Erlebnis hatten, wie zum Beispiel eine Operation am Fuß, haben oft gar keine Abwehrkräfte mehr gegen den Schmerz und erleben oft schon geringste Schmerzen als kaum erträglich. Nicht zu vergessen sind in diesem Zusammenhang auch seelische Ursachen, die ebenso traumatischen Charakter haben können. Studien konnten belegen, dass Schmerz, der permanent über einen längeren Zeitraum vorhanden ist, sich offensichtlich von einem körperlichen zu einem reinen Wahrnehmungsschmerz entwickeln kann. Je länger also ein Schmerz andauert, desto mehr wird er emotional, so Prof. Markus Ploner von der Technischen Universität München.
Chronische Schmerzen beginnen jedoch erfahrungsgemäß meist tatsächlich mit einem konkreten Reiz. Ein Beispiel: Vor mir sitzt jemand, der mir von seinem Beruf erzählt. Davon, wie ungern er zur Arbeit geht, wie sie ihn belastet, und wie er im Grunde nur noch darauf hofft, endlich in Rente zu gehen. Er beschreibt, wie er durch die Situation zunehmend angespannt war und wie sich diese Anspannung irgendwann als Schmerz festgesetzt hat. Über die Jahre hat sich dieser Schmerz chronifiziert, und wenn der Betroffene damit beim Arzt war, dann hat der – Sie ahnen es schon – keine körperliche Ursache gefunden. Aber was passiert weiter? Wenn die ersten Reiz-Therapien nicht greifen, wird in der Regel zu Salben und Medikamenten gegriffen. Aus meiner Sicht fördert das natürlich die Passivität im Umgang mit den Schmerzen und die Erwartungshaltung, dass das Mittel aus der Misere hilft. Vielen ist jedoch gar nicht bewusst, dass Schmerzmittel bei längerer Einnahme – und das ist ja meist der Fall bei chronischen Beschwerden – selbst Schmerzen verursachen können. Dieser Weg führt also in die Irre.

Das Gute: Chronifizierte Schmerzen sind angelernte Schmerzen. Sie können wieder verlernt werden. Die Kunst besteht darin, herauszufinden, welche Ursachen wirklich zu den chronischen Schmerzen geführt haben. Bildlich gesprochen ist das so: Jeder meiner Klienten besitzt einen Gesundheits-Tresor mit einer mehrstelligen Zahlenkombination. Mal sind es nur vier Zahlen, mal hat die Kombination mehr als vier Zahlen – das ist ganz individuell. Allerdings ist jede Zahlenkombination einmalig, so wie der Mensch einmalig ist. Wie kann ich also die richtige Kombination herausfinden? Dazu reicht es nicht, sich die Zahlen 0 bis 9 anzuschauen, sondern es braucht Zugewandtheit, Ruhe, Erfahrung und Zeit. Wer zur FUSSKARTOGRAPHIE kommt, hat schon viele Rückschläge hinter sich und bringt allein schon deshalb die Bereitschaft mit, seine Gesundheits-Zahlenkombination ans Licht zu bringen. Das bedeutet in der Praxis, dass etliche Einflussgrößen, zum Beispiel orthopädische Einlagen oder ungeeignetes Schuhwerk, aussortiert werden, gelernte Gedanken- und Bewegungsmuster hinterfragt, neue Sichtweisen auf die Lebenssituation geprägt werden. Im Grunde geht der Klient mit mir an die Kletterwand und wird selbst wieder aktiv. Raus aus der Rolle des duldenden Patienten zu einem Teamworker.

EFFIZIENTE KÖRPERHALTUNG

Die vertikal von oben nach unten wirkende Erdanziehung kann dieser Körperstatik wenig anhaben. Die Körpermittelachse befindet sich nahe der Wirbelsäule. Das Skelett trägt die Hauptlast des Körpers gegen die Schwerkraft. Die vorder- und rückseitige Muskulatur muss nur wenig Haltekraft aufwenden, und die Gelenke werden geschont. Das Körpergewicht verteilt sich auf die gesamte Fußfläche, wobei der größte Anteil im Stand schonend auf der Ferse lastet. Grün markiert sind die Körperbereiche mit ausgewogener Muskelfunktion. Das harmonische Zusammenspiel von Be- und Entlastung hält die Muskulatur vital, leistungsfähig, ausgeglichen und schmerzfrei.

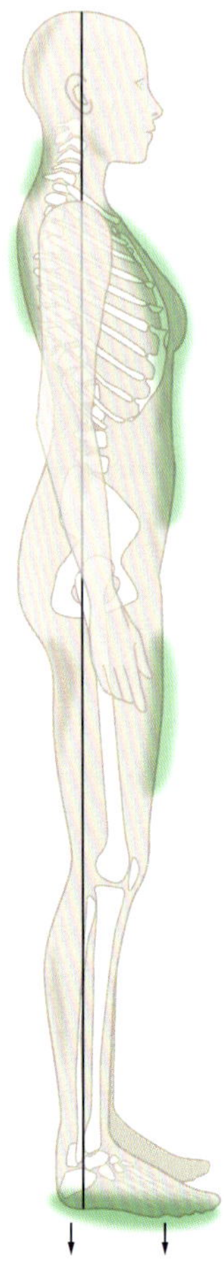

Ganzheitliche Rückentherapie

Sicher kennen auch Sie jemanden mit starken Rückenschmerzen, der seit Jahren versucht, dieses Problem in den Griff zu kriegen. Wahrscheinlich hat er schon vieles probiert und verordnet bekommen: Rückenschule, Physiotherapie, Fango-Massage, Rückenkräftigung, weil die Rückenmuskulatur anscheinend zu schwach ist, Gesundheitsstuhl, Gymnastikball und vieles mehr. Davon lebt eine ganze Industrie. »Polypragmasie« nennt man das inflationäre konzeptlose Verschreiben von Arzneimitteln. Alle Versuche, das Problem in den Griff zu kriegen, haben einen gemeinsamen Nenner: Es wird dort diagnostiziert, analysiert und therapiert, wo es schmerzt, also hinten am Rücken. Aber was fällt Ihnen auf, wenn Sie den leidgeplagten Menschen einmal genauer betrachten? Wenn Sie schauen, wie er geht? Ist er leicht bis mäßig mit

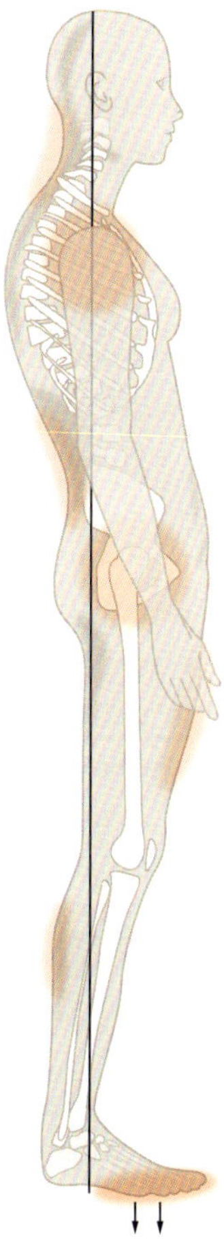

INEFFIZIENTE KÖRPERHALTUNG

Eine kräfteraubende gekrümmte Körperhaltung. Die senkrechte Körperachse ist weit von dem tragenden Skelett entfernt. Das Skelett wird instabil, und die Gelenkbelastung steigt deutlich. Die Muskulatur muss die Haltefunktion des Skeletts übernehmen, wird einseitig belastet und verbraucht viel Kraft. Besonders die Fußballen tragen hier die Hauptlast des Körpergewichts. Eine derartige Fehlbelastung schädigt auf Dauer den gesamten Körper. Die Körperbereiche mit starker einseitiger Belastung für Muskeln und Gelenke, die bei dauerhafter Fußfehlstellung in Mitleidenschaft gezogen werden können, sind hier rot markiert.

Stichwort Achillessehne

Beim Thema »Achillessehnenprobleme« muss ich immer an die Tarahumara denken, die berühmten Läufer im Norden Mexikos. Sie betreiben noch Ausdauerjagd, bei der sie die Wildtiere zu Fuß durch Wüsten, Schluchten und über Berge hetzen, bis diese nicht mehr können. Barfuß wohlgemerkt. Mir ist nicht bekannt, dass dieses Volk unter Achillessehnenproblemen leidet.

dem Oberkörper nach vorn gebeugt? Hält er sich ab und an beim Gehen den Rücken? Stützt er seine Hände im Stand in der Hüfte ab? Sicher wird er das tun, denn jemand, der Schmerzen im Rücken hat, stützt meist seinen Rücken, weil er nach vorn gebeugt ist, also ständig die Rückenmuskulatur lang zieht und gleichzeitig anspannt. Alle Rückengeplagten klagen doch über einen verspannten Rücken und eine extrem harte Rückenmuskulatur, oder nicht? Und jetzt die entscheidende Frage: Wie kann denn der Rücken schwach sein, wenn er die ganze Zeit den Oberkörper bei der Vorbeugung halten muss, damit der betreffende Mensch nicht auf die Nase fällt? Könnte es sein, dass das Problem gar nicht der Rücken ist, sondern dass das Problem auf der Vorderseite liegt?
Der Rücken schmerzt. Und zur Vermeidung des Schmerzes beugt sich der Rückengeplagte nach vorn – er will dem Schmerz ausweichen. Dabei verkürzt er die Frontallinie, das heißt seine Bauchmuskeln. Wenn er sich aufrichtet, das heißt, gerade hinstellen möchte, wird es wieder im Rücken schmerzen, damit diese Bewegung vermieden wird. Der Schmerz schont also etwas, und zwar die Vorderseite des Körpers. Und genau hier müsste man unter anderem gezielt ansetzen. Müsste über die Füße an der Aufrichtung des betreffenden Menschen arbeiten und zusätzlich an der vorderen Körpermuskulatur, um diese schonend aus der Verkürzung zu bringen.

Und nun überlegen Sie einmal, wie viele Therapeuten oder Orthopäden bei einem Rückenpatienten an der Vorderseite therapieren oder mit gezielten Fußübungen an der Aufrichtung arbeiten. Sicher ist das eine Vereinfachung, aber es hilft zunächst, den Schmerz zu verstehen. Wenn wir bewusstlos sind oder schlafen, haben wir keine Schmerzen. Auch organische Krankheiten wie die Leberzirrhose lösen nicht immer Schmerzen aus. Um einen Schmerz zu empfinden, bedarf es der bewussten Verarbeitung im Gehirn, und die ist an ein bestimmtes Bewegungsverhalten gekoppelt. Schmerzen können durch Bewegung verstärkt oder auch verhindert werden. Es gibt wenige Ausnahmen, bei denen der Schmerz permanent vorhanden ist. Manchmal schmerzt es beim Gehen und im Stehen – im Liegen oder im Sitzen treten keine Schmerzen auf. Es ist also wichtig, zunächst einmal zu untersuchen, wie der Schmerz ausgelöst oder verstärkt wird. Dieser »Einflusskette« muss nachgegangen werden, das kann durch eine Selbstanalyse oder durch eine FUSSKARTOGRAPHISCHE Analyse geschehen.

Ich möchte an dieser Stelle noch einmal darauf hinweisen, dass wir hier von chronischen Beschwerden oder Schmerzen sprechen, nicht von solchen, die akut auftreten. Das ist wichtig!
Nachdem die Einflusskette analysiert wurde, sieht man sich natürlich die schmerzende Stelle oder die schmerzende Region an und dann den gesamten Körper. In meiner Arbeit zeigt sich meist eine Fernwirkung aus anderen Bereichen. So sind Rückenpatienten in der Regel an den Füßen sehr druckempfindlich oder neigen zu Fuß- und Beinkrämpfen während der Nacht.
Will man den Körper nachhaltig vom Schmerz befreien, ist es wichtig, die Schmerzursache zu kennen. Bei Rückenpatienten sollten darum unbedingt das Schuhwerk, die Fußqualität und die gewohnheitsmäßigen Verhaltens- und Bewegungsmuster angeschaut werden. Von fundamentaler Bedeutung für eine Behandlung ist auch, die geschwächte Muskulatur zu kräftigen und sie wieder aufzubauen, anstatt die starke Muskulatur mit Medikamenten vom Schmerz zu befreien. An dieser Stelle komme ich noch einmal auf die Achillessehne zurück, die ja – wie oben beschrieben – gern medikamentös behandelt wird. Dabei ist sie die stärkste Sehne in unserem Körper. Wenn sie schmerzt, dann muss etwas anderes aus dem Lot sein. Manchmal sind es die Nieren. Manchmal weist der Schmerz auf eine absolut falsche und einseitige Lauftechnik hin und manchmal darauf, dass die Dämpfung der Schuhe viel zu stark ist. Diese Sehne ist für Höchstbelastungen konzipiert.

Was passiert bei Arthrose?

Arthrose ist mittlerweile einer der Dauerbrenner in vielen orthopädischen Diagnosen. Sie wird immer dann herangezogen, wenn es im Gelenk schmerzt oder Bewegungseinschränkungen auftreten. Bei einer Arthrose geht man generell von einer Gelenkserkrankung aus, und der Volksmund spricht in der Regel von Abnutzung. Wie Sie nun aber schon wissen, können sich biologische Körper eigentlich nicht abnutzen, denn sie sind lebendiges Gewebe und durchlaufen einen permanenten Erneuerungsprozess.
Da der Mensch im Grunde nichts anderes ist als ein riesiger Zellhaufen, unterliegt der gesamte Mensch diesem fortgesetzten Umbauprozess, und das in jeder einzelnen Sekunde. Zellen sterben ab, neue werden gebildet. Manche leben nur einige Stunden, andere dagegen Wochen, Monate oder Jahre. Sogar die Knochen werden neu gebildet und sind nur wenige Monate alt. Somit ist es eigentlich absurd, von »Verschleiß« zu reden. Es kann sich gar nicht um Abnutzung handeln, denn die Menschen nutzen ihre Gelenke heute deutlich weniger als früher.
Dazu kommt, dass sich die Gelenke, wenn man sie dann bewegt, aufgrund ihrer Anpassungsfähigkeit an diesen Stellen verstärken würden. So passiert es ja beispielsweise am Großzehengrundgelenk, wo das Gelenk durch die Mehrbelastung dicker wird, wenn der Zeh seine Haltefunktion nicht mehr ausüben kann und der sogenannte Hallux rigidus (Gelenkversteifung der

Arthrose und Ernährung

»Adipöse Menschen erkranken möglicherweise nicht nur aufgrund der hohen Gewichtsbelastung ihrer Gelenke häufiger an einer Arthrose. Eine Studie in *Scientific Reports* (2017; 7: 46457) zeigt, dass eine Ernährung mit einem hohen Anteil an Zucker und gesättigten Fettsäuren den Gelenkknorpel und den darunter liegenden Knochen direkt schädigen können.« (*Ärzteblatt*, 2017)

Großzehe) entsteht. Meiner Erfahrung und Ansicht nach passiert also bei der »Arthrose« etwas ganz anderes. In der Regel handelt es sich um Giftstoffe, »Abfallprodukte« des Körpers, Stoffwechselabbauprodukte und Ablagerungen, die die Gelenke, weil diese nicht ausreichend bewegt werden, irgendwann zusätzlich blockieren und verstopfen. Demnach wird hier Körpermaterial mit totem Material verwechselt. Stellen Sie sich das vor wie Sand im Getriebe: Noch sind die Rädchen heil, der Sand blockiert nur die Bewegung. Jedenfalls so lange, wie die kritische Belastungsschwelle noch nicht überschritten ist, ab der unser Körper dann zur Selbstregeneration nicht mehr in der Lage ist und die Struktur Schaden nimmt.

Erkennen kann man das daran, dass es den Menschen nach einer Lymphdrainage, bei der Stoffwechselabbauprodukte mit der Lymphe aus dem Körper abtransportiert werden, besser geht und sie sich wieder freier bewegen können. Gleiches gilt auch für eine Fastenkur, bei der gar nicht erst etwas Neues hinzugefügt wird, das zu Belastungen führen könnte. Es ist also eher der Bewegungsmangel, bei gleichzeitiger Einseitigkeit, der das Problem verursacht, und nicht die Bewegungsbelastung. Nicht Abnutzung, sondern Verschmutzung.

Chronische Fußbeschwerden

Eigentlich kann ich Ihnen die Frage nach Ursachen chronischer Fußbeschwerden mit einem Satz beantworten: Meiner Ansicht nach sind Gewohnheiten im Verhalten die Ursachen für chronische Erkrankungen. Sie äußern sich körperlich in Form von Einseitigkeit. Diese Aussage ist fundamental, denn sie unterscheidet sich von der gängigen Meinung, der zufolge chronische Krankheiten den Menschen erst in die Einseitigkeit zwingen.

Einseitigkeiten können äußere und innere Ursachen haben. Zu den inneren Ursachen zähle ich zum Beispiel die innere Haltung zu den Füßen. Sie erinnern sich sicher an das Baby, das selbst-

versunken sein Füßchen betrachtet. Fragen Sie mal nach, welcher Erwachsene seine Füße noch mag. Auch tragen die sich schnell verändernden globalen Bedingungen zu mehr innerer Unsicherheit bei. Sie sind eine Ursache dafür, dass die Offenheit für Neues durch latente Ängste verloren geht. Das drückt sich auch körperlich aus – in einseitigen Bewegungsmustern.
Zu den inneren Ursachen gehören vererbte Veranlagungen, die zu bestimmten statischen Schwächen beitragen können. Und ich zähle auch Meinungen, Glaubenssätze und Informationen, die wir ungeprüft übernommen haben, durchaus dazu. Scheinbar gut gemeinte Ratschläge von »Fußexperten«, die dem Fuß auf Dauer mehr schaden als helfen, etwa die Empfehlung, Barfußschuhe zu tragen oder viel barfuß zu laufen. Was das für Folgen haben kann, darum geht es im nächsten Kapitel. So viel schon vorab: Selten wird dazugesagt, dass es nicht reicht, Barfußschuhe anzuziehen und damit loszugehen oder im schlimmsten Fall auch noch zu laufen, sondern dass der Bewegungsstil dieser Situation angepasst, regelmäßig kontrolliert und gefestigt werden muss. Oder wenn empfohlen wird, beim Hallux valgus Zehenspreizer über Nacht zu tragen, oder bei einer Achillessehnenreizung die Wade zu dehnen.

Die äußeren Ursachen lassen sich auf einen Nenner bringen: Es handelt sich um Einflüsse, die auf den Körper wirken, hier speziell auf die Füße, die abseits dessen liegen, was den Körper und die Füße gesund erhält beziehungsweise diese gesunden lassen. Dazu zählen Lebens- und Arbeitsbedingungen, gesellschaftliche Konditionen und Moden – vor allem die Schuhmode.
Auch unterscheide ich direkte und indirekte Einflüsse, die zu Fußproblemen mit anschließend typischen Beschwerden führen können. Indirekte Schäden an den Füßen entstehen durch mangelnden natürlichen Gebrauch der Füße, das heißt, wenn der Fuß nicht dafür eingesetzt und nicht das von ihm gefordert wird, wofür er geschaffen wurde.
Direkte Schäden sind auf die Einwirkungen von Schuhwerk und Fußbekleidung zurückzuführen, wie zum Beispiel zu kurze schmale Schuhe, zu enge Strümpfe und Socken.
Die Behauptung, harte Böden wären schädlich für die Füße, ist ein Irrglaube. Ich kenne bisher nur Fußschäden, die durch Weichheit (weiche Sohlen, weiche Einlegesohlen, gepolsterte Schuhe) entstanden sind, nicht weil jemand intuitiv auf natürliche Weise oft über harte Böden läuft (Ausnahme: Menschen mit bereits bestehenden Gelenkdeformitäten, etwa an der Großzehe).

Sie haben es sicher erkannt: Die meisten Ursachen und Einflüsse basieren auf Gewohnheiten. **Wollen wir also die Beschwerden beheben, müssen wir Gewohntes erkennen und hinterfragen, aufgeben und durch sinnvollere Alternativen ersetzen. Sie erinnern sich an die drei Aspekte der Heilung?**

- **Vermeiden**
- **Verändern**
- **Nachhaltig stabilisieren**

Schauen wir uns direkt an, wie unsere Füße auf Einflüsse reagieren.

Der Muskel als Übeltäter

Nehmen wir als Beispiel das Großzehengrundgelenk. Schmerzen in den Gelenken sind – wie bereits erwähnt – häufig bewegungsabhängig. Trotzdem erfolgen die meisten Behandlungen statisch oder zumindest auf Basis der Normstatik. Durch genauere Untersuchungen lässt sich jedoch in der Regel nachweisen, dass meist nicht der Körper beziehungsweise das Gelenk an sich defekt ist, sondern die Funktion, das heißt die Bewegung, gestört ist. Wenn also ein Großzeh schmerzt, heißt das noch lange nicht, dass das Gelenk oder der Knochen kaputt ist, jedenfalls nicht im Anfangsstadium, vielmehr ist lediglich die Funktion gestört. Der Großzeh – und im Zusammenhang damit der Fuß – hat seine ursprüngliche Bewegungsbahn verlassen. Erfahrungsgemäß kommt es im weiteren Verlauf zu Bewegungseinschränkungen, um den Schmerz zu vermeiden. In der Folge wird das Gelenk entsprechend weniger bewegt, und damit verringern sich auch der Stoffwechsel im Gelenk und die Versorgung mit wichtigen regenerativen körperlichen Aufbaustoffen wie zum Beispiel Mineralstoffen. Es entsteht also ein Teufelskreis aus veränderter Bewegungsrichtung und eingeschränkter Bewegung.

Was aber kann ein Gelenk aus seiner gesunden geometrischen Lage herausbringen? Das kann nur die Muskulatur sein, denn nur die Muskulatur bringt das Gelenk in die Bewegung. Kommt es also beispielsweise zu Beschwerden an den Füßen, muss man sich die bewegungsgeometrischen Einflussgrößen von Bewegungsrichtung und Kraftrichtung anschauen – denn offensichtlich stehen die Zugrichtungen der Muskulatur in einem Missverhältnis. Leidtragende sind dann die Knochen, Bänder und Gelenkoberflächen.

Zusammengefasst kann man also sagen, Bewegungsschmerz entsteht auf der Seite, wo die Kraft und Bewegung herkommt, das heißt, durch einen nicht korrekt arbeitenden Muskel oder durch eine nicht korrekt arbeitende Muskelkette im Körper.

An einer Bewegung sind in der Regel mindestens zwei Muskeln beteiligt. Ein Spieler, der Agonist, und ein Gegenspieler, der Antagonist. Spannt sich der eine an und verkürzt sich, muss der andere lockerlassen und länger werden. Kommt es zu einer Störung, weil Sie vielleicht zu enge Schuhe tragen und der Antagonist auf diese Weise daran gehindert wird, sich auseinanderzuziehen, wird die Funktion gestört, und die gesamte Bewegung gerät aus der Bahn.

Ziehen Sie täglich dieselben zu engen Schuhe an, wirkt die Störung permanent, das heißt, die Zugrichtung ist ständig verändert. Eine Seite wird unnatürlich gedehnt und die andere Seite verkürzt gehalten. Die Folge ist eine Verkrümmung – ein sogenannter Hallux valgus bildet sich aus. Hinzu kommt, dass der Großzeh, je schiefer er steht, umso weniger die Haltefunktion des Fußes erfüllen kann. Ich erinnere in diesem Zusammenhang an den Spannungsbogen des Längsgewölbes, den schon Leonardo da Vinci beschrieben hat. Der Fuß kippt also immer mehr nach innen (Knickfuß), und der Prozess der Schmerzsymptomatik beschleunigt sich, weil durch das Einknicken des Fußes nach innen der Druck auf das Gelenk immer größer wird. Über kurz oder lang schmerzt das Gelenk bei Hallux-valgus-Patienten dauerhaft, äußerlich sichtbar wird die Störung durch Rötungen, Entzündungen, Hautveränderungen, Gelenkveränderungen.

Möchte man diese Situation positiv verändern, muss zunächst das Gelenk entlastet werden – und zwar durch konsequentes Meiden der schädigenden Einflüsse. Während man sich um die Regeneration des geschädigten Gelenks kümmert, zum Beispiel mithilfe entzündungshemmender Maßnahmen, sollte bereits damit begonnen werden, durch aktives Tun die Muskulatur zu beeinflussen.

Das kann zunächst durchaus schmerzhaft sein, weil der Körper immer noch von einem Missverhältnis ausgeht und sich vor weiterer Schädigung schützen möchte. Aber bereits nach wenigen Tagen erster sogenannter Heilreaktionen sollte sich bei korrekten Maßnahmen (und hier ist der Spezialist gefragt) die Situation spürbar verbessern. Ausnahme: Wenn die Folgen der Disbalance über die Jahre oder Jahrzehnte bereits so weit fortgeschritten sind, dass das Gelenk wirklich zerstört und damit nicht mehr reparabel ist.

Die Gefahr geht vom stärksten Muskel aus

Ich will noch einmal betonen, dass bei einer Störung der Muskelketten die größte Gefahr vom stärksten Glied in dieser Kette ausgeht – also vom stärksten, vitalsten Muskel. Wenn dieser ungehindert weiterarbeitet, zerstört er das System dort, wo es am anfälligsten ist, das heißt am schwächsten Muskel, was in der Folge über die Muskelsehne früher oder später auch das Gelenk betrifft.

Aber die Natur wäre nicht die perfekte Natur, wenn sie sich für diesen Mechanismus nicht etwas hätte einfallen lassen: Nach ihrem Gesetz wird in so einer Situation das Vitalste ausgebremst, um sich vor weiteren Schäden zu schützen. **Unser intelligentes Körpersystem löst demnach den Schmerz an der Stelle aus, wo es eigentlich am vitalsten ist.** Die paradoxe Folge für uns Menschen: Wir nehmen den Schmerz dort wahr, wo der Körper eigentlich am gesündesten ist, es sei denn, die Struktur ist durch die Funktion bereits so stark geschädigt, dass die biomechanischen Abläufe nicht mehr aufrechterhalten werden können (beispielsweise bei starken Knochen-/Knorpelschäden oder -Schwund).

Zu wissen, dass unser Körper dort, wo der Muskelschmerz auftritt, am gesündesten ist, hat aber auch etwas Positives. Jetzt verstehen Sie, dass es aus meiner Sicht sinnlos ist, dort zu therapieren, wo es wehtut – nach der Ihnen ja nun schon bekannten »Da-Wo's-Methode« –, und dass die Ursache für die Störung, den Schmerz und die Beschwerden bei einseitiger Betrachtung gar nicht zu finden ist. Die wirklich essenziellen Fragen lauten daher: Wo ist die Störung in dieser Muskelkette? Und was hat dazu geführt, dass diese Störung beispielsweise in einem Muskel auftritt? Man muss also der Frage nachgehen, weshalb der Muskel schwach geworden ist. Und man muss nach Mitteln und Wegen suchen, um den Muskel wieder zu aktivieren, und nicht auf falsche Maßnahmen setzen, die ihn passiv dazu zwingen, noch mehr abzubauen.

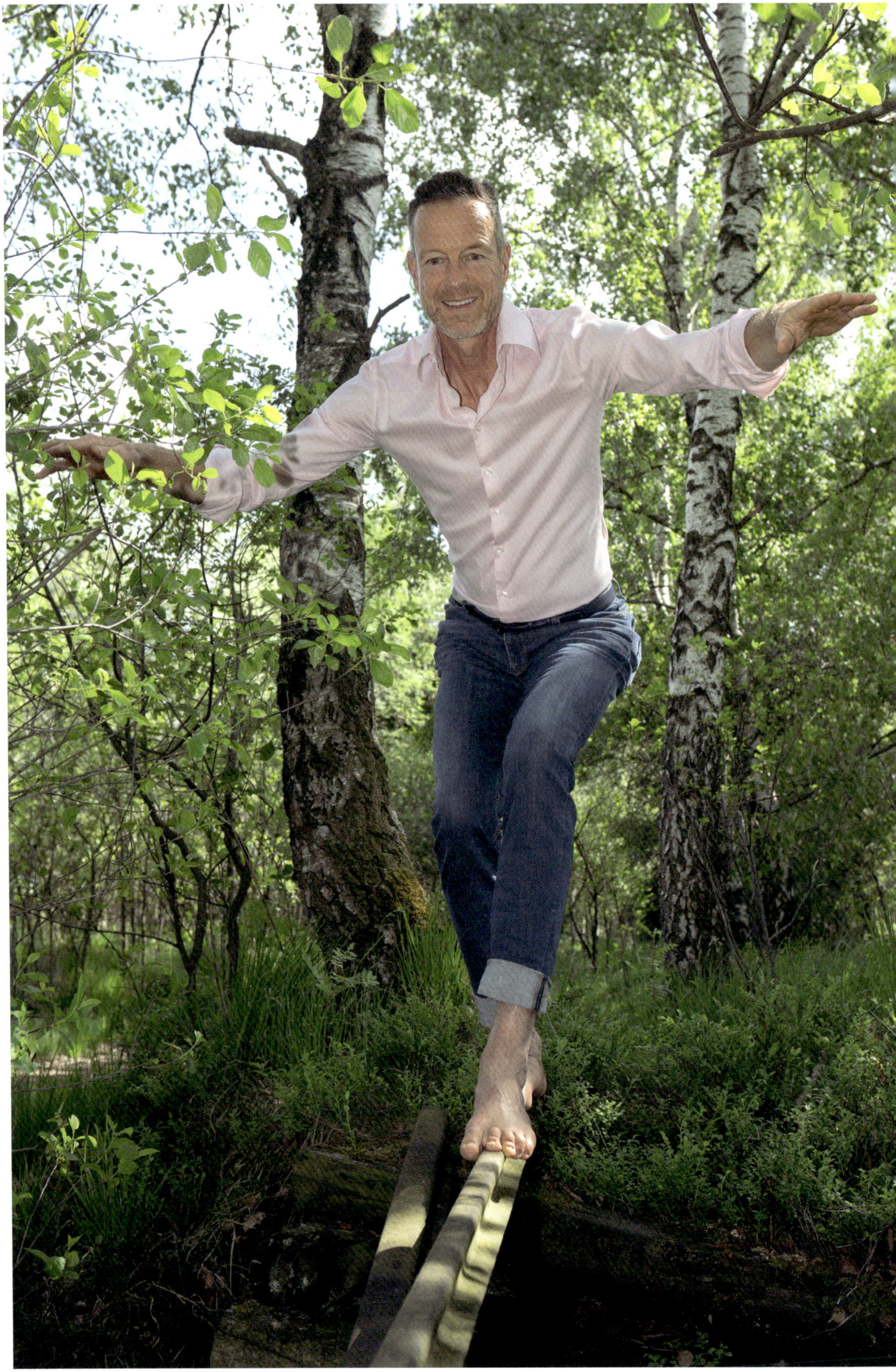

Kapitel 5

Barfuß – mehr als nur ein Trend

»Unten ohne« durch die Stadt? Barfuß über die Wiese, in die Berge, ins Büro? Ist Barfußgehen nur eine Mode oder steckt mehr dahinter? Fakt ist: Dafür, dass die Füße uns sicher durchs Leben tragen, führen sie ein trauriges Schattendasein in meist viel zu engen, teils unbequemen Schuhen. Lesen Sie, warum es wichtig ist, die Füße sooft es geht daraus zu befreien.

Der natürliche Gang

Wenn wir uns fortbewegen, dann meist mit dem Ziel, in einem gewissen Zeitrahmen von A nach B zu gelangen. Betrachten wir unseren Körper einmal als »Befehlsausführer«, so will er das als guter Diener eigentlich möglichst effektiv und effizient erledigen. Bei einer Vorwärtsbewegung hieße das, am besten keine kraftraubenden Zusatzbewegungen zu machen, sondern sich einzig auf die nach vorn gerichtete Bewegung zu konzentrieren. Voraussetzungen dafür sind ein guter Bodenkontakt der Füße, der Einsatz der Zehen und eine Abrolltechnik, die das unterstützt.

Warum aktive Zehen so wichtig sind

Nun lade ich Sie zu einem kleinen Test ein: Beobachten Sie sich einmal selbst dabei, wie Sie gehen. Zunächst barfuß ohne Schuhe. Suchen Sie sich eine Strecke aus und fixieren Sie einen Punkt am Ziel, auf den Sie während des Gehens schauen können. Und? Fällt Ihnen etwas auf? Vielleicht noch nicht – aber ziehen Sie jetzt bitte die Schuhe an, die Sie gewöhnlich tragen, und gehen Sie dieselbe Strecke noch einmal, auch wiederum so, dass Sie dabei den Zielpunkt fixieren. Spätestens jetzt wird Ihnen an der Art, wie Sie gehen, etwas aufgefallen sein.
Beim Barfußgang, der dem ursprünglichen, natürlichen Gangbild am ehesten entspricht, spielen die Zehen eine ganz besondere Rolle. Sie sind für die Füße wie die Krallen bei einer Raubkatze. Bei jedem Schritt versuchen sie, guten Kontakt und Halt am Boden zu finden. Je nach Beschaffenheit des Untergrunds gelingt das mal besser, mal weniger gut. Trotzdem finden die Füße durch diese Zehenaktivität festen Halt und sorgen für eine gute Grundspannung in den Füßen, die unsere Bewegung stabilisiert. Das ist ausschlaggebend für die nachfolgende Bewegungsaktivität und hat Einfluss auf jeden noch so kleinen Muskel, der sich über unseren Füßen befindet. Sie werden es immer noch kaum glauben, doch sogar die Aktivität Ihrer Augenmuskeln wird durch die Art, wie Sie gehen, beeinflusst, wie ich es Ihnen bereits erläutert habe.

Aber zunächst zurück zum Gang. Durch den guten Halt und die dadurch mögliche gute Abrolltechnik wird sich der Oberkörper nur minimal von unten nach oben bewegen, was Sie vermutlich daran gemerkt haben, dass Sie den Punkt problemlos fixieren konnten. Sie sind also ohne größere Kraftanstrengung sicher von A nach B gelangt, und falls das bei Ihnen so war, herzlichen Glückwunsch, denn dann können sich Ihre Füße zumindest noch an ihre Geh-Fähigkeiten erinnern.
Ganz anders im Vergleich dagegen beim Gang mit Schuhen. Ich sage immer: »Der moderne Mensch geht nicht, er bewegt sich nach oben und unten wie ein Känguru.« Was bedeutet das? Sind die Füße im Schuh eingeschnürt, oder kennt der Mensch nichts anderes mehr als das

Gehen im Schuh, wird er die Zehen nicht mehr aktiv einsetzen. Stattdessen hebt er sie während der Gehbewegung an. Dadurch wird der Fuß quasi gezwungen, auf die wichtige Zehenfunktion zu verzichten, und als Halt nutzt er nur die Fußfläche. Der Fuß rollt also nur ab, ohne die Zehen aktiv einzusetzen. Unterstützt wird diese unnatürliche Technik nicht nur durch das Schuhwerk als solches, sondern zusätzlich durch Schuhwerk, das diese seltsame Bewegung durch seine Form bedingt, wie beispielsweise Schuhe mit Plateausohlen, Bergschuhe oder Joggingschuhe. Das können Sie schnell nachprüfen, indem Sie Ihre Schuhe – egal, ob Straßenschuh oder Sportschuh – auf eine gerade Fläche stellen, etwa auf einen Tisch. Sicher fällt Ihnen auf, dass die Schuhsohle nicht flächig aufliegt, sondern sich die Schuhspitzen nach oben biegen. Bei vielen Turnschuhen ist sogar die Ferse noch nach oben abgerundet.

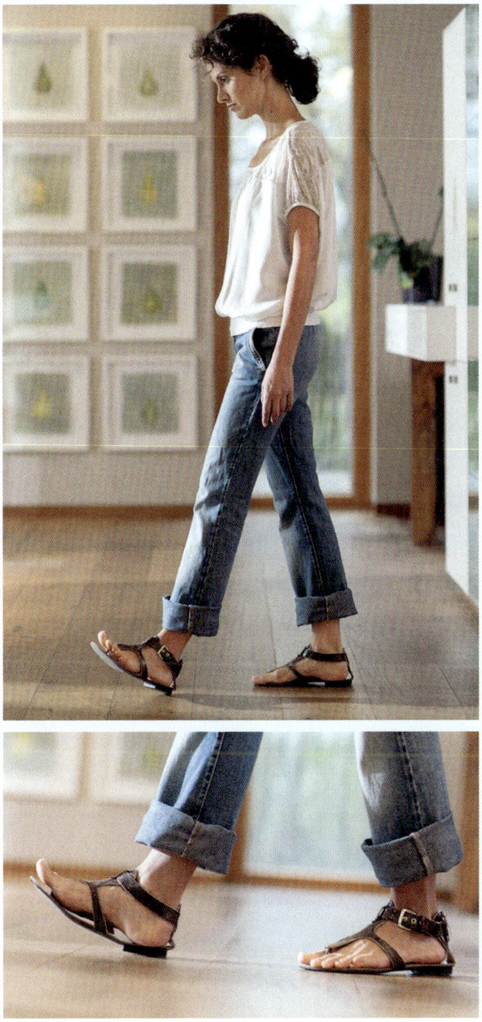

Beim Gehen mit Schuhen setzen die Fersen zuerst auf. Die Zehen können dadurch ihre ursprüngliche Halte- und Stabilisierungsfunktion für den Fuß nicht wahrnehmen. Stattdessen werden sie bei jedem Schritt angehoben, sodass wir ihre Kraft gar nicht nutzen können und ihre Fähigkeiten mit der Zeit verkümmern.

Wir verzichten also auf die Kraft der Zehen und damit auch auf große Teile unserer Beinmuskelkraft. Das allein wäre schon schlimm genug. Aber es geht noch weiter: Um diesen »Missstand« zu kompensieren – denn unser Körper will nur das Beste für uns –, ist er dazu gezwungen, den Rumpf nach vorn zu neigen. Er leitet damit eine Art Fallbewegung ein, die zu einer permanenten Anspannung der Rückenmuskulatur führt, einen langen Ausfallschritt bedingt und zusätzlich das feste Aufsetzen der Ferse zum Abfangen der beschleunigten Fallbewegung erfordert. Somit fällt der Mensch durch diese unnatürliche Bewegung von einem Schritt in den nächsten. Sichtbar wird das durch eine deutliche Auf- und Abwärtsbewegung des Oberkörpers, die Sie bestimmt bei unserem kleinen Test auch wahrgenommen haben.

Ich hoffe, dass ich Ihnen damit verdeutlichen konnte, was sich am Gangbild verändert, allein dadurch, dass Sie Schuhe tragen – will sagen, Sie haben doch Ihrem Körper noch nicht einmal etwas Schlimmes angetan. Oder doch? Erinnern Sie sich daran, wie ich Ihnen am Anfang erklärt habe, dass dauerhafte Fehlbelastungen die Regenerationsfähigkeit des Körpers nachhaltig beeinträchtigen? Und nun überlegen Sie mal, wie lange Sie schon Schuhe tragen. Könnte es vielleicht sein, dass allein dieser Umstand so eine dauerhafte Fehlbelastung unserer Füße darstellt? Um diesen Gedanken weiterverfolgen zu können, schauen wir uns erst einmal an, wie die Bewegung der Füße auf den gesamten Organismus wirkt. Und dazu werden wir das Barfußgehen einfach noch genauer unter die Lupe nehmen.

Sind wir mit Schuhen auf die Welt gekommen?

Früher war ich oft mit meinem Hund im Gebirge unterwegs, und immer wieder sind mir Menschen begegnet, die ihre Füße in klobige Bergschuhe gesteckt hatten, selbst wenn sie nur auf Forstwegen unterwegs waren. So auch eine Mutter, die ihren kleinen Sohn an der Hand hielt. Auch sie gingen auf einem gut gepflegten Forstweg spazieren, der keinerlei Unebenheiten aufwies. Das Kind war zwei oder drei Jahre alt und stapfte in festen knöchelhohen Wanderschuhen neben seiner Mutter her. Ich sah ihnen nach, und wie so oft bei solchen Begegnungen kam mir der Gedanke: Wenn wir schon von klein auf solche Schuhe tragen, dann ist es kein Wunder, dass die Sensibilität der Füße verloren geht. Dass sich das Gangbild entsprechend verändert, weil es uns in Schuhen kaum möglich ist, über den Vor- oder Mittelfuß aufzutreten oder unsere Zehen einzusetzen. Ein Jammer, denn damit wird in einer wichtigen Phase unseres Lebens – gerade dann, wenn wir das Gehen lernen und automatisieren – der Grundstein dafür gelegt, dass wir das intuitiv richtige Gehen, das Barfußgehen, verlernen.

Earthing – ein Segen für jeden Heilungsprozess

Nicht das Tragen von Schuhen, sondern das Barfußgehen ist natürlich. Der Amerikaner David Wolfe, ein studierter Umwelt- und Politikwissenschaftler und heute Autor mehrerer Bücher über eine gesunde Lebensweise, sagt, er halte den Schuh für die »vielleicht gefährlichste Erfindung der Welt«. Er meint das allerdings noch im Zusammenhang mit einem ganz anderen Phänomen, das erst allmählich in den Fokus der Öffentlichkeit rückt. Es nennt sich *Earthing* – sich erden – gemeint ist das Aufnehmen natürlicher Energie über den Kontakt der nackten Füße mit der Erde. Niemand wird heute noch anzweifeln, dass die Erde ein Energiefeld ist.

Wir Menschen bestehen zu circa 70 Prozent aus Wasser und aus Milliarden Körperzellen. Wir sind also bildlich gesprochen ein großer Zellhaufen. Das Wasser, das wir in uns tragen, ist äußerst leitfähig. Und da jede Zelle unseres Körpers eine elektrische Ladung hat, sind wir sozusagen wie eine Batterie, auch wenn wir uns das nur schwer vorstellen können. Gesund sind wir immer dann, wenn unsere Zellen positiv geladen sind, also einen Überschuss an positiver Ladung haben. Unzählige Forschungen konnten nachweisen, dass Krankheiten in unserem Körper (Entzündungen, Krebs etc.) aus negativ geladenen Molekülen bestehen. Moleküle, die Elektronen von anderen Molekülen buchstäblich stehlen und so besonders reaktionsfreudig sind, nennt man freie Radikale. Sie lösen einen Oxidationsprozess im Körper aus. Sie können dieses Phänomen gut beobachten, wenn sie mal einen Apfel aufschneiden und zusehen, wie er sich an der Schnittfläche braun verfärbt. Die Entstehung freier Radikale zu verteufeln, wäre allerdings falsch, denn sie ist völlig normal. Nur eben nicht in der Menge, die wir durch unsere ungesunde Lebensweise pushen: zum Beispiel durch übersäuernde Nahrungsmittel, UV-Licht, Schadstoffe, körperliche Anpassungsprozesse (auch als Muskelkater bekannt), Ängste. Die freien Radikale sind permanent auf der Suche danach, ihre Stromspannung auszugleichen. Und da liegt das Problem, denn unser Körper ist mit diesen überschüssigen freien Radikalen überfordert, da er die Menge der negativen Ladungen nicht ausgleichen kann. Die Folge: Krankheiten entstehen oder werden gefördert, Krebs kann sich (weiter) ausbreiten. Wir sind also auf den Austausch von Energie angewiesen, und jetzt kommt die Erde ins Spiel, denn sie hat für uns gleichzeitig die Funktion eines Akkus und eines Ableiters.

Ich möchte das Thema hier nicht eingehender beleuchten, aber Sie verstehen sicher sofort, was mit dem Energieaustausch passiert, wenn wir Schuhe tragen. Richtig! Wir schneiden uns vom Energiefluss und von der Versorgung mit Elektronen ab. Es hat einen Grund, warum wir uns nach einem barfüßigen Strandspaziergang frischer fühlen, warum uns der barfüßige Gang über eine taufeuchte Wiese wach werden lässt, warum es so belebend ist, mit den Händen in der Erde zu graben.

Wenn Sie barfuß gehen, geben Sie Ihrem Körper die Möglichkeit, aufzutanken und alten Ballast (negative Ladungen) abzuwerfen. Durch den unmittelbaren Kontakt zum Erdboden können

Vorsicht, Finger weg!

An dieser Stelle noch ein Tipp am Rande: Manchmal ist es eine Mutprobe unter Kindern und Erwachsenen, einen stromführenden Weidedraht zu berühren – das bitzelt ein bisschen. Tun Sie das niemals, wenn Sie barfuß unterwegs sind! Sie können sich nicht im Geringsten vorstellen, was das für Schmerzen sind und was für ein Schock für den Körper! Spätestens in dieser Situation würden Sie schmerzhaft begreifen, wie stark Ihr Körper den Strom leitet und wie gut Sie eine Gummisohle isoliert.

freie Elektronen (NICHT freie Radikale) in Ihren Körper strömen. Dadurch werden, ohne dass Sie es bewusst wahrnehmen, Ungleichgewichte und Mangelzustände ausgeglichen, und Sie passen sich dem elektrischen Niveau der Erde an, was Sie gleichzeitig vor Störfeldern schützt. Ich kann das immer wieder bei meinen Klienten beobachten, die, durch die FUSSKARTOGRAPHIE angeregt, wieder häufiger barfuß unterwegs sind. Ihre Wunden heilen schneller, Erschöpfungssymptome lassen nach, Entzündungen gehen zurück und sogar Herzrhythmusstörungen regulieren sich und treten seltener auf.

Es würde zu weit führen, hier auf alle Vorteile, die Ihnen das *Earthing* bringt, einzugehen. Ich will mich darauf beschränken, Ihnen ans Herz zu legen, sich durch das Barfußgehen wieder mit der Erde zu verbinden und so einen natürlichen und wichtigen Zustand herzustellen, den Ihre Schuhe mit ihren isolierenden Sohlen normalerweise unmöglich machen. Wissen Sie, was passieren würde, wenn man ein Tier in einen rundum isolierten Käfig sperrte? Es ginge innerhalb kürzester Zeit ein. Das ist übrigens ein Grund dafür, dass Tiere in Stall- und Massenhaltung für Krankheiten so anfällig sind.

Aus meinem ganzheitlichen Verständnis heraus kann ich David Wolfe nur zustimmen. Denn wenn wir Schuhe tragen, schneiden wir uns nicht nur automatisch von dem stets vorhandenen Elektronenstrom der Erde ab, vielmehr verändert sich – wie bereits beschrieben – auch unser Gangbild augenblicklich. Beides mit fatalen Folgen für unser Leben und unsere Gesundheit, wie ich bereits ausgeführt habe.

Bedenken Sie: **Nichts in der Natur ist zufällig. Es hat also einen Grund, warum unsere Füße so und nicht anders beschaffen sind.** Es hat einen Grund, warum im Fuß rund 7.000 Nervenenden zusammenlaufen. Warum sich rund 200 bis 300 Schweißzellen pro Quadratzentimeter in der Fußhaut befinden, ähnlich viele wie in der Achselhöhle. Es hat auch einen Grund, warum sich der Fuß über die vielen Jahrtausende weg von einem Greifinstrument hin zu einem Geh- und Aufrichtungselement entwickelt hat. Es stellt sich also die berechtigte Frage: Warum ignorieren wir das so konsequent?

Nehmen Sie sich die Zeit und betrachten Sie von einer Parkbank aus die Menschen, die an Ihnen vorübergehen. Nehmen Sie ihre unterschiedlichen Gangbilder wahr. Von leicht unsicher und wackelig über fast stampfend bis hin zu breitbeinig über den Asphalt schlurfend. Nicht selten gleicht das Gangbild dem eines kleinen Kindes, das mit leicht gebeugten Knie- und Hüftgelenken und einem eher schleppenden Gangstil, der platt aufsetzt, über den Asphalt geht. Nichts an all diesen Gangbildern erinnert an den dynamischen, leicht federnden, schmalspurigen Gang mit freudvoller Fortbewegung, der uns Menschen eigentlich in die Wiege gelegt ist und den wir heute höchstens noch bei den Naturvölkern bestaunen können.

Dabei sind unsere Füße ein Wunderwerk. Unser natürlicher Gang ist ein perfekt funktionierendes Ineinandergreifen von Abläufen. Und nun frage ich Sie: Was ist von dem geblieben, was wir von der Natur geschenkt bekommen haben? Von der Spannung im Körper, von den lang gestreckten Beinen, der Beweglichkeit im Becken und einer dynamischen Armbewegung? Was wir sehen, ist meistens eine Starre oder Unbeweglichkeit im Beckenbereich, ein nach hinten herausgestrecktes Gesäß und einen Körper, der leicht bis mäßig nach vorn gebeugt ist und oft reichlich unelegant von einer Fallbewegung in die nächste taumelt.

Warum man mit Schuhen nicht natürlich gehen kann

Die Ursache ist meiner Ansicht nach eindeutig darin zu suchen, dass wir unseren Kindern bereits im Säuglingsalter »schützende« Schuhe überstülpen, sie mit sogenannten Lauflernschuhen die ersten Schritte machen lassen und nicht ahnen, was wir damit anrichten. Denn dadurch werden die natürliche Beweglichkeit und die Sensomotorik des Fußes enorm eingeschränkt. Der Fuß verlernt, sich wechselnden Untergründen anzupassen. Eine Fähigkeit, die durch die Propriozeption und die Sensomotorik ermöglicht wird. Diese Mechanismen können aber verständlicherweise nur dann effektiv und vor allem effizient zum Einsatz kommen, wenn ich diese Propriozeption auch wirklich habe – das heißt, wenn ich barfuß bin, wenn ich keine Schuhe trage. Findet diese permanente Reizung nicht oder nur eingeschränkt statt, passt sich das Gehirn allmählich dem kargen Informationsfluss an, der vom Fuß kommt, indem es seine Möglichkeiten entsprechend reduziert. Was nicht gefördert und gefordert wird, verkümmert und wird über Zeit und Kraft raubende Umwege ausgeglichen. Ein schlichtes Prinzip der Natur.
Hier eine kleine Aufzählung der Folgen zur Verdeutlichung dessen, was wir unserem Körper damit antun:

- Eingeschränkte Fußbeweglichkeit (die Möglichkeit, sich dreidimensional an den Untergrund anzupassen)
- Eingeschränkte Sensomotorik (Zusammenspiel sensorischer und motorischer Körperleistungen – das heißt die Reaktion auf Sinnesreize wie Temperatur, Druck, Vibration)
- Verringerte Propriozeption (Tastsinn, Gleichgewichtssinn, Oberflächensensibilität, Fuß-/Körperbewegung, Kraftsinn, Lagesinn, Stellung im Verhältnis zum Gesamtorganismus, zum Beispiel Fuß zum Unterschenkel gegen das Umknicken)

- Verringerte Durchblutung (Stoffwechselprozesse)
- Deutliche Beeinträchtigung der stützenden Funktion des gesamten Körpers
- Eingeschränkte Kontrolle des Körpers bei der Aufrichtung

Ganz gleich also, wie intensiv uns Wissenschaft und Technologie durch die Bereitstellung scheinbar neuester Produkte und Innovationen suggerieren, es besser machen zu können – die natürlichen Fähigkeiten sind nicht zu ersetzen. Weder durch einen modernen Schuh noch durch eine Einlage.
Gehen wir natürlich, spannt sich der Fuß bei jedem Schritt. Treten wir mit der Ferse auf, was ja ursprünglich gar nicht so ein Problem war, weil es in früheren Zeiten in der Natur nicht so viele harte Böden gab, dann wird die Kraft über das Fersen- und Sprungbein auf die Fläche der Fußsohle verteilt. Mit der Abrollbewegung übernimmt dann die Großzehe die meiste Last. Die Zehen drücken sich gegen den Boden, wodurch sich die Spannung im Fuß über die Sehnenplatte der Sohle zusätzlich erhöht und uns Stabilität gibt. Steckt der Fuß im Schuh, dann entsteht beim Gehen auf die gleiche Weise an der Ferse eine andere Kräfteverteilung. Die absorbierende Sohle dämpft die Reizsetzung, die Spannung sinkt, die Zehen werden bei der Bewegung kaum eingesetzt, also sinkt auch dort die Spannung über die Sohlenhaut.

Wie die Vorfahren des Homo sapiens vor 40.000 Jahren auf Bast, Stroh, Fellen oder Leder gingen, ist weitestgehend unklar, da es kaum Funde aus der Zeit gibt. Man vermutet, dass die Felle oder andere Materialien einfach um die Füße gewickelt wurden. Die regelrechte Bearbeitung von Leder wurde erst viel später möglich. Funde deuten darauf hin, dass bis ungefähr 8000 bis 9000 vor Christus Schuhe schlicht waren und überwiegend aus Pflanzenfasern gefertigt wurden. Die Schuhreste von Ötzi, der vor ungefähr 5300 Jahren gelebt hat, zeigen dagegen schon eine aufwendigere Konstruktion: Ein Schuh bestand aus drei Lagen. Aus Hirschfell, einer Bärenfellsohle, und innen war er mit Lindenbast ausgekleidet. Und er wurde mit einem Schnürsenkel gebunden. Im Zusammenhang mit der Schuhentwicklung im Verlauf der Evolution sind die Untersuchungen des Paläontologen Erik Trinkaus von der Washington University spannend. Er verglich die Dicke der äußeren Zehen und kam zu dem Schluss, dass Menschen, die Schuhe tragen, offensichtlich schmalere Zehen haben. Die Erklärung scheint einleuchtend: Durch das Barfußgehen sind die Kräfte, die auf den Fuß wirken, höher, sodass sich die Füße anpassen, indem sie kräftigere Muskeln und Knochen ausbilden. Der Körper reagiert auf den Reiz.

Barfuß-Bestandsaufnahme

Doch nun Hand aufs Herz, liebe Leserin, lieber Leser! Wie lange gehen Sie barfuß – im Vergleich zu der Zeit, in der Sie Schuhe tragen oder den Fuß nicht belasten, sei es beim Sitzen oder im Liegen? Welche Argumente sprechen denn Ihrer Meinung nach gegen das Barfußlaufen? Ich höre meist: zu kalt, zu feucht, zu steinig, zu spitz, zu gefährlich, zu schmutzig, zu uneben, zu glatt, zu rau und vieles mehr.

Wenn Menschen mit gesundheitlichen Problemen in meiner Praxis sitzen und mir versichern, dass sie doch häufig barfuß gehen, dann meinen sie im Allgemeinen das barfüßige Gehen in der Wohnung, maximal noch das auf dem Rasen im eigenen Garten. So lobenswert das auch sein mag, im Grunde ist das kein echtes Barfußgehen – jedenfalls nicht im ursprünglichen Sinn und so wie ich es verstehe und vermittle. Denn bei dieser Art des Barfußgehens übertragen die meisten Menschen lediglich das Gangbild, das sie durch das Gehen in Schuhen verinnerlicht haben, auf den Barfußgang. Was fehlt, ist die schonende leichtfüßige Art der Bewegung. Das richtige Aufsetzen und Abrollen. Der Einsatz der Zehen. Die korrekte Auf- und Ausrichtung des Körpers über den Füßen. Meist ist der Schritt zu lang, die Auf- und Abwärtsbewegung des Körpers, die Amplitude, viel zu groß. Die Kraft der Füße und Beine wird zu wenig genutzt, stattdessen wird der Oberkörper wieder nach vorn geneigt und dieselbe Art der Fallbewegung ausgeführt, die auch für das Gehen in Schuhen typisch ist. Darüber hinaus ist der Tritt zu massiv, zu lang und erfolgt über die Ferse. Außerdem wird meist auf hartem Untergrund – sprich: in der Wohnung – und selten draußen in der Natur barfuß gegangen.

Mal ehrlich: **Wer hat heutzutage noch den Mut, seine Füße ohne »passendes Schuhwerk« einem natürlichen, unebenen Untergrund auszusetzen? Mal über spitze Steine zu gehen? Im Gebirge barfuß zu wandern? Durch einen Bach zu waten? Im hohen Gras oder im Winter barfuß durch Schnee zu stapfen?**

Nein, wir rüsten uns stattdessen unter dem Vorwand der Fitness außer mit dem vom Fachmann empfohlenen Schuhwerk noch mit allerlei zusätzlichem Equipment aus. So sah ich neulich bei einem Spaziergang vor mir einen älteren Herrn, der einen Rucksack trug und Nordic-Walking-Stöcke benutzte. Ihm kam eine junge Frau entgegen, hüpfend – springend – joggend, die Sprungfedern unter den Schuhen trug. Das war ein interessantes Bild, und die Liste der modernen Fitness-Erfindungen ließe sich fortsetzen. Wenn ich so etwas sehe, stelle ich mir immer die Fragen: Warum tun die Menschen das? Welchem Zweck soll das dienen? Warum verdrängen wir, die Ärzte und die Industrie konsequent die einfachste, kostengünstigste und zeitsparende Variante für Prävention, Fitness und Heilung – das echte Barfußgehen? Sollten wir nicht denjenigen unsere besondere Aufmerksamkeit schenken, die sich durch das Barfußgehen von ihren chronischen Erkrankungen verabschieden konnten, denen es einen echten Mehrgewinn gebracht hat?

Leider denkt trotz des ausufernden Barfußtrends kaum einer darüber nach, was wir uns, unserem Körper und unseren Füßen tagtäglich damit antun, dass wir sie in Schuhe stecken. Uns wurde beigebracht, dass man Schuhe braucht, und darum ziehen wir sie an. Wer zum Beispiel würde denn je infrage stellen, dass man zum Bergwandern selbstverständlich dicke, gestützte, mit Dämpfung und atmungsaktiven Elementen versehene, leicht »gepanzerte« Bergschuhe tragen muss? Aber bitte, vor welchem Wissenshintergrund wird denn immer wieder gesagt: »Du musst im Gebirge Bergschuhe tragen, sonst knickst du um! Du verletzt dich!«?

Ich laufe jetzt seit circa 20 Jahren mehr oder weniger regelmäßig barfuß im Gebirge. Das bietet sich an, wenn man am Alpenrand wohnt. Ich habe mich noch nie dabei verletzt und bin auch nur selten ausgerutscht. Dicke Schuhe mit großer Dämpfung erhöhen eher die Gefahr, dass Sie abrutschen oder umknicken, weil die Füße in solchem Schuhwerk »blind« sind, das heißt, weil ihnen fast die komplette Sensomotorik verwehrt wird. Versuchen Sie doch mal, mit Bergschuhen den Untergrund zu spüren! Mein Fazit: Zum einen machen Hightech und stark gedämpfte Schuhe den Fuß nicht besser, zum anderen wird weder er noch Sie dadurch leistungsfähiger. Im Grunde ist es so, als ließen Sie die Hälfte der Luft aus Ihrem Fahrradreifen und führen dann los. Dadurch sind Sie nicht nur langsamer, sondern schädigen auf Dauer auch noch das Material.

Eine Studie der University of Virginia testete 68 Probanden jeweils mit und ohne Schuhe auf dem Laufband. Das Ergebnis war so eindeutig wie aufrüttelnd, denn die Hüften der Läufer, die mit Schuhen liefen, waren einer um 54 Prozent höheren Belastung ausgesetzt. Ähnliche Ergebnisse gab es bei den Kniegelenken: Bei den Probanden, die Schuhe trugen, lag die Belastung der Knie um 36 bis 38 Prozent höher als bei den Barfuß-Läufern. Die Ursache dafür sehen die Forscher in dem erhöhten Absatz und in den Stützmaterialien rund um das Fußgewölbe. Sie sorgen dafür, dass die Beteiligung von zwei Dritteln der für die natürliche Bewegung eingesetzten Fuß- und Beinmuskulatur unterbunden wird.

Aber was heißt das nun? Dass Sie die Schuhe ausziehen und von nun an nur noch barfuß gehen und laufen sollen, weil Herr Stark das in seinem Buch geschrieben hat? Nein. Keinesfalls. Sie würden ja heute auch kein Feuer mehr machen und Rauchzeichen geben, bloß weil das früher mal eine effektive Form der Kommunikation war. Die Kunst liegt darin, sich den heutigen Gegebenheiten anzupassen und das zu adaptieren, was hilfreich war und ist und was sich in den Alltag integrieren lässt. Wie ich eingangs geschrieben habe, geht es darum, Gewohnheiten zu hinterfragen. Das braucht allerdings Geduld, setzt ein bisschen Wissen über die Zusammenhänge und bei Ihnen die Motivation zur Veränderung voraus.

»Echtes« Barfußgehen

Nun habe ich schon so oft vom »echten« oder »natürlichen« Barfußgehen gesprochen, dass Sie sich sicher fragen, wie das denn nun aussieht. An dieser Stelle lade ich Sie, liebe Leserin und lieber Leser, dazu ein, wieder selbst aktiv zu werden und zunächst am eigenen Körper praktisch zu erfahren, was ich Ihnen anschließend an Theorie über das Barfußgehen erzählen werde.

Leise gehen

Jetzt, nachdem Sie Ihr Gehen beobachtet und gehört haben, können Sie sich sicher ein Bild davon machen, was in Ihrem Körper passiert, wenn er tagtäglich dieser Belastung ausgesetzt ist. Je lauter Sie auftreten, desto höher ist die Wahrscheinlichkeit, dass Ihnen das keinesfalls guttut. Denn diese sogenannten Stresswellen treffen in Ihrem Körper nicht nur auf starkes Gewebe, Knochen oder Organe, sondern eben auch auf eventuell vorhandene Schwachstellen. Dadurch werden automatisch Signale ausgesendet, die – vereinfacht formuliert – den Körper veranlassen, gegenzusteuern, weil das System insgesamt bemüht ist, den Organismus zu schützen. Wie macht der Körper das? Er sendet Impulse zum Anspannen an die Muskulatur. Ein angespannter Muskel ist ein dicker, verkürzter (hypertoner) Muskel, der versucht, unser Skelett, die Organe, die Nerven und alles, was damit zusammenhängt, zu schützen wie ein Panzer, indem an dieser Stelle Bewegung unterbunden wird. Vielleicht haben Sie schon mal versucht, einen verhärteten Unterschenkelmuskel zu dehnen, dann wissen Sie, wovon ich spreche. Darum lautet das oberste Prinzip des richtigen Barfußgehens: Immer leise gehen – weil »leise« gleich »sanft« ist. Das gilt im Grund für alle Fortbewegungsformen, egal, ob Geh-, Lauf-, Renn- oder Hüpfbewegung. Wichtig ist, dass man möglichst wenig von dieser Bewegung hört.

Das leise Gehen können Sie in vielen Varianten üben, bevor Sie sich an den echten Barfußgang wagen. Auf Asphalt in leicht gepolsterten Schuhen oder durch Gehen über den Vorfuß, also im sogenannten Katzengang, Schleichgang, Anpirschgang. Im Haus durch das Gehen in weichen Hausschuhen, die auch hinten über die Ferse gezogen werden, mit weichen Socken oder über den Vorfuß auf weichem Teppich oder draußen auf einer Rasenfläche beziehungsweise einem weichen Untergrund, aber auch auf ungleichmäßigem oder steinigem Untergrund. Ob Sie es richtig machen, zeigt Ihnen stets der Hörtest (siehe Kasten auf Seite 98).

Richtiges Barfußgehen

Echtes Barfußgehen heißt Bar-Fuß-Gehen, das heißt ohne Bedeckung und Bekleidung des Fußes. Barfußgehen bedeutet auch nicht, in Socken oder Strümpfen, Gesundheits- oder Barfußschuhen zu gehen.

Wie schon gesagt, was heute landläufig als »Barfußlaufen« bezeichnet wird, ist vielleicht das Bewegen ohne Fußbekleidung im Haus, auf gemähter Rasenfläche im Garten, möglicherweise auch noch am Badesee im Sommer. Aber solange der Fuß hierbei massiv über die Ferse aufsetzt, ist nicht viel gewonnen. Und so bleibe ich dabei, dass kein naturgegebener Grund besteht, über die Ferse abzurollen. Nicht beim Gehen und erst recht nicht beim Laufen. Meiner Ansicht nach ist dieser Gangstil völliger Unsinn, und trotzdem hat er sich über die Jahrhunderte hinweg durch das permanente Tragen von Schuhen so eingeschliffen und erschwert uns das Gehen und das Laufen.

Richtiges Barfußgehen dagegen ist extrem effizient. Bei geübten Barfußläufern haben sich die Füße und der Körper dem aufrechten Gehen auf natürlichem Terrain wieder optimal angepasst. Symptome wie Jogger-Knie, Achillessehnenprobleme, Morton-Neurom (Schmerzen am häufigsten zwischen der dritten und vierten Zehe), Fersensporn, blaue Zehen, Schwielen, Hornhäute – all das findet man selten oder gar nicht bei ihnen. Denn diese Symptome sind in der Regel Folgen von etwas, das eigentlich – glaubt man der Medizin, der Industrie und der

Test

BARFUSS – Erster Versuch

Ziehen Sie Ihre Schuhe und Socken aus. Stellen Sie sich auf einen harten Untergrund und dann rennen Sie ein paar Meter. Oder wenn Ihnen das zu anstrengend ist, dann treten Sie auf der Stelle. Was fällt Ihnen auf? Womit setzt Ihr Fuß zuerst auf? Richtig! Sie laufen oder gehen intuitiv, ohne nachzudenken über den Fußballen. Warum? Weil Ihr Körper intelligent ist und weil er, ohne dass Sie ihn darum gebeten haben, eine Art des Laufens auswählt, die möglichst wenig Schaden am Fuß und in Ihrem Körper anrichtet. Intuitiv haben Sie die Fähigkeiten des Fußes zur Absorption der Stöße genutzt. Und jetzt versuchen Sie mal, es genau andersherum zu machen und auf diesem harten Untergrund über die Ferse zu laufen. Wie fühlen Sie sich? Sehr wahrscheinlich wird sich etwas in Ihnen plötzlich und sehr stark sträuben, diese Übung weiter auszuführen. Gut so, denn das zeigt, dass sich Ihr Körper an die seit vielen Millionen Jahren in uns gespeicherten natürlichen Bewegungsmuster erinnert und sie abrufen kann.

BARFUSS – Zweiter Versuch

Gehen Sie barfuß auf hartem Boden, am besten so, wie Sie es gewöhnlich tun, und halten Sie sich beim Gehen mit den Fingern die Ohren zu. Und? Hören Sie Ihre Schritte? Sicher. Das, was Sie da hören, sind die Stöße, die Ihr Körper aufnimmt und als Schallwellen überträgt, wenn Sie mit der Ferse auftreten.

Versuchen Sie das Gleiche noch einmal. Treten Sie nun allerdings mit dem Vorfuß oder mit dem Mittelfuß auf.

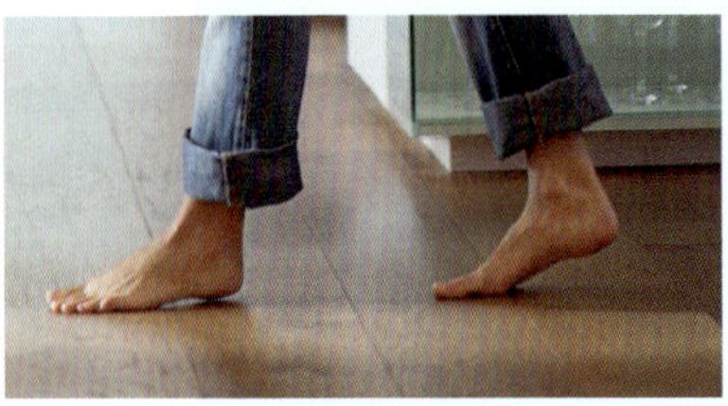

Überrascht es Sie, dass Sie Ihre Schritte kaum noch hören? So gehen Sie schonend und natürlich richtig, was nicht nur die Menschen, die unter Ihnen wohnen, sondern vor allem Ihre Füße und Ihren Körper freuen wird. Mit welcher Kraft Sie gewöhnlich die Ferse in den Boden drücken, können Sie selbst gut beobachten, wenn Sie in einem Sandkasten oder am Strand im weichen Sand barfuß gehen. Rollen Sie wie gewöhnlich über die Ferse zum Vorfuß ab, dann sinken Sie höchstwahrscheinlich sehr tief in den Sand ein, und das Gehen wird dadurch beschwerlich. Anders verhält es sich, wenn Sie den Mittelfuß aufsetzen beziehungsweise gleichzeitig Vor- und Rückfuß, sodass sich der Kontakt der Fußsohle mit dem Sand auf die komplette Fußfläche erstreckt. Sie sinken weniger tief ein, und das Laufen und Gehen wird weniger beschwerlich.

Werbung – für die Gesundheit unserer Füße sorgen sollte, nämlich Schuhe, Schuheinlagen oder eventuell sogar chirurgische Maßnahmen.
Sie sehen: Es gibt viele Gründe, die dafür sprechen, das Gehen und Laufen im ursprünglichen Sinn im Hinblick auf unsere Fußgesundheit und eine ganzheitliche Gesundheit wiederzuentdecken. Allerdings sollten Sie hierbei buchstäblich Schritt für Schritt vorgehen. Vom Leichten zum Schweren, vom Wenigen zum Intensiven. Ziel sollte es sein, dass das Gehirn wieder einen optimalen Kontakt zu den Füßen hat. Dass die Kommunikation zwischen Gehirn und Füßen stimmt. Das Kleinhirn, das unter anderem die Sinnesreize aus den Füßen verarbeitet, muss wieder gefordert und aus dem »Winterschlaf« geweckt werden. So können neue neuronale Bahnen entstehen oder alte reaktiviert werden, die es dem Menschen ermöglichen, beim Barfußlaufen oder Barfußgehen immer besser und immer schneller auf Unebenheiten zu reagieren. Langsam, aber sicher wird sich dann das gesamte Körpersystem diesen neuen Bedingungen anpassen. Und uns guttun.

Allgemeine Tipps zum Barfußgehen

Ich weiß, es klingt für viele nach Teufelskreis, wenn ich sage: Bevor Sie barfußgehen, müssen Sie Ihr Körpergewicht optimieren. Doch das Gewicht ist eben ganz entscheidend für den Druck, der auf den Füßen lastet. Jedes Kilo, das wir zu viel auf den Rippen haben, muss beim Gehen ausbalanciert werden. Spätestens beim Laufen oder Rennen spürt man das besonders stark. Das liegt daran, dass beim Laufen – anders als beim Gehen – die Belastung nicht auf beide Füße verteilt wird, sondern immer ein Fuß die Hauptlast trägt und sich die einwirkenden Stoßkräfte potenzieren. Beim Laufen müssen die Füße das Drei- bis Sechsfache unseres Gewichts abfedern. Trotzdem: Mindestens 10 Minuten tägliche Barfußreizung sehe ich als gute Basis für die Gesundung Ihrer Füße. Es wird die Fußsohle deutlich verstärken, die Muskeln und Sehnen anpassen und Ihr Gehirn wieder besser mit den Füßen verbinden. Außerdem wirkt Barfußgehen anregend, und Sie können sich theoretisch die zwei Espressi am Nachmittag sparen. Eine schöne Nebenwirkung ganz ohne Nebenwirkung!
Was das Trainingsterrain betrifft, so wurde lange Zeit ein harter Untergrund, zum Beispiel Asphalt, als risikoreich für die Gelenke angesehen. Diese These lässt sich meines Erachtens anhand wissenschaftlicher Daten nicht belegen – genauso wenig wie »ein schützender Effekt« von weichem Untergrund. Die Gefahr, sich auf unebenem Grund zu verletzen, ist etwas größer als auf barrierefreien Wegen und Flächen. Das ist in der Regel allerdings eher auf die schnellere Ermüdung der Muskulatur zurückzuführen, und die ist wiederum eine Frage des Trainings. Es gibt übrigens auch keinen engeren Zusammenhang zwischen dem Alter und der Verletzungshäufigkeit. Barfußgehen kann man in jedem Alter, wenn die Intensität und die Trainingshäufigkeit den körperlichen Voraussetzungen angepasst werden.

Dennoch würde ich nicht behaupten, dass Barfußgehen keinerlei Risiken in sich birgt. Verletzungen können aber vermieden werden, indem man seinen Körper in kleinen Schritten an die neuen »alten« Bewegungen gewöhnt. Ich persönlich habe die Erfahrung machen müssen, dass die Umstellung auf Barfußschuhe sowie das Barfußgehen und -laufen zunächst zu starken körperlichen Beschwerden führen kann, wenn man es »übers Knie brechen« will und sich überanstrengt. Seien Sie also achtsam mit sich!

Hören Sie auf Ihren Körper und auf Ihre Füße! Aber auch wenn es bei meinem Rat bleibt, es langsam anzugehen, fordern Sie sich trotzdem! Geben Sie Gas! Plagen Sie sich ruhig auch mal wieder – allerdings auf »natürliche« Art. Für die Füße gilt: »Use it or lose it!« Schonung ist in diesem Fall das Gegenteil von Heilung. Strengen Sie sich bewusst an. Trainieren Sie Ihre Füße, so oft Sie Gelegenheit dazu haben! Überwinden Sie Ihren inneren Schweinehund, und der Erfolg wird Ihnen recht geben. Und denken Sie auch daran, dass es mit anderen gemeinsam mehr Spaß machen kann. Vielleicht schließen Sie sich einer Gruppe Gleichgesinnter an. Sie können auch, um sich und Ihren Körper auf die Belastung vorzubereiten, zunächst ein paar sehr effektive Umstellungen in Ihrem Alltag vornehmen.

- Statt Rolltreppe oder Lift nehmen Sie die Treppe!
- Statt mit Nordic-Walking-Stöcken gehen Sie lieber zweibeinig über Stock und Stein!
- Statt öffentliche Verkehrsmittel oder das Auto zu nutzen, fahren Sie Rad!

Und dann?

Schuhe aus, Socken aus! Barfußtraining!

Liebe Leserin, lieber Leser! Was nützt alle Theorie, wenn Ihre Füße, während Sie lesen, weiter in Schuhen stecken und ein armseliges Dasein fristen, das dieser einzigartigen und funktionalen Konstruktion so gar nicht gerecht wird. Jeder würde die Hände über dem Kopf zusammenschlagen, wenn wir einem Hund oder einer Katze dauerhaft Füßlinge über die Pfoten zögen – bei uns selbst haben wir damit leider kein Problem. Umso essenzieller ist es, wieder zu einer natürlichen Fußbewegung zurückzukehren und damit nicht nur unseren Füßen, sondern vor allem uns selbst einen großen Dienst zu erweisen.

Im Folgenden werde ich Sie in mehreren Schritten zum natürlichen Barfußgehen zurückführen. Ich freue mich, wenn Sie dabei sind, Spaß haben und spüren, wie sich langsam etwas verändert. Wie Barfußgehen Ihren Körper und Ihr Leben verändert. Vielleicht geht es Ihnen ja so wie mir vor vielen Jahren, dass aus einem fast verzweifelten letzten Versuch heraus eine ganz neue Lebenserfahrung und Lebensqualität erwachsen kann.

Schritt Nr. 1: Die Vorbereitung

Nicht selten passiert es, dass Menschen, die sich vornehmen, wieder mehr barfuß zu gehen, nach ein paar Wochen beim Orthopäden oder bei einem anderen Arzt sitzen und über Beschwerden klagen. Als Übeltäter ist sofort das Barfußgehen oder der nicht dafür geeignete Körperbau ausgemacht. In dem Fall ist es ein bisschen so wie mit einem Computer, der nicht das macht, was sie wollen. Unter Computerspezialisten gibt es einen geflügelten Satz, der lautet: »Das Problem sitzt meist vor dem Computer«, und so ähnlich verhält es sich auch beim Barfußgehen. Nicht die Technik an sich ist daran schuld, dass Sie Schmerzen bekommen, sondern es liegt meist an einer mangelnden Vorbereitung. Darum, bevor Sie losgehen, besorgen Sie sich bitte zunächst ein Erste-Hilfe-Set. Die Gefahr, dass Sie sich mal verletzen, weil Sie doch eine Glasscherbe übersehen (auf manchen Wegen liegen auch zerbrochene Fliesenstückchen) ist einfach gegeben.

Wenn Sie nun in Gedanken im Buch noch einmal zurückblättern, werden Sie sich daran erinnern, dass ich gesagt habe, unser Gehirn habe den Kontakt zu unseren Füßen weitestgehend verloren. Diese direkte Pipeline ist allerdings nur verstopft. Sie ist nicht verschwunden. Ziel des ersten Schritts ist es, sie »durchzuspülen« und wieder zu benutzen. Wir aktivieren sie, indem Sie ein paar Vorübungen absolvieren: Gehen (schleichen) Sie wie eine Raubkatze, gehen Sie im Ballengang und achten Sie darauf, die Füße parallel zu setzen. Treten Sie – um die Verdickung der Fußsohle anzuregen – in einer Kiste mit Steinen auf der Stelle. Besorgen Sie sich eine Nadelreizmatte zur Desensibilisierung. Gehen Sie 100 Schritte im Ballengang und 100 Schritte im Fersengang und vergleichen Sie Ihre Empfindungen. Aktivieren Sie Ihre Zehen mit einer Murmel und achten Sie bei all dem auf Ihre Achillessehne. Gerade, wenn man wieder oder neu beginnt, dann ist sie schnell überlastet.

Bevor das Gehirn den Kontakt zu Ihren Füßen wieder stabilisiert hat, kann es sein, dass Sie ein Gefühl beschleicht, als wenn Sie nach vielen Jahren zum ersten Mal wieder auf ein Fahrrad steigen. Sie wissen, dass Sie die Bewegung kennen, und doch haben Sie Angst. Das Gehirn ist auf Vorsicht programmiert. Vielleicht sogar mehr als das. Vielleicht sogar auf Übervorsicht. Das äußert sich beim Gehen dadurch, dass der Blick zunächst immer vor die Füße wandert, damit man nicht stolpert. Man verlässt sich also weniger auf den Fuß und seine Rückmeldungen, sondern fast ausschließlich auf den Sehsinn. Der Blick geht vor die Füße, statt in die Ferne, weil wir Angst haben, uns zu verletzen oder umzuknicken. Das Problem dabei ist, dass wir jede kleine Unebenheit sofort registrieren und mit einem Balanceakt darauf reagieren. Und damit verwirren wir unser Gehirn. So macht das Barfußgehen zugegebenermaßen keinen Spaß. Also beginnen Sie, wenn Ihnen die Praxis fehlt und Sie lange nicht barfuß gegangen sind, mit einer passiven Arbeit und kramen zunächst in Ihrem Kopf nach Erinnerungen. Setzen Sie sich dazu an einen ruhigen Platz, schließen Sie die Augen, wenn es geht, und blättern Sie in Gedanken wie in einem Album. Gehen Sie zurück in Ihre Kindheit und erinnern Sie sich an all die Situationen, in denen Sie barfuß gelaufen sind. Über Stoppelfelder, durch den Garten, am Strand. Versuchen Sie, diese Erinnerungen so klar wie möglich, so wahrhaftig wie möglich in die Gegenwart zu holen. Sehen Sie sich? Erinnern Sie sich daran, was Sie gefühlt haben, wie viel Freude Ihnen diese Unbeschwertheit bereitet hat?

Und nun schauen Sie mal, wo Sie damals Ihren Blick hatten. Stur auf die Erde gerichtet? Nein. Ganz sicher nicht. Ihr Blick war offen und ging in die Weite. Und wenn Sie jetzt meinen, das sei doch Humbug und man könne mit Denken und Erinnern nichts erreichen, dann sehen Sie kurz einen Hochspringer vor sich, wie er sich in den letzten Sekunden vor seinem Sprung konzentriert und fokussiert. Sie können an seinem Gesicht erkennen, dass er den Bewegungsablauf in Gedanken nachvollzieht. Warum er das tut? Weil er seinen Körper damit programmiert. Weil das Gehirn zwischen Denken und Tun nicht unterscheidet. Also zögern Sie nicht, sondern nutzen Sie die Kraft der Imagination. Sie ist wirkungsvoll und hilfreich als Grundlage für den nächsten Schritt.

Schritt Nr. 2: Ab ins Freie!

Der zweite Schritt sollte draußen in der Natur stattfinden. Dazu ziehen Sie Schuhe und Socken aus, krempeln die Hose hoch und gehen zunächst barfuß auf für Sie ungefährlichem Untergrund. Gras, Sand, gern auch auf schmutzigen Flächen wie Schlamm. Dann erweitern Sie den Radius und probieren Sie andere Böden – solche, die unregelmäßiger sind, vielleicht eine leichte Hanglage haben, einen Schotterweg oder unnatürliche Böden wie Asphalt.
Schon während Sie das tun, werden Sie feststellen, wie schnell Ihr Gehirn und Ihr Körper auf die Arbeit der Füße reagieren. Manchmal zeigt ein leichtes Kribbeln der Fußsohlen an, dass sich die Wahrnehmung der Füße verändert. Wir werden wacher, aufmerksamer. Jeder, der nach einem langen Barfuß-Strandspaziergang die Füße hochlegt, wird noch Stunden danach das Gefühl haben, auf weichem Sand zu gehen. Ihre Füße und Ihr Gehirn arbeiten und verarbeiten. Es ist ein Wiedererwecken der Aktivität. Und Sie werden mit Erstaunen feststellen, wie intensiv sich das anfühlt und wie sich durch einfaches Barfußgehen Ihr Bewusstsein und die Wahrnehmung verändern.

Versuchen Sie, zunächst mit kleinen, langsamen Schritten zu gehen. Gehen Sie ruhig zunächst auch über die Ferse, rollen Sie den Fuß flächig ab und verlassen Sie den Boden mit den Zehen. Dann versuchen Sie beim Gehen auf denselben Böden, den Blick etwas weiter nach vorn zu nehmen. Nicht vor die Füße, sondern vier bis fünf Meter davon entfernt. Unser peripheres Sehen erkennt Unebenheiten und mögliche Gefahren in einer gewissen Entfernung viel schneller, als wenn der Blick direkt auf diese Gegenstände gerichtet ist. So kann das Gehirn blitzschnell reagieren, und die Muskeln führen den Körper am Hindernis vorbei, statt direkt darauf zuzusteuern, weil Sie Ihre Aufmerksamkeit darauf richten.
Wenn Ihnen das schwerfällt, so können Sie zur Unterstützung auch eine Fahrrad- oder Sonnenbrille aufsetzen und die unteren Hälften der Gläser mit einem undurchsichtigen Klebestrei-

fen abkleben. Wenn Sie den Kopf nun gerade halten, werden Sie die ersten drei bis fünf Meter vor Ihren Füßen nicht sehen können, sondern automatisch nur die größeren Entfernungen. Sie müssen jedoch darauf achten, dass Sie den Kopf aufrecht halten, was gleichzeitig der natürlichen, ursprünglichen Aufrichtung unseres Körpers dient. Halten Sie den Blick am Horizont. Spüren Sie die Größe Ihres Körpers, seine Aufrichtung und auch die Weitung Ihres Brustkorbs. Trotzdem Achtung: Sollte das Gelände sehr uneben und unübersichtlich sein, dann gehen Sie mit dem Blick wieder dichter vor die Füße.

Sie werden spüren, dass gerade die ersten Male für die Füße sehr intensiv sind. Darum empfehle ich manchmal zur Überbrückung dieser Phase das Tragen von Zehenschuhen. Auf diese Weise wirkt der Untergrund nicht ganz so intensiv. So können Sie weitere Strecken zurücklegen und sich allmählich an die Ballenlauftechnik, die eine immense Wirkung gerade auf die vorderen Sprunggelenke und die Wadenmuskulatur hat, gewöhnen. Reaktionen in diesem Bereich zeigen Ihnen die Disbalance in unserer Beinmuskulatur auf, die durch das Fersengehen in Schuhwerk einseitig trainiert und geprägt wurde.

Eine weitere Empfehlung für Anfänger ist, dass das Barfußgehen zu einer Zeit begonnen werden sollte, in der es bereits über längere Perioden wärmer als zehn Grad Celsius ist. Denn je kälter der Boden ist, desto schmerzhafter und sensibler ist man. Auch der Schlaf beeinflusst unsere Sensibilität. Nach einer durchwachten Nacht spürt man buchstäblich jedes Steinchen. Und noch ein Hinweis: Verschieben Sie Ihr Barfußtraining nicht auf die Abendstunden, denn sonst ist die Wahrscheinlichkeit, dass Sie keine Ruhe finden, recht hoch. Der Grund ist, dass Sie mit dem Barfußgehen Ihr vegetatives Nervensystem auf Trab bringen und es dann Schwierigkeiten hat, wieder rechtzeitig zur Nachtruhe runterzufahren. Gehen Sie deshalb lieber morgens und vormittags, dann sind Sie auch mit einer größeren Aufmerksamkeit bei der Sache. Von Barfußgehen bei schlechten Lichtverhältnissen oder gar bei Dunkelheit möchte ich gänzlich abraten. Nun mag es sein, dass – je nach Jahreszeit – der Boden morgens noch gefroren oder sehr kalt ist. Zur Kälte gesellt sich meist Feuchtigkeit, die den Fuß noch kälter wirken lässt. Sie sehen selbst – es fordert ein bisschen Flexibilität von Ihnen, sich einzustellen und den richtigen Zeitpunkt für Ihr Training zu finden.

Ich empfehle Ihnen auch, ab und zu einen Ausgleich zum Ballenlaufen zu finden, indem Sie zwischendrin mal wieder über die Ferse gehen, barfuß auf weichem Untergrund oder in gepolsterten Schuhen. Je nach Vorerfahrung, nach mentalen und körperlichen Voraussetzungen und dem Ziel, das Sie erreichen möchten, passen Sie Ihr Training individuell an.

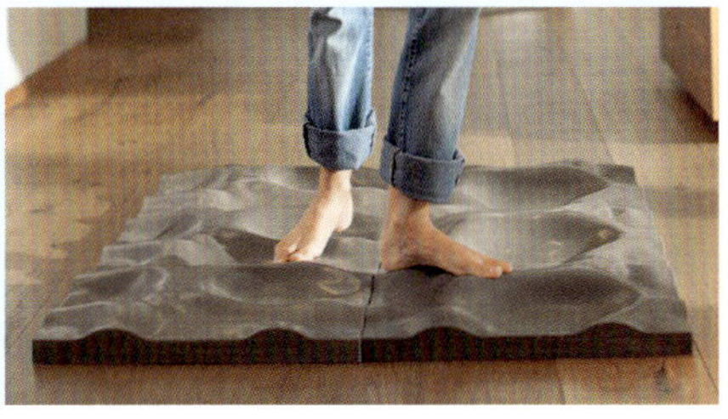

Wenn Sie mal keine Möglichkeit haben, draußen barfuß zu gehen, können Sie zu Hause mit sogenannten Strukturbodenplatten einen unregelmäßigen Untergrund simulieren.

Noch ein Wort zur Gangtechnik: Machen Sie die Schritte immer kürzer, als Sie sie intuitiv setzen würden, und achten Sie darauf, den Fuß senkrecht zum Boden aufzusetzen. Je unebener der Untergrund, wie zum Beispiel auf einer geschotterten, steinigen Sandbank, desto höher müssen Sie das Knie anheben, damit der Fuß senkrecht aufsetzen kann und nicht während des Gehens gegen größere Steine schlägt.

Schritt Nr. 3: Dokumentation

Zum Aufbau eines gesunden und effektiven Barfußtrainings mit dem Ziel, zukünftig entspannt barfuß über Stock und Stein gehen zu können, ist es wichtig, die Anfangssituation zu dokumentieren. Dazu ist es hilfreich, sowohl die Fußsohlen als auch die Fußrücken inklusive Zehen aus einer immer gleich bleibenden Distanz und bei ähnlichen Lichtverhältnissen zu fotografieren. So können Sie über die Dauer Ihres Trainings hinweg die Struktur, die Hautfarbe, die Form der Fußsohle und der Zehen und die Veränderungen vergleichen. Wenn Sie regelmäßig trainieren, dann empfiehlt es sich, alle drei Wochen einen Foto-Check zu machen. Gerade am Anfang spielt der Kopf eine ganz wichtige Rolle. Mit der Dokumentation füttern wir ihn mit Ermutigung und den Bildern, die zeigen, dass wir auf dem richtigen Weg sind.

Parallel zur Stärke des Trainingsreizes können Sie auch das Schmerzlevel als Messgröße heranziehen. Auf einer Skala von 0 – es tut nicht weh – bis 10 – es ist unerträglich – fangen die meisten bei einer 7 oder 8 an. Das Ziel sollte nun sein, dass dieses Schmerzlevel im Lauf der nächsten Tage bei gleichbleibender Intensität des Trainingsreizes zurückgeht. Das gibt Ihnen einen Anhaltspunkt dafür, dass der Trainingsreiz ausgereicht hat. Wichtig ist, dem Körper Zeit zu geben, die Reize zu verarbeiten, damit er sich regenerieren und anpassen kann. Genauso wichtig ist aber auch, die Pause nicht zu lang werden zu lassen, sonst stehen Sie – um das Bild noch einmal zu verwenden – wieder vor dem ersten Berg. Zwei bis drei Tage dürfen zwischen den Trainingsreizen aber liegen. Meist merkt man beim Barfußgehen recht schnell, wenn man sich überfordert. Dann kommt einem dieselbe Strecke, die man zuvor problemlos trainiert hat, plötzlich viel länger, intensiver und schmerzhafter vor.
Vielleicht hilft Ihnen ein Beispiel aus meinem eigenen Training. Ich habe mir das Datum 1. März als Trainingsstartpunkt gesetzt. Das ist der meteorologische Frühlingsanfang und für mich der erste Tag, an dem ich nach der Winterpause, in der ich auch Schuhe trage, weil es zu kalt ist oder weil es die Umstände nicht erlauben, barfuß zu gehen, mein Training wieder aufgenommen habe. Für viele hat es einen psychologischen Effekt, einen klaren Startpunkt zu haben. So kann man sich gezielt mental und organisatorisch vorbereiten.
Ab dem 1. März werden die Tage auch wieder länger, und die Gräser sind noch nicht hoch, sodass man problemlos über Wiesen gehen kann, ohne in den nächsten Brennnesselbusch oder in eine Distel zu treten. Auch ist die Vegetation grundsätzlich noch sehr zurückgezogen, was eine bessere Übersicht über das Trainingsareal erlaubt. Und es sind noch nicht so viele Menschen unterwegs, sodass man sich insgesamt entspannter bewegen kann.

Zwischen-Frage

Ist nicht alles so gelaufen, wie Sie sich das vorgestellt haben?

Dann möchte ich, bevor ich zum nächsten Schritt übergehe, einige Lösungsmöglichkeiten für eventuelle Probleme anbieten.

Fühlen Sie sich angespannt und haben Sie das Gefühl, sich völlig unnatürlich zu bewegen? Glauben Sie mir: Das ist am Anfang ganz normal! Sich so zu bewegen, ist ungewohnt. Durch permanentes Üben wird diese Anspannung nachlassen, und Sie werden immer mehr Vertrauen zu Ihren Füßen und zu sich selbst bekommen.

Versucht der Kopf, sich anzustrengen? Lassen Sie Ihre Füße und das periphere Sehen die Arbeit erledigen. Ihr Fuß ist intelligenter, als Sie denken. Er gibt Ihnen in Sekundenbruchteilen ein Feedback zur Situation. Geben Sie Ihren Füßen die Chance, Ihnen helfen zu dürfen. Spüren Sie in Ihre Füße hinein und vertrauen Sie dem, was die Füße fühlen, statt über den Kopf zu ergründen, was Ihre Füße fühlen müssten. Ihr Körper wird sich mit der Zeit automatisch an die Bewegung anpassen.

Ist Ihre Bewegung sehr laut? Dann treten Sie wahrscheinlich zu hart mit der Ferse auf. Oder Sie machen vielleicht zu große Schritte. Gehen Sie kleine Schritte und gehen Sie auf harten Böden ganz bewusst über den Vorfuß.

Bekommen Sie eventuell Knöchel-, Knie- oder Rückenschmerzen? Das kann damit zusammenhängen, dass Sie versuchen, unnatürlich über die Ferse und die Außenseite des Fußes abzurollen. Vielleicht haben Sie das so gelernt oder verinnerlicht: Ferse, Außenseite des Fußes, Abrollen über den Vorfuß und Verlassen der Bodenfläche über die Großzehe – also eine kreisförmige Bewegung mit den Beinen zu machen, wie bei einer Raddrehung. Vergessen Sie dieses Bewegungsmuster!
Denken Sie nicht darüber nach, sondern machen Sie kurze Schritte über den Vorfuß und verlassen Sie die Fläche über die Zehen, am besten über die zweite Zehe, nicht die Großzehe. Denn das ist die führende Zehe. Sie steht in der Verlängerung Ihrer Achillessehne. Damit bewegen sich auch die Knie in einer geraden Bewegung nach vorn. Trotzdem kann es sein, dass sich das für Sie am Anfang »verdreht« und komisch anfühlt. Das liegt an Ihrer Muskulatur, die bei der Gehbewegung über Jahrzehnte einseitig beansprucht wurde und nun das Bein, die Knie und die Füße nach außen drehen lässt. Wenn Sie am Anfang der Gehbewegung die Beine etwas mehr anheben, als Sie es normalerweise in Schuhen täten, wird Ihnen das helfen, auch die Muskulatur an die neue Bewegung anzupassen.

Jetzt sagen Sie vielleicht: »Na, Herr Stark, ich denke, es sollen zehn Grad über mehrere Tage sein?« Ja, richtig, man kann aber, wenn man geübt ist, auch die Temperatur als Trainingsreiz nehmen und die Anpassung darüber erreichen.

Bevor wir zu einigen Übungen kommen, die das Training unterstützen, noch ein Hinweis zur Atmung. Die ist beim Barfußgehen von besonderer Bedeutung, denn was passiert mit unserer Atmung, wenn wir uns unangenehmen Situationen aussetzen? Wenn wir zum Beispiel Angst haben oder in eiskaltes Wasser steigen? Richtig – entweder hören wir ganz auf zu atmen, oder wir verkürzen die Atmung (Hecheln) und/oder atmen nur noch im oberen Teil des Oberkörpers statt tief in den Bauch hinein. Wenn Sie barfuß über unebenes Gelände gehen, werden Sie spüren, dass Ihr Atemrhythmus sich verändert – eben weil Ihr Körper »gestresst« beziehungsweise »gereizt« ist. Barfußgehen soll aber nicht stressig sein, denn dann kommt es schnell zur Überforderung. Die Muskulatur macht buchstäblich zu, was sich dann auch negativ auf die Sensibilität der Fußsohlen auswirkt, alles mit dem Resultat, dass die Verletzungsanfälligkeit steigt. Wir sehen also, dass die Atmung großen Einfluss auf unser vegetatives Nervensystem, also auf den Sympathikus und den Parasympathikus hat. Während der Sympathikus für Erregung und Aktivität steht, steuert der Parasympathikus Ruhephasen und Regeneration. Wir brauchen beides, aber eben in der richtigen Balance. Auch beim Barfußgehen. Erregung ist gut, aber nicht im Übermaß, und um das zu regulieren, also nicht gestresst auf die neuen Reize, die über den Bodenkontakt der Füße übertragen werden, zu reagieren, hilft es, den Parasympathikus mittels der richtigen Atemtechnik zu beeinflussen. Das geschieht, indem Sie länger aus- als einatmen. Zusätzlich ist es hilfreich, sich so gut es geht abzulenken. Das können Sie, indem Sie zu zweit mit einem Trainingspartner trainieren, sich während des Trainings unterhalten und so den Fokus von den spitzen Steinen auf das Gespräch verschieben. Oder Sie lenken sich mit Musik oder einem Podcast ab. Je besser Ihnen das gelingt, umso leichter fällt es Ihnen, die Trainingsstrecke auszudehnen, also quantitativ den Trainingsumfang zu erweitern.

Ich möchte mit Ihnen noch ein Beispiel aus meinem Trainingstagebuch teilen, um Ihnen zu zeigen, dass es wichtig ist, gut in sich hineinzuhorchen und die Signale des Körpers zu beachten.

4. März. Montag. Ich habe am Freitag, dem 1. März, mein Barfuß-Training mit circa einer Stunde 15 Minuten begonnen. Untergrund: Schotter. Ich war erstaunt, wie gut das schon ging, weil ich den Winter über zu Hause in einer Wanne über Steine gelaufen bin und mithilfe einer Nadelreizmatte meine Fußsohlen vorbereitet habe. Dennoch ist es ein Unterschied.

Drei Tage später, am Donnerstag war das Wetter kälter. Das heißt, die Empfindlichkeit war etwas größer. Die Tageszeit war in etwa die gleiche, aber ich spürte, dass die Füße morgens empfindlicher waren als abends. Trotzdem stellte ich fest, dass es schon wesentlich besser ging. Ich kam locker einen Kilometer weiter als am Montag und bin gespannt, wie heute Abend und morgen meine Fußsohle reagieren wird. Zur Regeneration plane ich zwei Tage ein.

Beim dritten Mal wollte ich mich wieder steigern. Aber bereits die ersten Schritte überraschten mich durch ungewöhnliche Reizintensität. Dennoch habe ich das »Ding« konsequent durchgezogen, bin dieselbe Strecke wie am Donnerstag gegangen. Diesmal war allerdings jeder Schritt eine Tortur. Am Anfang mäßig, zum Ende fast unerträglich. Es war kein Spaß, und mehrfach kam die Frage auf: »Warum tust du dir das an?«. Es war also tatsächlich zu früh gewesen, das Training fortzusetzen. Meine Füße haben jetzt eine ganze Woche gebraucht, um sich wieder zu beruhigen. In den ersten Tagen pulsierten sie richtig stark, sodass mir weiches Schuhwerk und glatte Böden sehr willkommen waren.

Sie sehen – es gibt keinen Plan A oder B, dem Sie einfach folgen können. Jeder startet mit anderen Voraussetzungen, und jeder Körper reagiert anders. Im Folgenden möchte ich Ihnen ein paar Übungen an die Hand geben, damit Sie sich optimal vorbereiten können.

Schritt Nr. 4: Ginocchio – das Auge im Knie

Sprechen Sie Italienisch? Wenn ja, dann kennen Sie ja sicher das italienische Wort für Knie, *ginocchio*. In dem Wort versteckt sich *occhio*, »Auge«. Und genau darum geht es bei unserer nächsten Übung. Das Auge im Knie.

Fokussieren Sie zu Hause oder auch draußen in etwa zehn Meter Entfernung einen Punkt in Hüfthöhe. Stellen Sie sich nun vor, Sie wollten mit Ihren Knien dieses Ziel anvisieren. Gehen Sie auf dieses Ziel zu und »schießen« Sie aus Ihren Knien auf dieses Ziel.

Ihre Füße und Beine werden sich dabei deutlich vom Boden heben, und Sie werden lernen müssen, auch in der Fortbewegung die Balance zu halten. Ebenso werden Ihre Füße gerade stehen und somit Ihre Knie, Hüften und den Rücken entlasten. Diese Übung sollten Sie so lange ausführen, bis Sie spontan merken, dass sich Ihr Gang stabilisiert hat und sich die Füße beim Gehen gerade nach vorn ausrichten.

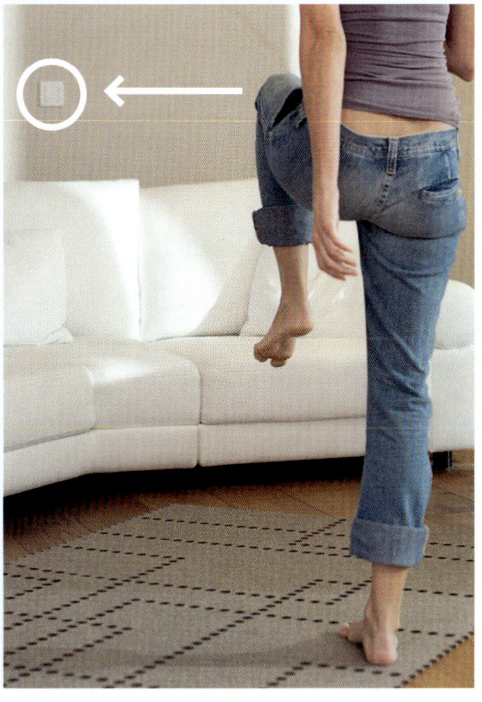

Schritt Nr. 5: Die Indianerhocke

In der Regel sind die Strukturen für das natürliche Gehen bei den meisten Menschen verkürzt. Das betrifft insbesondere die Wadenmuskulatur, die rückseitige Oberschenkelmuskulatur und die Gesäßmuskulatur. Eine gute Möglichkeit, das zu verbessern und dauerhaft zu verändern, ist die sogenannte Indianerhocke. Diese Übung wird Ihre natürlichen muskulären Voraussetzungen für das Barfußgehen verbessern und Ihnen helfen, schneller und sicherer barfuß zu gehen. Dadurch verringern Sie auch Ihr Verletzungsrisiko und werden schneller Freude an der neuen Bewegung finden. Abgesehen davon hat diese Übung noch andere Vorteile: Zum Ersten die Kräftigung und die Verlängerung der Muskulatur in den Füßen und den Beinen und damit eine Entlastung der Sehnen und Bänder, was wiederum zu einer spürbar verbesserten Beweglichkeit im Fuß- und Beinbereich beiträgt und sich insgesamt positiv auf die Flexibilität der Knie, des Beckens, der Wirbelsäule und der Halswirbelsäule auswirkt. Zum Zweiten wird die gesamte Fußfläche gleichmäßig belastet und eine natürliche Spannung im Fuß erzeugt, was den Gleichgewichtssinn verbessert und den Fuß auf natürliche Weise stärkt. Zum Dritten werden Ihre Zehen durch diese Übung kräftiger, was wiederum zum natürlichen Gangbild beitragen wird und die Zehen in den Bewegungsrhythmus einbindet.
Wie sieht eine Indianerhocke denn nun aus? Die Füße stehen flächig auf dem Boden. Die Beine sind etwas breiter außerhalb der Körpermittellinie positioniert. Nun setzen Sie sich, so tief es geht »zwischen« Ihre Beine. Das Gesäß kommt dabei so tief, dass es fast den Boden berührt. Das Körpergewicht sollte generell über der gesamten Fußfläche ausbalanciert sein, ohne dass Sie die Fersen vom Boden abheben oder Ihre Füße stark auf die Innenseite kippen. Die Arme liegen locker auf den nach außen drückenden Knien, oder Sie halten sich fest. Mein Tipp: Nutzen Sie niedrige Gegenstände zum Festhalten – zum Beispiel eine niedrige Heizung, einen schweren Tisch oder die Hände Ihres Partners, der Sie bei der Übung unterstützt. Sicher wer-

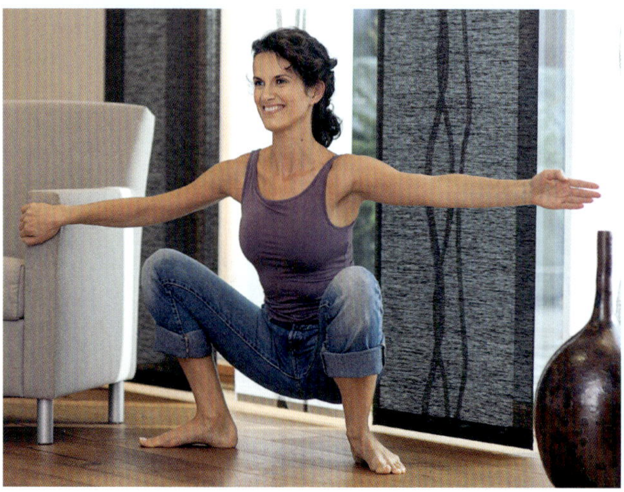

Zwischen-
Frage

Treten Probleme auf?

Zum Beispiel, dass zu viel Gewicht auf der Ferse liegt und Sie nach hinten kippen? Dann verlagern Sie Ihr Gewicht möglichst über die Mitte des Fußes mit leichtem Hang zum Vorfuß. **Es ist auch möglich, dass die Spannung in Ihren Füßen noch nicht stark genug und die Verkürzung Ihrer Beinmuskulatur noch zu deutlich ist.** Aber auch das wird sich mit der Zeit ändern, denn durch Regelmäßigkeit passt sich Ihr Körper, das heißt Ihre Beine und Ihre Füße, dieser Bewegung an. Sie werden sehen, es ist nur eine Frage der Zeit und Geduld. Lassen Sie es aber nicht in Stress ausarten, sondern haben Sie Freude dabei, diese Übung einige Zeit auszuführen, bevor Sie zum nächsten Schritt übergehen.

den Sie, wie die meisten Menschen, mit dieser Übung zunächst Ihre Schwierigkeiten haben. Aber das ist eine Frage des Trainings, und wenn Sie regelmäßig üben, werden Sie sich im Lauf der Zeit deutlich verbessern.

Schritt Nr. 6: Balance auf unebenem Boden

Nun intensivieren Sie Ihr Barfußgehen, indem Sie Ihre Füße auf unebenem Boden fordern. Uneben heißt: auf Baumstämmen, auf matschigerem Untergrund, auf größeren Steinen, mit einem Einbeinstand am Hang, mit Rückwärtsgehen über gerade Rasenflächen, Barfußgehen durch niedrige Bachläufe und das Nutzen von minimalem Schuhwerk zur Erweiterung des Radius.

Schritt Nr. 7: Belastungserhöhung durch Hüpfen und Springen

Klappt das alles? Dann werden Ihre Füße jetzt maximal gefordert! Ziel der Belastungserhöhung ist es, nun unsere Füße und Muskeln intensiv zu trainieren, damit sie in der Lage sind, auf Unvorhergesehenes in unserem Sinn zu reagieren. Gleichzeitig werden sie weniger empfindlich, und das Verletzungsrisiko wird minimiert. In den letzten Wochen konnten sich Ihre Füße und Ihr Körper durch das bisherige Barfußgehen und die leichteren Übungen an die neue Situation, die Bewegungsmuster und die Belastungen gewöhnen. Hüpfen und Springen sollen nun dazu dienen, diese Fähigkeiten zu stärken und noch weiter auszubauen. Beim Hüpfen und Springen

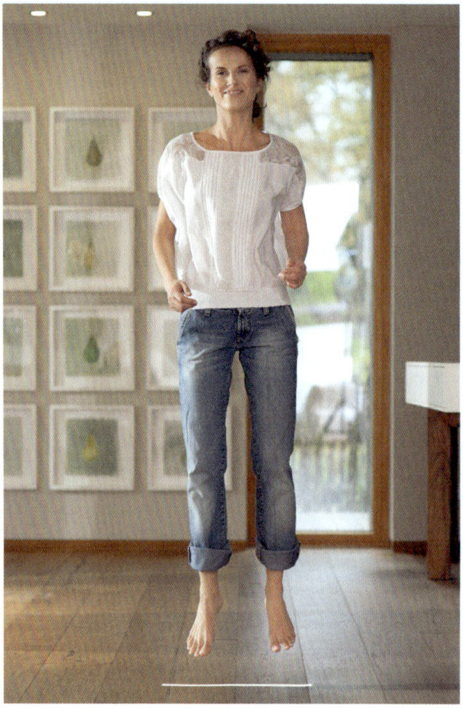

sind die Füße einem Vielfachen des Körpergewichts ausgesetzt, und es ist insgesamt natürlich deutlich intensiver als Stehen, Gehen oder Laufen.

Hüpfen Sie im Stand beidbeinig auf der Stelle, auf einem möglichst stabilen Untergrund. Drücken Sie sich für das Hüpfen bewusst mit den Füßen ab, statt nur über die Beine zu arbeiten. Das wird sicherlich neu für Sie sein. Die meisten Menschen versuchen, beim Hüpfen die Knie deutlich zu beugen, um Schwung zu holen.

Fangen Sie mit wenigen Sprüngen an und achten Sie auf die Streckung der Füße aus dem Sprunggelenk. Je besser Sie das hinbekommen, desto weniger Knieeinsatz benötigen Sie. Bauen Sie diese Sprungtechnik langsam auf und überfordern Sie sich auf keinen Fall. Finden Sie Ihren eigenen Rhythmus. Spüren Sie, wie Ihnen das Hüpfen und Springen am leichtesten fällt. Es muss nicht besonders hoch sein, wichtig ist eher, dass Sie eine Weile durchhalten. Ihre Schienbeinmuskulatur und die Waden werden sich deutlich anspannen, und Sie werden erste Reaktionen von Ihrem Körper bekommen, meist in Form von leichter Anspannung und einem leichten Muskelbrennen. Ziel sollte sein, circa 80 bis 100 beidbeinige Hüpfer pro Minute »aufs Parkett zu legen«, denn das ist in etwa der natürliche Rhythmus des Körpers, den er braucht, um beim Barfußgehen effizient und zugleich schonend eingesetzt zu werden. Gute Barfußläufer vollziehen diese Sprünge mit gestreckten Knien, weil bei ihnen die Fuß- und Unterschenkelmuskulatur für diese Übung ausreichend trainiert ist.

Versuchen Sie, beim Hüpfen auf der Stelle zu bleiben. Sie können mit Klebeband einen Punkt auf dem Boden markieren, um sich selbst zu kontrollieren. Wenn Sie merken, dass sich Ihre Füße beziehungsweise Ihr Körper von der Stelle wegbewegen will, holen Sie ihn zurück. Vielleicht dadurch, dass Sie weniger hoch hüpfen. Oder dass Sie aufrechter stehen oder den Kopf anders halten. Steigern Sie sich über die Tage beim Hüpfen und Springen, indem Sie die Untergründe wechseln. Nutzen Sie weichere Untergründe, härtere Untergründe, unebene Untergründe. Versuchen Sie doch mal, sich auf einem unebenen Untergrund vorsichtig im Kreis zu drehen und dabei aber auf dem Punkt zu bleiben. Dadurch erfahren Ihre Füße immer unterschiedliche Neigungsimpulse, werden ganzheitlich von allen Seiten trainiert. Jetzt, da Sie schon fast ein Barfuß-Profi sind, kann ich Ihnen einen weiteren Schritt zumuten.

Zwischen-Frage

Hatten Sie Balanceprobleme?

Manchmal verlieren wir das Gleichgewicht. Möglicherweise deshalb, weil einseitige Vorbelastungen in Form von Verkürzungen oder Fehlstellungen vorhanden sind, die den Körper in eine Richtung schieben oder drängen. Meist liegt es an der Disbalance der Muskulatur.
Wichtig ist dann, sich selbst zu beobachten, die Haltung zu überprüfen und auszugleichen. **Vielleicht laufen Sie mal eine Zeitlang vor einem Spiegel auf der Stelle.** So lernen Sie, sich selbst zu korrigieren. Das heißt, zum Beispiel Ihren Körper auszurichten, indem Sie den Kopf oder die Schulter heben oder senken. Treten Verspannungen auf, so kann das am Anfang normal sein, es sollte sich aber nach einigen Tagen legen.

Schritt Nr. 8: Barfußlaufen

Versuchen Sie nun, locker auf der Stelle zu laufen. Finden Sie dabei heraus, welcher Rhythmus Ihnen guttut. Streben Sie eine Frequenz zwischen 170 und 190 Schritten pro Minute an und wechseln Sie nach einer Eingewöhnungsphase die Untergründe. Sie können auch mal rückwärtslaufen oder die Geschwindigkeit ändern. Ihr Blick sollte auch bei dieser Bewegung immer auf den Horizont gerichtet sein, mindestens jedoch vier bis fünf Meter vor Ihren Körper. Je unwegsamer der Weg, desto mehr geht der Blick in Richtung der Füße. Achten Sie – wie bei allen anderen Barfußlaufbewegungen auch – darauf, dass Ihre Füße leise auftreten. Je leiser, desto besser. Hören Sie also auf Ihre Füße, auf Ihren Schritt.

Steigerung der Intensität

Es gibt verschiedene Möglichkeiten, die Intensität zu steigern. Zum einen, indem man die Dauer erhöht. Zum anderen, indem Sie die Untergründe variieren und so die Reizintensität steigern. Beides führt zu einer Verdickung der Fußsohlenhaut. Die Trainingsreizschwelle steigt natürlich mit der Anpassung des Körpers, das heißt, Sie müssen immer länger barfuß gehen, um einen Effekt zu erzielen. An diesem Punkt kommt die Schnelligkeit als Variable ins Spiel. Da die Reaktionsgeschwindigkeit bis zu diesem Zeitpunkt schon gestiegen ist, der Fuß also schneller auf Veränderungen reagiert, kann nun das Lauftraining starten. Dadurch steigt der Druck auf den Fuß, die Schritte werden länger, und der Fuß trägt das Zwei- bis Dreifache des Körpergewichts. Je nach Untergrund kann das bis zu einem schnellen Lauf gesteigert werden. Ebenso macht es einen Unterschied, ob ich einen Berg hinauf- oder hinunterlaufe. Beim Abstieg kommt neben meinem Körpergewicht noch die Erdanziehungskraft dazu.

Was passiert, wenn wir einen Trainingsreiz setzen?

Die Herausforderung

Um eine Anpassung im Sinne einer Verbesserung zu erreichen, müssen wir unseren Körper – in diesem Fall unsere Füße – in einem Maß herausfordern, das über das gekonnte hinausgeht. Stellen Sie sich das wie ein Gebirge vor. Sie stehen davor, und der erste Reiz, quasi das erste Training, ist adäquat zu dem ersten Berg, den Sie erklimmen. Sie kommen oben an, der Körper wurde gefordert, und nun gehen Sie auf der anderen Seite des Berges hinunter, was bildlich Ihrer Erholungsphase entspricht. Da Sie im Gebirge sind, schließt sich natürlich irgendwann ein weiterer Anstieg auf einen höheren Berg an, der allerdings nicht vom selben Ausgangspunkt startet, sondern bereits von einem höheren Level. Und so geht es weiter. Sie setzen den neuen Trainingsreiz immer dann, wenn der Körper noch nicht auf das ursprüngliche Ausgangsniveau zurückgefallen ist. Man nennt das in der Fachsprache »Hyperkompensation«.

Die Reizschwelle und der Trainingsreiz stehen im Zusammenhang mit der Muskelaktivität und seiner Reaktion darauf. Sie bilden die Grundlage für fitte und gesunde Füße:

Die Reizschwelle

Sie bezieht sich auf den Grad der Stimulation, die für einen Muskel erforderlich ist, damit er anfängt zu arbeiten. Die Reizschwelle ist von Mensch zu Mensch und Muskel zu Muskel individuell sehr verschieden.

Der Trainingsreiz

Dieser Begriff bezieht sich auf die Belastung, die auf den Muskel ausgeübt wird. Dies geschieht bei unseren Füßen durch Widerstands- und Beweglichkeitstraining. Indem unsere Fuß- und Beinmuskeln einem regelmäßigen angemessenen Trainingsreiz ausgesetzt werden, werden unsere Füße im Lauf der Zeit stärker und fitter.

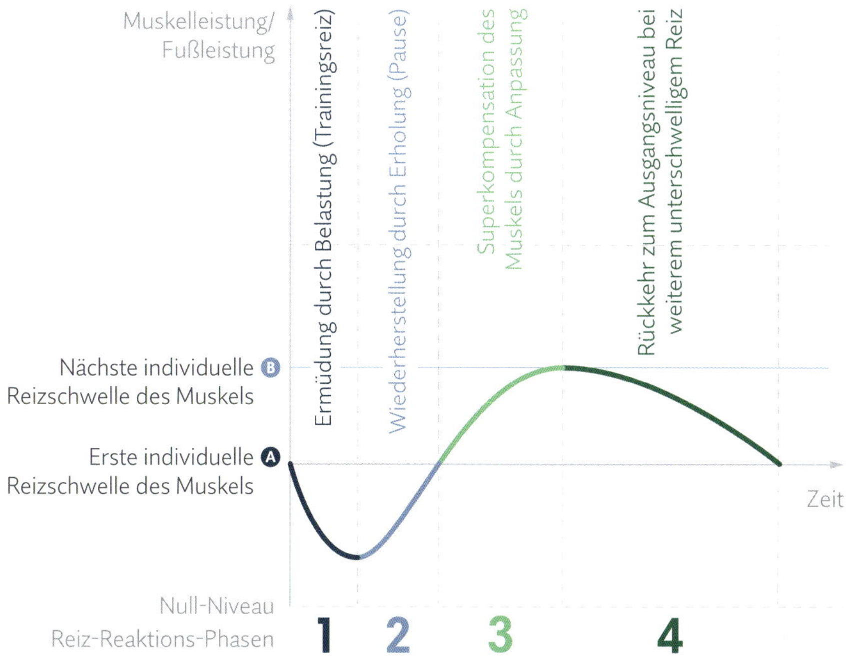

A – Individuelle Reizschwelle: Sie bestimmt, auf welchem Niveau das Fußtraining des Trainierenden starten muss.

Phase 1 – Ermüdung durch Belastung: Die Muskulatur bekommt so viel Arbeit (Widerstände), dass sie bei langsamer kontrollierter Ausführung nach circa 80–110 Sekunden erschöpft ist.

Phase 2 – Wiederherstellung durch eine Erholungspause: Die Muskulatur ist erschöpft und reagiert an den Füßen teilweise mit Muskelkater oder leichten Beschwerden. Sie benötigen in der Regel circa 2–3 Tage, bis sie sich wieder wohlfühlt und gut belastbar ist.

Phase 3 – Super-/Hyperkompensation durch Anpassung: Wir spüren eine ungewohnte Vitalität in unseren Füßen, die nun einige Tage anhält. Sie leisten nun mehr als zu Beginn des Trainings.

Phase 4 – Rückkehr oder Entwicklung: Wir entscheiden nun selbst, ob wir uns auf den Lorbeeren ausruhen wollen und unsere Fuß-Fitness wieder zum Anfangsniveau zurückkehrt oder ob wir die Kraft und die Fitness unserer Füße jetzt auf einem höheren Leistungsniveau nutzen, um sie noch leistungsfähiger zu trainieren (siehe 3-Phasen-Programm).

All diese Varianten setzen allerdings voraus, dass Sie schon gut trainiert und in der Lage sind, den Fuß immer senkrecht zum Untergrund aufzusetzen. Ansonsten besteht die Gefahr, dass der Fuß wegrutscht. Außerdem bitte ich Sie, auch die Wetter- und Bodenbedingungen zu beachten. Bei nassem oder feuchtem Wetter hat der Fuß wenig Halt, und die Gefahr, dass Sie sich verletzen, ist hoch.

Vorsicht vor Pausen

Gerade wenn man mit mehreren Personen unterwegs ist und/oder ein spezielles Ziel hat, rate ich dazu, Minimalschuhe oder Zehenschuhe in den Rucksack zu packen. Denn meist wird ja ein Ziel angesteuert, wo man eine Zeit lang verweilt, einen Kaffee trinkt, sich ausruht oder etwas isst. Genau diese Pausen sind es aber, die das weitere Barfußgehen nahezu unmöglich machen. Sie werden feststellen, dass Ihre Füße plötzlich deutlich sensibler sind und Sie Schwierigkeiten haben, sich erneut zu motivieren. Probieren Sie es aus, aber nehmen Sie Schuhwerk mit. Es scheint so zu sein, dass sich die Füße in Pausen umgehend auf Regeneration einstellen und jedem Reiz, der darauf folgt, einen Widerstand entgegensetzen. Darum empfehle ich Ihnen: Gehen Sie lieber zunächst eine kürzere Strecke, die Sie komplett vollenden können.
Das Hardcore-Training für Hartgesottene wäre dann, keine Schuhe mitzunehmen. Wenn ich persönlich ab dem 1. März mein Barfußtraining wieder beginne, um bereits in den ersten Wochen 90 bis 95 Prozent meiner Fußvitalität vom letzten Herbst wiederzuerlangen, muss ich mich natürlich extremen Reizen aussetzen. Ich verzichte deshalb bewusst auf die Mitnahme von Fußbekleidung im Rucksack. Manchmal allerdings endet das – und da verschätze selbst ich mich manchmal noch – mit einem sehr schmerzhaften Rückweg. Dazu kommt dann in der Regel noch eine unruhige Folgenacht, weil die Füße so sehr überreizt sind, dass mir das den Schlaf raubt. Aber die Füße sind nicht kaputt, sie sind auch nicht in irgendeiner Weise geschädigt. Weder bluten sie, noch habe ich die Gelenke ruiniert. Sie brauchen einfach nur Ruhe, wahrscheinlich statt drei eher vier Tage, in denen sie sich regenerieren können. Insgesamt war das dann aber trotz der Unannehmlichkeiten ein Boost (Fachausdruck: Superkompensation), der mir hilft, schnell eine gewisse Fußsohlendicke aufzubauen und insensibel gegenüber spitzen Steinen zu werden.

Noch eine kurze Anmerkung zur Fußsohlendicke beziehungsweise -stärke: Es ist ein Fehler, zu glauben, dass durch die Desensibilisierung der Fußsohle eine harte Sohle entsteht. Wir verbinden fälschlicherweise Widerstand mit Härte. Ziel ist, dass unsere Füße durch das Barfußtraining insensibler werden, was bedeutet, dass sie ihre Sensibilität verringern, nicht aber die Sensitivität. Die wird gesteigert. Das ist nur möglich, wenn die Fußsohle trotz ihrer Dicke weiterhin »spürig«, also weich ist. Ein guter Barfußläufer hat keine harten Fußsohlen, sondern dicke Fußsohlen. Ich selbst bin durchaus sehr kitzlig unter den Füßen, kann aber dennoch stundenlang über Steinwege laufen. Meine Fußsohle ist weich, dick und nachgiebig. Deshalb empfiehlt sich eine gute Nachsorge nach jedem Training.

Pflege der Füße nach dem Training

Natürliche Böden, insbesondere steinige Böden, und hier speziell das Kalkgestein, das vor allem am Alpenrand und in den Alpen vorzufinden ist, führen dazu, dass die Fußsohle nicht nur sehr trocken wird, sondern teilweise regelrecht austrocknet. Das kann besonders im Fersenbereich, aber auch am Übergang von den Zehen zum Vorfuß zu Fußsohlen- oder Hautrissen führen. Darum empfehle ich Ihnen, von Beginn an gut für Ihre Füße zu sorgen, indem Sie sie mit fetthaltiger Creme, am besten in Bio-Qualität, versorgen und nähren.

Auch ein angenehmes Natron- oder Essig-Fußbad erweist sich als sehr wohltuend. Sie können die Füße anschließend auch mit einem guten Bio-Olivenöl einreiben, das Sie über Nacht einwirken lassen. Ziehen Sie als Wäscheschutz einfach ein Paar Socken über die Füße.

Wider die Selbstsabotage

Um das Paradies des Barfußgehens und -laufens erreichen zu können, muss man – so fühlt es sich jedenfalls an – erst einmal durch die Hölle gehen. Zwar wohnt allem Anfang ein Zauber inne, beim Barfußgehen ist er allerdings mit Schmerzempfindlichkeit und unwillkommenen Erfahrungen verbunden. Das wirft natürlich – wie auch in meinem Fall – die berechtigte Frage auf, warum man sich das überhaupt alles antut. Vergessen Sie die Frage gleich wieder, denn viel interessanter ist, wie es sich anfühlt, wenn man sich überwunden oder durchgehalten hat. Wenn Sie ein paar Tage später spüren, dass das Barfußgehen etwas in Ihrem Inneren ausgelöst hat und den Wunsch weckt, dranzubleiben und es wieder zu versuchen. Wie ein Ironman, der sich über zwölf Stunden in verschiedenen Disziplinen fast bis zum Umfallen gequält hat und wahrscheinlich auch denkt: nie wieder! Der dann aber doch nach ein paar Tagen wieder mit dem Training startet.

An diesen Punkt muss man allerdings erst einmal kommen. Und sind wir mal ehrlich – die meisten von uns sind bequem. Auf der einen Seite wollen wir gern etwas erreichen, auf der anderen Seite möchte man aber möglichst wenig dafür tun. Oder das, was man tut, soll bitte möglichst angenehm sein. Das lässt sich nur leider, wenn es um Barfußtraining und Barfußlaufen geht, nicht miteinander vereinbaren. Sie erinnern sich: Wir brauchen den Trainingsreiz, denn nur durch ihn wird der Körper dazu animiert, etwas zu verändern, robuster und damit widerstandsfähiger zu werden. Das ist wie beim Eisbaden. Die ersten Male kostet es Überwindung, auch wenn wir wissen, dass es gesund ist. Man muss es regelmäßig tun, damit es seine Wirkung entfalten kann.

Die Sabotage schleicht sich oft in Form von Ausreden ein: Ich habe Wichtigeres zu tun. Heute geht es nicht, ich habe keine Zeit, ich habe heute keine Ruhe dafür. Ich habe heute keine Lust. Das Wetter ist zu kalt, zu feucht, zu warm, zu heiß. Der kleine Mann im Ohr versucht, uns einzureden, warum es ausgerechnet heute nicht geht. **Das Problem dabei ist, dass eine kleine Ausrede auch zur Gewohnheit werden kann**, und irgendwann reißt der Faden wieder ab und die Energie, wieder von vorn anzufangen, kann nicht mehr aufgebracht werden. Darum mein

Rat: Geben Sie Ihrem inneren Saboteur keinen Raum. Meine eigene Strategie: Immer wenn ich merke, jetzt kommt der Saboteur, der mir irgendwas sagen will, begegne ich ihm mit: Jetzt! Und noch mal: Jetzt! Und dann packe ich meine Sachen, und schon geht's los.

Selbstsabotage hat aber noch andere Gesichter. So taucht sie manchmal beim Training auf, wenn man auf den ausgesuchten Wegen plötzlich die »günstigsten« und »sanftesten« Lücken für die Füße findet und damit den Reizen aus dem Weg geht. Wenn man zum Beispiel auf einem Forstweg, der in der Mitte mit Gras besät ist, nur den Grasstreifen zum Gehen nutzt oder ausschließlich am Rand entlanggeht, statt sich den Steinchen auszusetzen. Oder wenn man von einem runden Stein zum nächsten balanciert, um den spitzen Steinen aus dem Weg zu gehen. Sie sehen: Möglichkeiten, sich der intensiven Trainingsarbeit zu entziehen, gibt es viele. Am Ende sabotieren Sie sich aber selbst, und das sollte nicht Sinn der Übung sein.

Das Thema »Barfußschuhe«

Barfußschuh-Marken sind seit dem Erscheinen der Erstausgabe wie Pilze aus dem Boden geschossen. Sogar traditionelle Hersteller von stabilem (Berg-)Schuhwerk sind auf den Trend aufgesprungen. Das Angebot ist breit und reicht von minimalistischen Modellen mit sehr wenig Dämpfung über etwas stärker gepolsterte Varianten bis hin zu »Ich kann den Unterschied zu normalem Schuhwerk nicht mehr erkennen«-Varianten. Das Argument für die gepolsterten Varianten lautet: »Dem Träger soll der Übergang von normalem zu minimalem Schuhwerk erleichtert werden« (wer's glaubt ...). Einige Menschen schätzen Barfußschuhe, weil sie überzeugt sind, dass diese Schuhe die Fußgesundheit fördern, die Fußmuskulatur stärken und eine natürlichere Gangart ermöglichen können. Unter dem Aspekt der Fußgesundheit ist der Barfußschuh-Trend allerdings als überaus fragwürdig zu bewerten.

Die Gewöhnung an den Barfußschuh

Barfußschuhwerk ist meiner Ansicht nach nicht für Menschen geeignet, die bisher gar nicht oder nur wenig barfuß gelaufen sind. Unterschätzen Sie das nicht. Ihre Füße sind nicht auf diese Belastung vorbereitet. Die Füße müssen sich erst einmal an diese neuen Umstände gewöhnen, damit auch die Sehnen, Bänder und Muskeln die Chance haben, sich der Belastung anzupassen. Diese Anpassung braucht Zeit – nach meiner Erfahrung bei regelmäßigem Barfußgehen etwa vier bis sechs Monate.

Was also sollte einen Barfußschuh ausmachen?

Grundsätzlich gilt: Sie sollten auch einen Barfußschuh nur dann und dort tragen, wo es absolut notwendig ist, denn es bleibt am Ende doch ein »Schuh«. **Auch beim Barfußschuh ist weniger mehr. Je weniger dran ist, desto besser.** Damit meine ich den Stoff, die Gummidicke und sonstigen Firlefanz. Wichtig ist:

- Er sollte aus leichtem Material bestehen, also wenig wiegen.
- Er sollte atmungsaktiv sein.
- Die Innensohle sollte keine Stütze oder Polster haben.
- Die Sohle sollte lediglich eine Schutzfunktion haben, also auch auf feuchtem Untergrund stich- und rutschfest sein und auch bei kalter Witterung weich bleiben.

Schritt Nr. 1: Sachte anfangen

Beginnen Sie mit einer kurzen Anwendungszeit. Steigern Sie diese langsam, damit sich der Körper daran gewöhnen kann und Sie immer am nächsten Tag ein Feedback haben, wie es Ihnen geht. Trainieren Sie möglichst nicht am Abend, denn die Reizung des Fußes durch den natürlichen Untergrund kann so stark sein, dass das vegetative Nervensystem anfängt zu arbeiten, was man dann nicht nur an Symptomen wie Schwitzen an den Händen, unter den Achseln oder an den Fußsohlen spürt, vielmehr kann auch der Schlaf sehr unruhig werden.

Schritt Nr. 2: Schärfen Sie Ihre Sinne

Wahrnehmung über die Füße: Stellen Sie sich, zunächst barfuß, zu Hause oder im Garten mit geschlossenen Augen auf verschiedene Untergründe. Lernen Sie so Ihre Füße besser kennen, fühlen Sie, wie Sie stehen. Erst dann gehen Sie mit geschlossenen Augen ein paar Zentimeter oder in einem kleinen Kreis, sodass Sie nirgendwo anstoßen. Erweitern Sie dann den Radius. Bauen Sie sich zu Hause einen »Sinnesparcours«. Dazu legen Sie im Zimmer oder auf der Terrasse verschiedene Gegenstände aus, die nicht scharfkantig sind oder kaputtgehen könnten, zum Beispiel Schuhe, Bälle, kleine und große Steinchen, andere Naturmaterialien. Jetzt versuchen Sie, mit geschlossenen Augen von einer Seite zur anderen zu kommen.

Schritt Nr. 3: Erobern Sie sich Ihr Terrain

Gehen Sie zunächst komplett barfuß auf natürlichem Untergrund und spüren Sie, wie sich Ihre Füße verhalten und wie Sie sich bewegen. Dann ziehen Sie die Barfußschuhe an und vergleichen die Bewegungen. Je authentischer das Gefühl ist und je mehr die Bewegung in den Barfußschuhen Ihrem natürlichen Barfußgang entspricht, desto besser ist dieser Schuh für Sie geeignet. Gehen Sie mit dem Schuh über verschiedene Untergründe! Üben Sie nicht nur auf einem Schotterweg, sondern auch auf Rasen, auf unebenem Gelände, bei Feldwegen auf dem Grünstreifen in der Mitte oder auch mal an einem Hang in Schräglage. Je dünner die Sohle ist, desto geringer wird logischerweise auch das Profil dieser Schuhe sein. Je geringer das Profil solcher Barfußschuhe ist, desto geringer wird selbstverständlich auch die Haftung am Boden sein, vor allem, wenn dieser feucht ist. Somit hat es Vorteile im Sinne der Herausforderung, wenn der Schuh kein Profil hat. Allerdings rate ich Ihnen – sollten Sie im Gebirge unterwegs sein, wo im Frühjahr und im Herbst noch etwas Schnee liegen kann –, für glatte Steine, feuchte Rasenflächen und am Hang lieber auf Barfußschuhe mit Profilsohle zurückzugreifen. Ich habe im Gebirge immer so ein Paar dabei, für den Fall, dass sich die Witterungsverhältnisse während der Wanderung ändern.

Wie geht man in Barfußschuhen?

Durch das Gehen über den Vorfuß läuft das Gehen in Barfußschuhen immer ohne große Stoßwirkung an der Ferse ab, sodass die Bewegung stets leise ist. Nur auf weichem Untergrund nutzt ein Barfußläufer auch den Gang über die Ferse. Üben Sie dies barfuß und ziehen Sie die Barfußschuhe erst dann an, wenn Sie das beherrschen. Würden Sie Ihren herkömmlichen Auftritt beim Gehen und Laufen in Barfußschuhen ausführen, wären Ihnen Schmerzen in den Füßen und eventuell auch im Rücken ziemlich sicher. Zusätzlich können starke Achillessehnenprobleme entstehen; das merken Sie spätestens am nächsten Tag, wenn Sie aus dem Bett aufstehen und kaum noch laufen können.

Deshalb ist es so wichtig, dass Sie das Barfußgehen üben, bevor Sie Barfußschuhe tragen. Am Anfang werden Sie sowieso das Gefühl haben, dass Ihnen die Wade »platzt«, weil Ihre Muskulatur selbstverständlich stark beansprucht wird und für den neuen Bewegungsablauf auch andere – und vor allem mehr – Muskelgruppen als gewöhnlich benutzt werden.

Mythen und Märchen zum Thema »Barfußgehen«

Ich hatte es schon angedeutet: Vieles, was über Füße, Fußprobleme und Fußschäden gesagt wird, beruht auf Lehrmeinungen, die über einen langen Zeitraum nicht hinterfragt und tatsächlich nicht selbst ausprobiert wurden, oder auf Irrtümern, die sich hartnäckig halten und von einer Generation an die nächste weitergegeben werden. Da mir das Thema sehr am Herzen liegt, möchte ich an dieser Stelle – auch auf die Gefahr, mich zu wiederholen – noch einmal einige der bekanntesten Mythen, Märchen und Irrtümer zusammenfassen, die sich um das Thema »Barfußgehen« herumranken, und Sie damit ermutigen, die eine oder andere »unumstößliche Wahrheit«, die Sie vielleicht schon gehört oder gelesen haben, kritisch zu hinterfragen. Passend dazu fällt mir ein schöner Ausspruch von Dieter Hallervorden (Schauspieler und Komiker) ein: »Experten sind Leute, die 99 Liebesstellungen kennen – aber kein einziges Mädchen«. Also seien Sie kritisch.

Die Verletzungsgefahr beim Barfußgehen ist groß!

Das stimmt definitiv nicht, denn die Gefahr, sich beim Barfußgehen typische Verletzungen zu holen, ist eher geringer. Im Schuh sind Ihre Füße viel stärker gefährdet. Sie können umknicken und/oder auf Dauer die Gelenke, die Sprunggelenke, die Innen- und Außenbänder und die Achillessehne schädigen. Durch das Tragen von Schuhen entstehen langfristig Fußschäden, wie Senkfuß, Spreizfuß, Knickfuß, Fersensporn und mehr. Gehen wir barfuß, wird die Fußintelligenz aktiviert, was automatisch unsere Wahrnehmung, das heißt unsere Sinne, auf das Gehen programmiert, sodass wir bewusster gehen und somit gewisse Schäden »um-gehen«. Wir sehen dann quasi mit den Füßen.

Das eigentliche Problem liegt weniger im Barfußgehen selbst als vielmehr in unnatürlichen Untergründen, in Glasscherben, die am Boden liegen, oder weil wir mit den Zehen an Ecken und Kanten hängen bleiben können. Allerdings hebt man beim Barfußgehen automatisch den Fuß und das Bein etwas höher an, um über den Vorfuß und den Mittelfuß aufzusetzen, was wiederum die Gefahren minimiert, weil sich der Druck auf die gesamte Fußsohle verteilt. (Anmerkung: Ich bin in den letzten zwanzig Jahren barfuß in keine Gefahrensituation gekommen, wo ich mich hätte verletzen können.)

Meiden Sie doch einfach Bereiche im Freien, von denen Sie wissen, dass sich hier viele Menschen aufhalten und feiern – zum Beispiel Grillplätze oder stark frequentierte, steinige Badestellen, dann ist die Wahrscheinlichkeit sehr gering, sich barfuß zu verletzen.

Vom Barfußgehen bekommt man eine dicke Hornhaut

Das ist völlig falsch. Man bekommt eine starke Sohlenhaut (Epidermis), die sich von der Hornhaut absolut unterscheidet. Diese äußerste Schicht bildet die Barrierefunktion der Haut. Dies ist entscheidend, um die Haut vor äußeren Einflüssen wie Bakterien, Pilzen und mechanischer Beanspruchung zu schützen. Je mehr sie äußeren Reizen ausgesetzt wird, desto widerstandsfähiger wird sie. Hornhaut ist totes Gewebe. Diese Haut besteht nicht aus lebendigen Zellen. Hornhäute entstehen nicht durch Barfußgehen, sondern meist durch eine einseitige Belastung, wie zum Beispiel das Reiben des Fußes in einem zu engen Schuh.

Vom Barfußgehen bekommt man einen durchgetretenen Fuß

Auch das stimmt nicht. Diesen bekommt man in der Regel durch zu weiche und enge Schuhe, weil der natürliche Widerstand fehlt, den harte Böden und unebene Flächen bieten. Unser Fuß wird durch Widerstände trainiert, gestärkt und aufgebaut. Diese Widerstände werden in einem weichen, gepolsterten Schuh eliminiert, sodass der Fuß seine Kraft verliert und sich durchtritt.

Barfußgehen führt zu Blasen- und Nierenentzündungen

Eine Blasen- und Nierenentzündung wird in der Regel von Viren oder Bakterien verursacht. Diese können nicht über den Fuß aufgenommen werden, es sei denn, er hat eine oder mehrere offene Verletzungen. Bakterien und Viren sind in unserem Körper permanent vorhanden, und sie bereiten erst dann Probleme, wenn unser Körper aus seinem Gleichgewicht gerät und er, sprich: unser Immunsystem, nicht in der Lage ist, sie unter Kontrolle zu halten. Somit bildet nicht das Barfußgehen, sondern ein schwaches Immunsystem die Grundlage dafür, dass sich Viren und Bakterien ausbreiten können. Barfußgehen dagegen unterstützt unser Immunsystem. Die aktive Muskelpumpe des Fußes fördert die Durchblutung im Körper, damit gelangt mehr Sauerstoff in die Zellen, was alle Bereiche vitalisiert und unsere Immunabwehr stärkt.

Vom Barfußgehen bekommt man kalte Füße

Äußerlich kann das sein, beispielsweise wenn man durch Schnee geht. Trotzdem aktiviert das Barfußgehen die Muskulatur, und wo Arbeit stattfindet, entsteht auch Wärme. Das merken wir selbst, wenn wir mal frieren. Der Körper beginnt zu zittern, die Muskeln bewegen sich, und das wiederum wärmt uns.

Es entsteht also beim Barfußgehen vielleicht ein äußerliches Kältegefühl, aber keine innere Kälte, wie wir sie zum Beispiel von zu engen Schuhen her kennen, wenn der Fuß zusammengepresst und so nicht mehr richtig durchblutet wird.

Vom Barfußgehen bekommt man Fußpilz

Pilze wachsen und gedeihen am besten in permanent feuchter, warmer Umgebung, wo wenig Luftzirkulation herrscht. Das kennt jeder von schlecht belüfteten Badezimmern, wo sich der Schimmelpilz gern in den Ecken ansiedelt. Fußpilzsporen kann man überall dort aufnehmen, wo die Füße mit feuchten Böden in Kontakt kommen, über die viele Menschen gehen – zum Beispiel in Schwimmbädern. Für unsere Füße werden sie aber erst dann zu einem Problem, wenn unsere Hautbarriere geschwächt ist (ein saures und damit geschwächtes Gewebemilieu erkennt man unter anderem an übermäßigem Fußschweiß) und wir die Füße dann in Socken und geschlossene Schuhe stecken, wo genau die eingangs beschriebenen Voraussetzungen gegeben sind. Dort ist es feucht, warm und dunkel, und erst dann können sich die Pilze einnisten und vermehren. Auf einem nackten Fuß, der der Sonne ausgesetzt ist, immer wieder abtrocknen kann und dank einer guten Durchblutung eine starke Hautbarriere aufweist, hat der Pilz keine Chance.

Vom Barfußgehen bekommt man Warzen

Auch das ist nicht richtig. Beim Barfußgehen gibt es keine einseitigen Druckstellen wie im Schuh, weil sich der Fuß dem Untergrund, der meist unregelmäßig ist, anpasst. Es ist nämlich so, dass die Warzen meist dort auftreten, wo der Druck besonders stark ist und das Bindegewebe schlecht durchblutet und zusätzlich überreizt wird.

Die Warzenbildung hängt allerdings meist auch mit einem sauren Körpermilieu zusammen, was durch Softdrinks, zuckerhaltige, kohlenhydratreiche Nahrung, schlechte Fette und Eiweiße entstehen kann. Durch eine Übersäuerung wird das Immunsystem geschwächt, sodass sich Warzen auf dem Körper ansiedeln können. Hier verweise ich auf die Verwendung von Natron (mehr im Kapitel zur Pflege, siehe Seite 115).

Nur ein Kind kann barfuß über Stoppelfelder gehen

Den Ausspruch: »Als Kind konnte ich barfuß gehen, das kann ich heute nicht mehr« kann man so nicht stehen lassen. Ein Kinderfuß ist noch nicht verknöchert, sondern verknorpelt. Er hat eine dicke Sohlenhaut, und die Nervenenden an den Füßen sind noch nicht ausgebildet. Somit spürt das Kind die Reize kaum. Dennoch – nur durch permanente Reizung bereits des Kinderfußes kann der Fuß diese Nervenenden besonders gut ausbilden und damit die Stabilität und Intelligenz des Fußes fördern. Das Gehen über Stoppelfelder ist später eine Übungssache. Und es ist eine wahre Freude und eine herrliche Erfahrung.

Dicke Sohlenhaut ist weniger empfindlich

Antwort: ein klares Nein! Bei Nicht-Barfußläufern beträgt die Dicke der Sohlenhaut circa 0,4 bis 0,7 Zentimeter. Bei Barfußläufern bis zu zwei Zentimeter. Dennoch – eine dicke Haut haben, heißt nicht, weniger Sinneswahrnehmungen haben. Die Feinsensorik bleibt erhalten. Der Fuß wird robuster, dennoch bleibt er feinspürig und kitzelig.

Tausend Gründe fürs Barfußgehen

Sich das echte Barfußgehen oder Barfußlaufen zurückzuerobern, erfordert Geduld und Regelmäßigkeit. »Minimales Kontinuum« sage ich immer, denn sowohl unser Körper als auch unsere Füße brauchen regelmäßige Impulse, um sich neuen Bedingungen anzupassen (Adaption). Bauen Sie darum kleine »Barfußinseln« in Ihren Alltag ein. Vergessen Sie die Ausreden! Sie haben keine Gelegenheit, draußen barfuß zu gehen? Dann holen Sie sich eben die Natur ins Haus, indem Sie sich eine große rechteckige Schale mit Naturmaterialien füllen. Mal mit Sand, mal mit Kieseln – der Fantasie sind keine Grenzen gesetzt.

Meiner Erfahrung nach dauert es ungefähr zwischen einem halben und einem Jahr, bis Sie sich an das Barfußgehen gewöhnt haben. Ihre Fußsohle braucht eine häufige Reizung, um widerstandsfähiger zu werden und damit weniger empfindlich auf Unebenheiten zu reagieren. Die dicke Epidermis bleibt trotzdem weich, ist gut durchblutet, und weil die Füße frei sind und nicht dem oft einseitigen Druck durch äußere Einflüsse (Reibung oder Druck vom Schuh, einseitige Fußstellung oder Fußbewegung) ausgesetzt werden, entsteht auch keine Hornhaut. Außerdem reiben sich abgestorbene Hautschichten sofort ab – ein besseres Fußpeeling kann man sich gar nicht wünschen. Dazu kommt, wie bereits erwähnt, dass die Fußsohle eine andere Struktur hat als die Handinnenfläche. Das ist die Grundvoraussetzung für die Anpassung des Fußes an den Boden. Nur so kann er auf schrägen und unebenen Flächen Halt bieten. Außerdem ist der Fuß immer leicht feucht.

Das merken wir dann, wenn wir ihn in Schuhe stecken und er dort schwitzt. Lassen Sie ihn lieber draußen schwitzen! Kommen für Sie durch alles, was ich Ihnen auf den letzten Seiten erzählt habe, genug Argumente zusammen, die für das Barfußgehen sprechen? Konnte ich Sie begeistern, oder zögern Sie noch? Wenn ja, dann lesen Sie weiter, denn es gibt noch viele weitere Gründe, warum Sie öfter mal die Schuhe ausziehen sollten. **Barfußgehen schützt Sie vor Stürzen und Verletzungen.**

Barfußgehen ist aktiver Gefäßschutz und stabilisiert Ihren Blutkreislauf. Nicht umsonst nennt man die Füße auch »unser zweites Herz«. Stellen Sie sich vor, das Herz pumpt pro Minute einmal Ihr gesamtes Blutvolumen durch den Körper. Damit ist es im Grunde ausgelastet. Ohne die Hilfe der sogenannten Venenpumpe, die dabei hilft, dass das Blut zurück zum Herzen – also gegen die Schwerkraft – fließt, wäre diese Leistung nicht möglich. Das Ganze funktioniert allerdings nur bei einem präzise abgestimmten Zusammenspiel verschiedener Körperfunktionen – insbesondere der Fuß- und Beinmuskulatur und des Zwerchfells. Durch Aktivität der Zehen und die dynamische Bewegung der Fußstatik werden die Fuß- und Beinmuskeln automatisch

Kleine praktische Barfuß-Apotheke

Wenn Sie barfuß unterwegs sind, lohnt es sich, eine kleine Barfuß-Apotheke mitzuführen und damit für alle Notfälle gerüstet zu sein. Dazu gehören meiner Ansicht und Erfahrung nach:

- **Eine Swisscard** – das ist eine kleine Plastikkarte in der Form und Größe einer Scheckkarte und ein Multitool mit Lupe, Nadel, Pinzette, Schere, Licht, das man beim Barfußgehen immer dabeihaben kann, um kleine Gegenstände, die den Auftritt stören, zu beseitigen.
- **Wasserstoffperoxid**: Desinfiziert Wunden sehr schnell und ist frei käuflich in der Apotheke.
- **Rescue-Bachblüten-Tropfen**, die stabilisierend auf die Psyche wirken, falls man »schockiert« sein sollte, weil man sich beispielsweise eine Schnittverletzung am Fuß zugezogen hat.
- **Franzbranntwein**: Lindert immer dann, wenn der Fuß mal überbeansprucht sein sollte und schmerzt. Auf dem Fuß verteilt, hilft er dabei, dass sich der Fuß schnell regenerieren kann.
- **Stutenmilch-Handbalsam** (auch für Füße!): Mancher Fuß trocknet durch das Barfußgehen stark aus, vor allem auf steinigem Untergrund, was zu spröder, rissiger Haut führen kann. Vor allem an der Ferse. Solche Stellen sollte man gut einfetten; am besten über Nacht.

Zur Vorbereitung der Sohlenhaut ist es hilfreich, auf einer Nadelreizmatte zu üben. Kontinuierliches Draufstehen auf der Nadelreizmatte beidbeinig beim Zähneputzen morgens und abends verstärkt die Sohlenhaut, macht den Fuß unempfindlich und bereitet ihn auf die Belastung durch das Barfußgehen vor. **Wichtiger Hinweis:** Die Füße immer gerade von oben auf die Nadelreizmatte setzen, also aus der Vertikalen – nie von der Seite, das heißt schräg: Schnittgefahr!

involviert. Diese pressen die Gefäße (die Venen) zusammen und entleeren sie dadurch nach oben hin. Ein Rückfluss wird durch die Venenklappen verhindert.
Keine Frage – je vitaler und trainierter der Fuß ist, desto besser funktioniert die Muskelpumpe. Sprich: Je besser unser zweites Herz (unsere Füße) trainiert ist, umso leistungsfähiger ist auch unser Herz. Insofern haben unsere Füße einen großen Einfluss auf das Herz-Kreislauf-System. Haben Sie Angst vor einer Thrombose? Dann gehen Sie barfuß, statt ständig Stützstrümpfe zu tragen und so Ihre Muskulatur noch weniger zu fordern. Verzichten Sie auf blutverdünnende

Die Vorteile des Barfußgehens auf einen Blick

- Das Barfußgehen wirkt durch den direkten unverfälschten Kontakt zum Erdboden und bewirkt eine Verbesserung der Blutzirkulation durch eine verbesserte Muskelkontraktion.
- Die Steuerung komplexer koordinativer Fähigkeiten wird verbessert.
- Die Widerstandsfähigkeit der Sohlenhaut (Epidermis) wird verbessert und kann dadurch noch besser Pilz- und Warzenbefall verhindern.
- Durch eine verbesserte taktile Wahrnehmung über die Fußsohle beugt man Stürzen vor.
- Der Stoffwechsel wird angeregt. (Sie können ja mal eine Stunde barfuß laufen und dabei mitzählen, wie oft Sie in die »Büsche« müssen.)
- Durch die Aktivität in der gesamten sauerstoffverbrauchenden Muskelkette erfolgt eine Leistungssteigerung von Herz und Lunge.
- Das Herz wird entlastet, weil das »zweite Herz« mitarbeitet.
- Durch die Muskelansteuerung werden Lymphgefäße und -bahnen aktiviert.
- Die Fließeigenschaften des Blutes in den kapillaren Blutgefäßen in der Muskulatur werden verbessert.
- Es erfolgt eine Stimulation des Enzyms Lipoprotein-Lipase zum Abbau von Fettzellen im Blut, wodurch automatisch das »gute« Cholesterin (HDL) gebildet wird.
- Die Harnsäurewerte sinken messbar, weil die Nieren das Laktat besser abbauen können.
- Die Leber hat eine gesteigerte Oxidationskapazität, um mehr Laktat aus dem Blut aufzunehmen.
- Die Fußknochen werden stärker belastet und verstärken ihre Struktur.
- Die gesamte Aktivität des Körpers wird angeregt, was zur Ausschüttung von Wachstumshormonen führt. Dadurch werden die Wände der Blutgefäße (Arterien und Venen) stabilisiert.
- Die Wirbelsäulenmuskulatur wird auch in der tiefen Muskelebene angeregt und deshalb kräftiger.
- Die Gelenke der Füße werden besser bewegt und sorgen deshalb für eine gesteigerte Ausscheidung von Stoffwechselabbauprodukten, die zu den typischen Symptomen wie zum Beispiel Arthritis und Arthrose beitragen.

Substanzen (in Absprache mit Ihrem Arzt!) und bringen Sie stattdessen Ihr Blut durch Bewegung und ausreichendes Wassertrinken in Schwung. Barfußlaufen bewirkt so eine Fülle an positiven Veränderungen, dass ich gar nicht müde werde, Ihnen diese ans Herz beziehungsweise unter die Sohle zu legen!

So liebe Leserin, lieber Leser und wenn Sie jetzt immer noch die Schuhe anhaben, dann fahre ich an dieser Stelle noch ein weiteres, ziemlich gewichtiges Argument auf: **Barfußgehen ist erotisch.** Der Fuß wurde im Lauf der Geschichte stets mit Fruchtbarkeit und mit den Fortpflanzungsorganen in Verbindung gebracht. Der Fuß ist eine erogene Zone, reich mit Sexualnerven ausgestattet, die durch die Berührung mit der Natur in Schwingungen versetzt werden. Wer will das schon unterbinden?

Das Barfußprogramm

Mit dem folgenden Barfußprogramm möchte ich denjenigen unter Ihnen, die beim Einstieg in die Barfuß-Welt eine gewisse Hilfestellung zu schätzen wissen, einen Schritt-für-Schritt-Plan an die Hand geben, der Ihnen dabei hilft, die Freude am Barfußgehen neu zu entdecken. Wir sind nicht mit Schuhen auf diese Welt gekommen, trotzdem ist das stärkende und gesundheitsfördernde Barfußgehen und -laufen für die meisten von uns zu einer Seltenheit geworden. Wir haben unsere Füße mit aller Macht daran gewöhnt, NICHT barfuß zu sein. Wir haben verlernt, unseren Füßen zu vertrauen und sie bewusst in unser Leben einzubeziehen. Wir meinen, sie zu schützen, indem wir sie in Schuhen verstecken, statt sie zu fordern. Aber eigentlich spüren die meisten tief in sich den Wunsch, den Füßen durch das Barfußgehen mehr Freiraum zu geben. Oder wie empfinden Sie es, wenn Sie am See oder am Strand barfuß sind?
Viele stürzen sich in dieses – lassen Sie es mich »Abenteuer« nennen. Und viele erleben dabei echte Glücksmomente. Für manche ist es wie eine Droge, ein unbeschreibliches »erstes Mal«, fast wie das Gefühl, verliebt zu sein. Die Motivation ist nahezu überwältigend. Und man will es immer und immer wieder probieren.
Und genau an dieser Stelle bin ich der Spielverderber und sage: Stopp! Anhalten!

Ihre Füße und Ihre mentale Einstellung waren über Jahre oder Jahrzehnte im Schutzmodus. Ihr System war auf Schonung, Weichheit, Sauberkeit, Schutz und gesellschaftliche Konventionen eingestellt. Und nun wollen Sie im Handumdrehen alles umstürzen und barfuß gehen?
Jede Veränderung braucht Zeit. Ihre Füße, Ihr Körper und Ihr Geist. Gehen Sie die Veränderungen mit Bedacht an und gewöhnen Sie sich Schritt für Schritt an diese neue, alte und ursprüngliche Erfahrung.

Hinweise zur Anwendung des Trainingsprogramms (Phase 1 bis 3)

Jeder Mensch bringt individuelle Voraussetzungen für ein Training mit. Diesem Umstand soll hier Rechnung getragen werden, damit die allgemeine Freude am Barfußgehen und die damit verbundene gesundheitliche Wirkung gänzlich ausgeschöpft werden können.

Aus meinem langjährigen Erfahrungsschatz leitet sich folgender Aufbau ab:

1. Testen Sie zunächst sehr aufmerksam Ihre Reaktion auf das Steinetreten in der Steinwanne. Zudem gibt Ihnen der Test mit der Kraft beim beidbeinigen Fersenheben und -halten bereits einen guten Status quo Ihrer aktuellen Fuß- und Beinmuskelsituation.
2. Überschätzung der eigenen Person und der körperlichen Voraussetzungen sind auch beim Barfußgehen ein schlechter Ratgeber. Bitte wählen Sie selbstkritisch die jeweilige Trainingsphase aus, die am besten Ihren Trainingszustand widerspiegelt (1, 2 oder 3).
3. Beginnen Sie bei den Wochentagen immer mit Tag 1 und versuchen Sie, die Reihenfolge einzuhalten. Die Angaben des Zeit- und Wiederholungsumfangs sind nur Annäherungswerte. Selbstverständlich können Sie – je nach Tagessituation und Verfassung – diese Vorgaben unter- oder überschreiten.
4. Wiederholen Sie Ihre gewählte Trainingsphase so lange, bis Sie die Tage der Phase lückenlos nacheinander, mit Freude und mit »Luft nach oben« durchführen können. Haben Sie beispielsweise Schwierigkeiten, den Tag 3 Ihrer gewählten Phase durchzuführen, gehen Sie am Folgetag zurück zu Tag 1 und beginnen Sie die Phase von neuem. Folgen Sie dieser Vorgehensweise so lange, bis Sie Ihre gewählte Trainingsphase durchgängig mit einem Wohlgefühl abschließen können.
5. Ein zu schneller und ehrgeiziger Phasenwechsel sollte vermieden werden.

Tägliche Routinen

Als Ergänzung zu dem Trainingsprogramm empfehle in allen drei Phasen tägliche Routinen, die Sie in die von notwendigen Alltagsbeschäftigungen beanspruchten Zeit gewinnbringend einbauen können. Die Routinen sollten Sie zudem jeweils **abends** ähnlich wie bei einem Ritual um folgende Schritte ergänzen:

- Beine: nach Zecken absuchen.
- Fußsohlen und Zehen: nach Harz und Eingetretenem absuchen.
- Pflege: Sohlenhaut mit Bürste putzen, waschen, rückfetten.

PHASE 1

Drinnen

- Während des Zähneputzens: beidbeinig immer wieder langsam die Ferse vom Boden abheben und wieder kurz aufsetzen. Bürste wechselt zwischendurch die Hand.
- Während der Morgentoilette: in Steinwanne stellen und langsam darin herumgehen (anfänglich evtl. Handtuch unterlegen).
- Küche: an Küchenzeile gelehnt, beide Fersen vom Boden leicht abheben und wieder ablegen.
- Gehen zu Hause: lautlos gehen (immer wieder Kontrolle mit Hörtest; siehe Seite 98).
- Wohnzimmer: 2 Tennisball-Hälften auslegen und abends beim Fernsehen darauf herumlaufen (siehe Seite 177).
- Schreibtisch: im Sitzen Fersen maximal anheben und absenken.

Draußen

- Wartezeit in Warteschlangen oder an Haltestellen nutzen: flaches langsames Auf und Ab der Ferse oder Einbeinstand in Varianten.
- Treppen: nur mit Ballen begehen (statt mit dem ganzen Fuß).

PHASE 2

Drinnen

- Während der Morgentoilette: in Steinwanne stellen und mit geschlossenen Augen im Wechsel auf einem Bein stehen.
- Küche: an Küchenzeile gelehnt, beide Fersen vom Boden leicht abheben und wieder ablegen.
- Gehen zu Hause: lautlos gehen (immer wieder Kontrolle mit Hörtest; siehe Seite 98).
- Wohnzimmer: 2 Tennisball-Hälften auslegen und abends beim Fernsehen darauf herumlaufen (siehe Seite 177).
- Schreibtisch: im Sitzen Fersen maximal anheben und absenken.

Draußen

- Wartezeit in Warteschlangen oder an Haltestellen nutzen: flaches langsames Auf und Ab der Ferse oder Einbeinstand in Varianten.
- Treppen: nur mit Ballen begehen und Fersen dabei leicht hochdrücken.

PHASE 3

Drinnen

- Während des Zähneputzens: Einbeinstand beim Zähneputzen im Wechsel; Bürste immer in die diagonale Hand, gleichmäßiger Wechsel nach Kraft.
- Während der Morgentoilette: in Steinwanne einbeinig im Wechsel stellen und halten.
- Küche: an Küchenzeile stehend, Ferse vom Boden mal höher, mal weniger hoch anheben, dann halten und kurz wieder absetzen.
- Gehen zu Hause: lautlos gehen mit leichtem Abstoßen vom hinteren Fuß.
- Wohnzimmer: 2 Tennisball-Hälften übereinanderlegen und abends beim Fernsehen darauf herumlaufen (insgesamt also 4 Ballhälften verwenden; siehe Seite 177).
- Schreibtisch: Füße bleiben am Boden und werden im Sitzen unter Stuhl gestellt. Darauf achten, dass die Fersen am Boden bleiben (leichter Zug in Wade kann spürbar sein). Im Sitzen sind also die Knie vor den Füßen. Jetzt mit den Zehen beide Füße nacheinander oder zusammen nach vorne ziehen.

Draußen

- Wartezeit in Warteschlangen oder an Haltestellen nutzen: flaches langsames Auf und Ab der Ferse oder Einbeinstand in Varianten.
- Treppen: nur mit Ballen zügig begehen und Fersen dabei deutlich hochdrücken.

Wochentag	Trainingsumfang	Aufgabe	Ziel der Übungen
1	5 Min.	Ballengang 30 Schritte über steinigen Weg, dabei über Nase einatmen und langsam über spitzen Mund ausatmen (Unangenehmes »wegatmen«).	Desensibilisierung der Fußsohlen für steinigen Untergrund.
	5 Min.	5 Min. Barfuß-Ballengang auf natürlichem Boden (Wiese, Garten, Seiten- oder Mittelstreifen eines Feldwegs), mit Blick ca. 4 bis 5 Meter voraus, statt direkt vor oder auf die Füße (starke Selbstkontrolle erforderlich).	Schulung der Sensomotorik und Propriozeption.
	5 Min.	Mit Zehenunterseite je eine kleine Mulde in Erdboden graben. Danach Füße mit feuchtem Waschlappen (in Plastiktüte mitführen) abwischen.	Training der Zehenspannung.
	5 Min. (Summe 20 Min.)	Danach Minimalschuhe anziehen und auf unebenen, eher steinigen Böden zurück zum Ausgangspunkt gehen, als ob man weiterhin barfuß ginge.	Training des Ballengangs in Minimalschuhen.
2	5 Min.	5 Min. bedachtes, achtsames Barfußgehen auf einer Schrägen (am besten Naturböden, andernfalls geht auch Asphalt) in Form einer Unendlichkeitsschleife: Oberkörper bleibt aufrecht, die Zehen haben leichten Druck auf Untergrund und bauen leichte Spannung auf. In beide Richtungen gehen.	Training der Propriozeption und sanfte Aufbau des Selbstvertrauens, den Fuß kippen zu lassen.
	15 Min.	Gehen Sie über eine freie natürliche Fläche, vor den Augen eine Brille/Sonnenbrille, deren Brillengläser in der unteren Hälfte abgeklebt sind. Versuchen Sie nun, den Kopf gerade zu halten, sodass die Augen maximal 4 Meter vor Ihnen den Boden abtasten können. Nehmen Sie wahr, was sich unter Ihren Füßen abspielt und wie sich Ihre Füße der Bodenstruktur anpassen.	Training der Sensomotorik. Schulung c vorausschauenden Blicks. Schulung de »Bodenlesens« für das Gehirn.
	5 Min. (Summe 25 Min.)	Ziehen Sie nun Ihre Minimalschuhe an und vergleichen Sie Ihren Spürsinn. Achten Sie auch darauf, welche Empfindungsreaktionen ausgelöst werden.	Intensitätsunterschiede der Wahrnehm durch barfüßiges Gehen im Vergleich z Schuhwerk erleben und einordnen.
3	7 Min.	Barfußgehen 60 Schritte über steinigen Weg (Asphalt meiden), dabei ruhig über Nase einatmen und langsam über spitzen Mund ausatmen (Unangenehmes »wegatmen«).	Dessensibilisierung der Fußsohlen für steinigen Untergrund.
	10 Min.	10 Min. Barfuß-Ballengang auf natürlichem Boden (Wiese, Garten, Seiten- oder Mittelstreifen eines Feldwegs), mit Blick ca. 4 bis 5 Meter voraus, statt direkt vor oder auf die Füße gerichtet (starke Selbstkontrolle erforderlich).	Schulung der Sensomotorik und Prop ozeption.
	5 Min.	Mit Zehenunterseite je eine kleine Mulde in Erdboden graben und diese mit anderem Fuß mit umliegender Erde wieder zuscharren. Danach Füße mit feuchtem Waschlappen (in Plastiktüte mitführen) abwischen.	Training der Zehenspannung.
	5 Min. (Summe 27 Min.)	Danach dünne Minimalschuhe anziehen und auf unebenen, eher steinigen Böden zurück zum Ausgangspunkt gehen, als ob man weiterhin barfuß wäre.	Training des Ballengangs in Minimalschuhen.

Vochentag	Trainingsumfang	Aufgabe	Ziel der Übungen
4	10 Min.	10 Min. bedachtes, achtsames Barfußgehen auf einer Schrägen (am besten Naturböden, andernfalls geht auch Asphalt) in Form einer Unendlichkeitsschleife: Oberkörper bleibt aufrecht, die Zehen haben leichten Druck auf Untergrund und bauen leichte Spannung (Festigkeit im Fuß) auf.	Training der Propriozeption und weiterer Aufbau des Selbstvertrauens, den Fuß kippen zu lassen.
	15 Min. (Summe 25 Min.)	Training des kurzen Schrittes: Distanz über Asphalt oder Wiese von 100 Schritten mit Schuhen abgehen und markieren. Nun diese Strecke in Minimalschuhen abgehen und versuchen, 110 oder mehr Schritte zu benötigen. Danach barfüßig über den Ballen mindestens 120 Schritte für diese Strecke einüben.	Schulung verkürzter Schrittlänge und des aufrechten Gangs.
5	10 Min.	Barfußgehen 100 Schritte über steinigen Weg (Asphalt meiden), dabei ruhig durch Nase einatmen und langsam über spitzen Mund ausatmen (Unangenehmes »wegatmen«).	Desensibilisierung der Fußsohlen für steinigen Untergrund.
	10 Min.	10 Min. Barfuß-Ballengang auf natürlichem Boden (Wiese, Garten, Seiten- oder Mittelstreifen eines Feldwegs), mit Blick ca. 4 bis 5 Meter voraus, statt direkt vor oder auf die Füße (starke Selbstkontrolle erforderlich).	Schulung der Sensomotorik und Propriozeption.
	6 Min. (Summe 26 Min.)	Danach dünne Minimalschuhe anziehen und auf unebenen, eher steinigen Böden zurück zum Ausgangspunkt gehen, als ob man weiterhin barfuß ginge.	Training des Ballengangs in Minimalschuhen.
6	10 Min.	Gehen Sie entweder mit Minimalschuhen auf Schotterwegen oder barfüßig über angenehmen Boden im Wechsel rückwärts und seitlich überkreuz.	Verschiedene Kraftverteilungen durch Abrollbewegungen des Fußes schulen. Stärkung der Sprunggelenke und Achillessehne. Einbindung des gesamten Körpers und der diagonalen Muskelketten.
	10 Min. (Summe 20 Min.)	Treppenübung: Gehen Sie barfuß sehr langsam (gefühltes Zeitlupentempo) nur über den Fußballen mehrfach eine Treppe hinauf und rückwärts wieder hinunter. Halten Sie sich am Treppengeländer fest.	Dynamische Stärkung der Fuß- und Wadenmuskulatur.
7		Heute Regenerationstag. Barfußgehen nur auf weichen Untergründen oder in Minimalschuhen.	Passiv trainieren – durch Nichtstun viel tun! Abspeichern des Gelernten und Hyperkompensations-Phase aller beteiligten Körperstrukturen aus den verschiedenen Übungen.
		Wöchentlicher TEST: Wie weit können Sie heute im Stand die Fersen anheben und wie lange können Sie die Position halten? Bitte notieren!	Bitte nehmen Sie auch diesen Tag sehr ernst!
EXTRA ung einbinden, ın noch Zeit und Lust		Je 1 Min. Gehen: nur über Ferse, nur über Vorfuß, nur über Fußinnenseite, nur über Fußaußenseite. 1 Min. Kniekreisen: Knie führen große Kreisbewegung in beiden Richtungen aus. Fußflächen und Zehen bleiben am Boden.	

Wochentag	Trainingsumfang	Aufgabe	Ziel der Übungen
1	15 Min.	Wahl einer Route: Langsames, achtsames Barfußgehen 15 Min. über variantenreiche Böden – z. B. durch ständigen Seitenwechsel des Weges, quer über eine Wiese, entlang einer Asphaltstraße, Waldböden mit Moos, Nadeln oder Tannenzapfen, durch flache Wasserläufe etc. (Minimalschuhe, feuchter Waschlappen, Notfallset immer dabei!).	Vertiefung und Verbesserung der Reaktionsgeschwindigkeit auf unterschiedlichen Bodenbeschaffenheiten.
		Denken Sie daran: Bei Widerständen nicht die Luft anhalten, sondern durch die Nase einatmen und langsam die Körperspannung durch den spitzen Mund ausatmen (Unangenehmes »wegatmen«).	Durch die richtige Atemtechnik das Se bilitätsniveau durch Barfußgehen niec halten und kontrollieren lernen.
		Bewusstes leichtes Andrücken der Zehen beim Absetzen des Fußballens am Boden.	Fußspannung kontrollieren.
	8 Min. (23 Min.)	Danach dünne Minimalschuhe anziehen und auf unebenen, eher steinigen Böden zurück zum Ausgangspunkt. Dabei weiterhin auf kurze Schritte achten, die jedoch schneller sein sollten.	Vertiefung des Ballengehens im Minimalschuh.
2	15 Min.	Bedachtes, achtsames Barfußgehen an steileren Schrägen (am besten Naturböden, andernfalls geht auch Asphalt) in Form einer Unendlichkeitsschleife: Oberkörper bleibt aufrecht. Die Zehen haben leichten Druck am Untergrund und bauen leichte Spannung (Festigkeit im Fuß) auf.	Vertiefung, Training der Propriozeptior und weiterer Aufbau des Selbstvertrau dafür, den Fuß kippen zu lassen.
	5 Min. (20 Min.)	Training des kurzen Schrittes: Distanz über Asphalt oder Schotterweg von 50 Schritten mit Joggingschuhen locker ablaufen und markieren. Nun diese Strecke in Minimalschuhen über die Ballentechnik (Sie erinnern sich: Ferse touchiert bei jedem Schritt kurz den Boden) und versuchen, 60 oder mehr Schritte zu benötigen.	Training der Umstellung der Schrittlän vom Schuh- zum Barfußgang. Verbess rung der Gangsicherheit und des aufre ten Gangs (Entlastung Wirbelsäule).
3	20 Min.	Wahl einer alternativen Route: Langsames, achtsames Barfußgehen 20 Min. über variantenreiche Böden – zum Beispiel durch ständigen Seitenwechsel des Weges, quer über eine Wiese, entlang einer Asphaltstraße, Waldböden mit Moos, Nadeln oder Tannenzapfen, durch flache Wasserläufe etc. (Minimalschuhe, feuchter Waschlappen, Notfallset immer dabei!)	Intensivierung der Reaktionsfähigkeit Füße und der gesamten Körperhaltun auf unterschiedlichen Bodenbeschaffenheiten. Vertiefende Schulung des Tastsinns.
		Denken Sie dran: Bei Widerständen nicht die Luft anhalten, sondern durch die Nase einatmen und langsam die Körperspannung durch den spitzen Mund ausatmen (Unangenehmes »wegatmen«).	Durch die richtige Atemtechnik das Se bilitätsniveau durch Barfußgehen niec halten und kontrollieren lernen.
		Bewusstes leichtes Andrücken der Zehen beim Absetzen des Fußballens am Boden.	Fußspannung durch Zehenkontrolle bewusst beeinflussen.
	10 Min. (ca. 30 Min.)	Danach dünne Minimalschuhe anziehen und auf unebenen, eher steinigen Böden zurück zum Ausgangspunkt. Dabei weiterhin auf kurze Schritte achten, die jedoch schneller sein sollten.	Vertiefung des Ballengangs im Minim schuh.

Wochentag	Trainingsumfang	Aufgabe	Ziel der Übungen
4	20 Min.	Gehen Sie heute barfuß oder mit Minimalschuhen eine Steigung hoch und runter. Versuchen Sie beim Anstieg dennoch, die Ferse am Boden zu belassen und Ihr Becken bei jedem Schritt zum Hang zu bewegen. Beim Abstieg setzen Sie zuerst den Fußballen auf.	Erlernen weiterer Gangtechniken für einen sicheren und effektiven Gang im Gebirge. Schulung gelenkschonenden Gehens.
	8 Min. (ca. 28 Min)	Training des kurzen Schritts: Distanz über Asphalt oder Schotterweg von 100 Schritten mit Joggingschuhen locker ablaufen und markieren. Nun diese Strecke in Minimalschuhen über die Ballentechnik und versuchen, 110 oder mehr Schritte zu benötigen.	Steigerung der Krafteinwirkung auf den Fuß durch den ersten Einsatz leichter Lauftechnik mit kurzer Ballenlauftechnik. Verbesserung der Widerstandsfähigkeit der Füße.
5	25 Min.	Wahl einer weiteren alternativen Route. Langsames, achtsames Barfußgehen 25 Min. über variantenreiche Böden durch ständigen Seitenwechsel des Weges, quer über eine Wiese, entlang einer Asphaltstraße, Waldböden mit Moos oder Nadeln, durch flache Wasserläufe etc. (Minimalschuhe, feuchter Waschlappen, Notfallset immer dabei!).	Intensivierung der Reizsetzung für Füße, Körper und Geist zur Vorbereitung auf ausgedehnte Touren.
		Denken Sie dran: Bei Widerständen nicht die Luft anhalten, sondern durch die Nase einatmen und langsam die Körperspannung durch den spitzen Mund ausatmen (Unangenehmes »wegatmen«).	Verfestigung der Atemtechnik zur Verselbstständigung beim natürlichen Gehen (Unterbewusstsein).
		Bewusstes leichtes Andrücken der Zehen beim Absetzen des Fußballens auf dem Boden.	
	12 Min. (ca. 37 Min.)	Danach dünne Minimalschuhe anziehen und auf unebenen, eher steinigen Böden zurück zum Ausgangspunkt. Dabei weiterhin auf kurze Schritte achten, die jedoch schneller sein sollten.	Verfestigung des Einsatzes der Zehen beim Gehen mit und ohne Schuhe.
6	20 Min.	Gehen Sie barfuß über Felder, Graswege, Wiesen oder Parkflächen. Versuchen Sie dabei, den Fuß steil (Rist zeigt nach vorne) nach unten zu drücken und den Fuß knapp über den Boden zu wischen, als ob Sie mit Ihren Füßen Wasser auf einer Wasseroberfläche wegspritzen wollten. Das »Wischen« vertreibt im Gras mögliche Bienen und Wespen.	Vermeidung von Verletzungen durch Bienen- und Wespenstiche.
	8 Min. (ca. 28 Min.)	Treppenübung: Gehen Sie barfuß zügig nur über den Fußballen mehrfach eine Treppe rauf, ohne dabei mit Schwung hochzulaufen, ohne Festhalten am Treppengeländer. Gehen Sie die Treppe im Zeitlupentempo hinunter und setzen Sie dabei die Ferse sehr langsam und sanft bei jedem Schritt ab.	Vertiefung und Stärkung der Fuß- und Unterschenkelstruktur.
7		Heute Regenerationstag. Barfußgehen nur auf weichen Untergründen oder in Minimalschuhen. Gönnen Sie sich ein regeneratives Fußbad (siehe Seite 157).	Passiv trainieren. Durch Nichtstun viel tun! Abspeichern des Gelernten und Hyperkompensations-Phase aller beteiligten Körperstrukturen aus den Übungen.
		Wöchentlicher TEST: Wie weit können Sie heute im Stand die Fersen anheben und wie lange können Sie die Position halten? Bitte notieren!	Bitte nehmen Sie auch diesen Tag sehr ernst!

Wochentag	Trainingsumfang	Aufgabe	Ziel der Übungen
1	30 Min. 7 Min. (37 Min.)	Sportlicher zielgerichteter Ballengang: Das hintere Bein drückt den aufrechten Körper nach vorne. Sie werden sozusagen vom hinteren Fuß nach vorne geschoben. Dabei achten Sie auf eine ruhige Kopfhaltung (wenig Auf und Ab des Blicks). Der Körper geht Richtung »Ziel«; wenig Auf und Ab durch starke Kniebeugung. Versuchen Sie, maximal schnell zu gehen, indem Sie Ihren ganzen Körper locker mitgehen lassen. Diese Übung sollten Sie nur in der Ebene und auf übersichtlichen Wegen durchführen. Das Ziel: 3 bis 4 Kilometer in einer halben Stunde. Nutzen Sie hierfür einen Schrittzähler (Schrittzähler-App); achten Sie auf die eingestellte Vorgabe der Schrittlänge, weil sie für diese Übung wahrscheinlich zu gering eingestellt ist. Denken Sie nach dieser Übung auf jeden Fall an das Cool-down: Muskellockerung, Faszien der Füße, Beine und des Rückens ausrollen, leichtes Dehnen direkt nach der Übung, tiefenwärmende Öle etc.	Aufbau maximaler Gangg schwindigkeit bei maxima schonender Gangeffizienz
2	ab 20 Min. 7 Min. (>27 Min.)	Training des kurzen Schritts im Laufstil: Distanz über Asphalt oder Schotterweg von 100 Schritten mit Joggingschuhen locker ablaufen und markieren. Nun diese Strecke in Minimalschuhen mit der Ballentechnik (Sie erinnern sich: Ferse touchiert bei jedem Schritt kurz den Boden) laufen und dabei versuchen, 110 oder mehr Schritte zu benötigen. Laufen Sie diese Distanz einige Male ab und versuchen Sie, Ihre Schrittzahl zu erhöhen. Nach einigen Durchläufen nehmen Sie dieses Schrittlängen-Gefühl mit auf Ihre gewählte Strecke von 20 oder mehr Min. Denken Sie nach dieser Übung auf jeden Fall an das Cool-down: Muskellockerung, Faszien der Füße, Beine und des Rückens ausrollen, leichtes Dehnen direkt nach der Übung, tiefenwärmende Öle etc.	Einprägen kürzerer Schritt längen beim Laufen zur Verbesserung der Körperhaltung und der natürlich Lauftechnik.
3	30 Min. oder mehr 7 Min. (>37 Min.)	Offroad: Zügiges, aber kontrolliertes Gehen barfuß oder in Minimalschuhen (je nach Beschaffenheit des Weges über variantenreiche Böden, schmale Waldpfade oder einladendes Gelände). Vermeiden Sie das Querfeldeingehen durch geschützte Gebiete und Wälder. Bleiben Sie auf den bestehenden Wegen, Trails, Steigen oder frei zugänglichen Wiesenflächen. (Beim Barfußgehen Minimalschuhe, feuchten Waschlappen und Notfallset auf jeden Fall im Rucksack mitführen!) Denken Sie an die gleichmäßige Atemtechnik, die Sie bereits gelernt haben, sowie an den aktiven Einsatz Ihrer Zehen beim Aufsetzen des Fußes. Denken Sie nach dieser Übung auf jeden Fall an das Cool-down: Muskellockerung, Faszien der Füße, Beine und des Rückens ausrollen, leichtes Dehnen direkt nach der Übung, tiefenwärmende Öle etc.	»Be prepared for the unknown« – Lernen Sie Ihre Füße geschickt auf unbek tem wechselndem Terrain einzusetzen. Schärfen Sie Ihre Sinne. Bringen Sie Ih ganzen Körper und den G auf reaktionsstarke Hocht Gewinnen Sie Vertrauen in die Sinne Ihrer Füße. Vertiefen Sie das Vertraue in Ihre Sinneswahrnehmu und in die Leistungsfähig Ihrer Füße.

Wochentag	Trainingsumfang	Aufgabe	Ziel der Übungen
4	60 Min. oder mehr 10 Min. (Summe >70 Min.)	Sportlicher zielgerichteter Ballengang: Das hintere Bein drückt Ihren aufrechten Körper nach vorne. Dabei achten Sie auf eine ruhige Kopfhalten. Der Körper geht Richtung »Ziel«; wenig Auf und Ab durch starke Kniebeugung. Versuchen Sie, maximal schnell zu gehen, indem Sie Ihren ganzen Körper locker mitgehen lassen. Diese Übung sollten Sie nur in der Ebene durchführen. Das Ziel: 6 bis 8 Kilometer in einer Stunde. Nutzen Sie hierfür einen Schrittzähler (Schrittzähler-App). Achten Sie auf die eingestellte Vorgabe der Schrittlänge, weil sie für diese Übung wahrscheinlich zur gering eingestellt ist. Denken Sie nach dieser Übung an das Cool-down: Muskellockerung, Faszien der Füße, Beine und des Rückens ausrollen, leichtes Dehnen direkt nach der Übung, tiefenwärmende Öle etc.	Maximale Ganggeschwindigkeit bei maximal schonender Gangeffizienz ausbauen.
5	AUSGLEICHSTAG	Heute ist Ausgleichstag für Ihre ganzkörperliche Muskulatur und den Geist. Machen Sie heute alternative Bewegungsübungen, die vielfältige Körperbewegungen erfordern, wie z. B. Ballsportarten, Schwimmen, Yoga, Fitness o. Ä.	Verbesserung der Gangqualität durch Beanspruchung andersartiger Körperimpulse.
6	60 Min. oder mehr 10 Min. (Summe >70 Min.)	Heute werden Ihre Füße, Ihr Körper und Ihre Aufmerksamkeit intensiv gefordert. Wählen Sie möglichst einen Rundkurs, sodass Sie immer die Möglichkeit haben, Ihre Tour abzukürzen. Wählen Sie zwischen folgenden Optionen aus oder kombinieren Sie diese: Fußsohlen-Intensivtraining über Schotter: Suchen Sie sich einen Streckenverlauf, der Ihre Fußsohlen deutlich reizt. Sie können mittlerweile selbst abschätzen, welche Strecke Sie gehen können, wenn Sie die Phasen nacheinander geübt haben. Versuchen Sie, die Reizschwelle im Verlauf der Strecke zu überschreiten (es macht am Schluss keinen Spaß mehr). Achtung: Sie sollen sich leicht überreizen, jedoch nicht überfordern! Trails und Steige: Nutzen Sie schmale Wege oder Bergsteige, die kein Radfahrer befahren könnte. Gehen Sie zügig, kontrollieren Sie aber jeden Schritt. Für steile Passagen oder feuchten Boden greifen Sie lieber auf Zehenschuhe mit Profilsohle zurück. Denken Sie an das Cool-down: Muskellockerung, Faszien der Füße, Beine und des Rückens ausrollen, leichtes Dehnen direkt nach der Tour, tiefenwärmende Öle, Füße rückfetten etc.	Die eigene Reizgrenze der Fußsohle bzw. der Fuß- und Körpermuskulatur durch Überschreiten des Wohlfühlbereiches verschieben. Hintergrund: Hyperkompensation des Körpers erreichen.
7	REGENERATIONS-TAG	Es ist Zeit für eine Regenerationsphase. Ihr Körper wird Sie spüren lassen, wie lange er benötigt, um eine Hyperkompensation zu erreichen. Die Regneration ist ein ganz wichtiger Aspekt für Ihren Körper und den Geist, um danach noch leistungsfähiger zu sein. Wöchentlicher TEST: Wie weit können Sie heute im Stand die Fersen anheben und wie lange können Sie die Position halten? Bitte vergleichen Sie die Aufzeichnungen der letzten Wochen. Bitte notieren!	

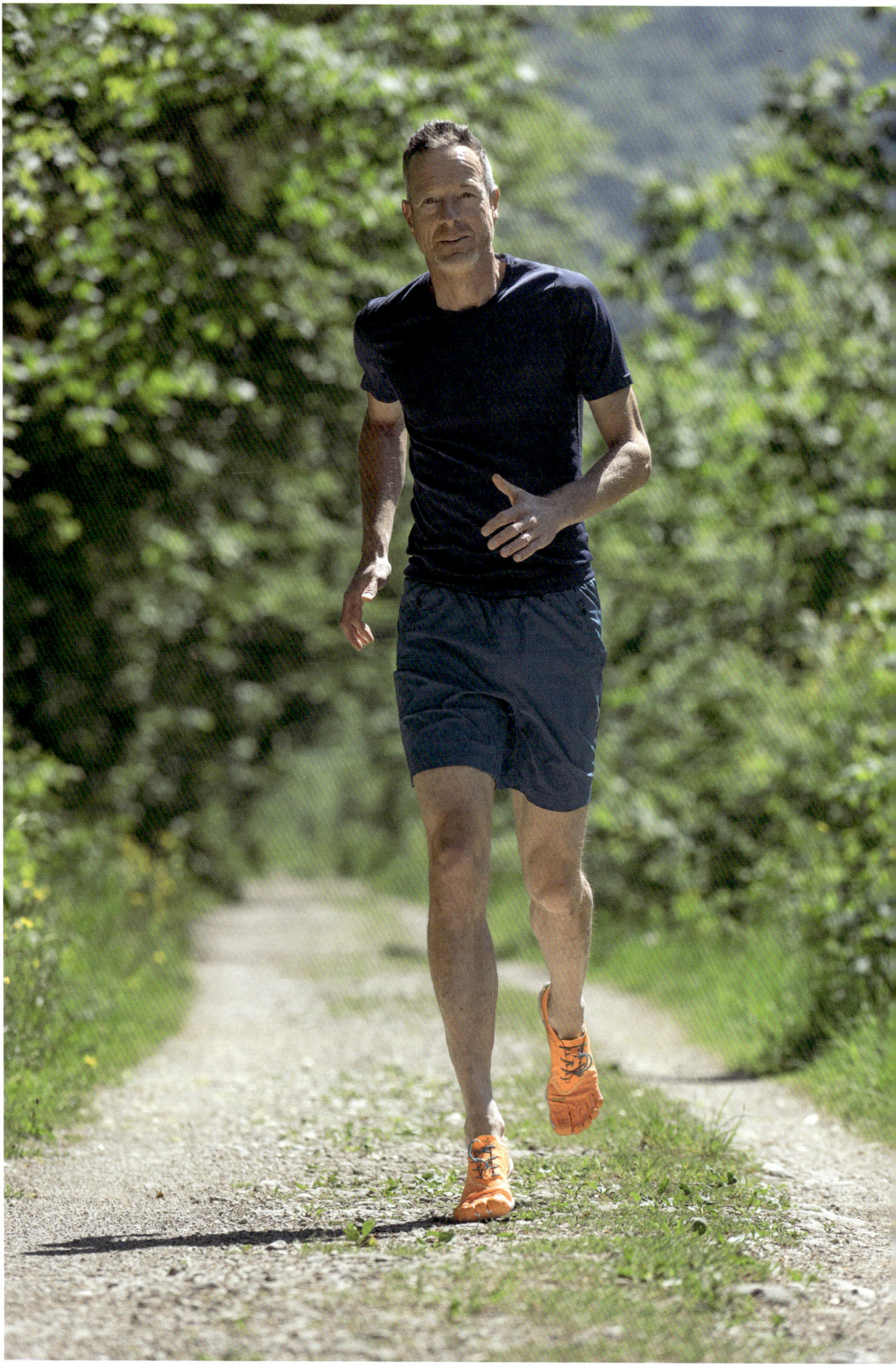

Kapitel 6

Von Joggingschuhen und Vorfußläufern

Wer joggt, tut ohne Zweifel etwas für seine körperliche und mentale Gesundheit – wären da nicht die Schuhe und die vielen Trends, die in schöner Regelmäßigkeit um sie und um das Laufen selbst aufkommen, Stichwörter: Barfußschuh, Vorfußlauf … Zeit, diesen Trends ein paar durchaus unangenehme Wahrheiten entgegenzusetzen!

Joggen und ein neuer Trend

Vielleicht sind Sie ja Teil der Bewegung: Momentan wird der Vorfußlauf beim Joggen als DER Laufstil schlechthin propagiert. Er soll naturkonformer und für den Körper weniger belastend sein. Das ist – um sofort damit aufzuräumen – eine absolute Fehleinschätzung. Allerdings eine sehr populäre. Stellt sich die Frage, wer auf die Idee gekommen ist, das zu behaupten? Barfußläufer? Kaum vorstellbar. Denn die würden sich niemals in Joggingschuhe stellen, um damit zu laufen. So liegt der Gedanke nah, dass die Schuhindustrie oder eingefleischte, eventuell sogar bekannte Läufer oder Influencer dahinterstecken.
Denn tatsächlich verbirgt sich hinter dem Trend eine willkommene Möglichkeit, die Laufindustrie wieder ins Gespräch zu bringen, neue Impulse zu setzen, neue Kurse anzubieten und damit noch mehr Menschen zum Joggen zu animieren. In meiner ehemaligen Heimatstadt München ist der Englische Garten ein gutes Spiegelbild für diese Entwicklung. Während der Corona-Pandemie konnte ich beobachten, wie die Anzahl der Läufer, die ihre Strecken über den Vorfuß absolvierten, kontinuierlich wuchs. Allerdings lief keiner von ihnen barfuß oder in Minimalschuhen, sondern in weich bis sehr weich gepolsterten Joggingschuhen. Wir sind in diesem Buch an einem Punkt angelangt, wo ich Ihnen nicht mehr erläutern muss, warum das fatal ist. Erlauben Sie mir, trotzdem ein paar Gedanken dazu auszuführen, denn ich möchte hier ja echte Lösungen anbieten.

In einem Schuh, der so konstruiert wurde, dass das Laufen über die Ferse (so laufen fast alle Jogger) abgefedert wird, findet der Ballen keinen Halt, und er wird mit jedem Stoß in das weiche Fußbett gedrückt. Erfolgt eine stabilisierende Gegenreaktion seitens des Ballens? Natürlich nicht. Stellen Sie sich vor, Sie würden in ein straff gespanntes Fliegengitter wieder und wieder hineindrücken. Was passiert? Irgendwann gibt es nach.
Der Vorfuß und insbesondere die Zehen sind nicht nur die beweglichsten, sondern auch die verletzlichsten Teile des Vorfußes. Dagegen kann man der Ferse mit ihrem massiven Fersenbein und dem starken Weichteilepolster schwer etwas anhaben. Die vielen Knöchelchen im Vorfußbereich lassen sich bei einem gesunden, vitalen Fuß auf vielfältigste Art bewegen, und trotzdem besitzen sie die optimalen biomechanischen Voraussetzungen, die Widerstandsfähigkeit genau in dem Moment zu erhöhen, wenn die Belastung steigt. Anders wäre es gar nicht möglich, dass unsere Füße nicht nur das Körpergewicht, sondern auch die Mehrlast bei Abstoßbewegungen, wie wir sie beim Gehen oder Laufen vorfinden, tragen. Konkret sind es die Zehenmuskeln und die Fußsohlen-Bänder (die bis zu den Zehen reichen), die diesen Kraftakt stemmen.

Biomechanische Vorgänge im Fuß

Wenn wir auf einem Tisch sitzen und die Beine und Füße frei baumeln lassen, können wir mit unseren Fußmuskeln problemlos die Zehen bewegen. Würden wir jetzt barfüßig vom Tisch herunterhüpfen, würden dieselben Zehen dem Widerstand am Boden etwas entgegensetzen. Ihre Beugung würde gebremst, die Muskeln bewirken eine Anspannung der Sehnen in unseren Fußgewölbebögen, was zu einer sichtbaren Verkürzung, also Zusammenstauchung des Fußes führt. Wenn wir jetzt aus dieser Bewegung loslaufen, erhöht sich die Belastung auf unsere Füße zusätzlich durch die Abstoßbewegung.

Diese biomechanischen Vorgänge können in einem Joggingschuh nicht stattfinden. Selbst bei einem kerngesunden Fuß werden die aktiven und passiven Kräfte in ihrer Wirkung behindert. Das ist auch vollkommen logisch, wenn Sie sich nur mal einen Moment vorstellen, wie Ihr Fuß in so einem Schuh aussieht: Die Zehen können aufgrund der Form nicht mehr gerade auf den Vorfuß-Köpfchen sitzen. Stattdessen biegt sich die Großzehe zur Fußmitte, und der kleine Zeh wird ebenso eingedrückt. Was bitte soll sich da noch spreizen? Nichts. Dafür werden die Kräfte, die für eine reflexartige Aufrichtung und Widerstandsleistung notwendig sind, ausgebremst und die Zehenstellung dauerhaft verändert, denn wir wissen ja, dass ein Reiz eine Reaktion und Anpassung auslöst – das geschieht genauso auch in eine negative Richtung.

Dazu kommt, dass die Ferse nach jedem Schritt in den meisten Fällen in der Luft gehalten wird, statt sie kurz abzusetzen. Dadurch entsteht eine permanente Verkürzung im Achillessehnenbereich. Der Blick in orthopädische Praxen zeigt, wohin das führt – Achillessehnenreizungen und ihre Folgeerkrankungen gehören zu den häufigsten Gründen, warum Läufer dort behandelt werden.

Gefahr der Verletzung

Aber es sind nicht nur die Vorfußläufer, die leiden. Laut einer Analyse des Allensbacher Instituts joggen in Deutschland nun 22,8 Millionen Menschen mal häufiger, mal weniger häufig. Sie legten laut der Sport-App Strava in einem Jahr rund 140 Millionen Kilometer zurück. (Wobei man anmerken muss, dass das nur die registrierten Nutzer der App sind.) Männer im Durchschnitt 8,1 und Frauen 6,7 Kilometer pro Laufeinheit. Die Gruppe der Läufer, die erst im höheren Alter starten und mit über 50 noch laufen, hat sich gegenüber den 90er-Jahren um rund 30 Prozent erhöht. Man kann also davon ausgehen, dass viele schon mit vorbelasteten Gelenken und nicht mehr so straffen Füßen an den Start gehen.
Da verwundert es auch nicht, dass die durchschnittliche Verletzungsquote unter Läufern bei circa 30 Prozent liegt. Das bedeutet, dass sich fast ein Drittel aller Läufer pro Jahr einmal verletzen oder sich ein Läufer-Leiden zuziehen, wobei 80 Prozent davon die unteren Extremitäten betreffen. Es zeigt sich außerdem, dass das Risiko, sich bei einem Lauf zu verletzen, bei einem

Gehen, Laufen, Rennen – was ist eigentlich Joggen?

Gehen, Laufen und Rennen sind zunächst einmal Arten der Fortbewegung, die sich durch verschiedene Merkmale voneinander unterscheiden. Dazu zählen die Fortbewegungsgeschwindigkeit, die biomechanische Intensität, die Krafteinwirkung auf den Körper und natürlich die Fortbewegungstechnik.

Gehen

Das Gehen ist die ureigene, grundlegende Fortbewegungsart des Menschen. Während der Gangphase ist mindestens ein Fuß auf dem Boden. Je nach Untergrund wird entweder die Ferse oder der Ballen zuerst aufgesetzt. Der Gang über den Mittelfuß (gleichzeitiges Absetzen von Ferse und Vorfuß) wird äußerst selten angewandt und nur in ganz speziellen Situationen, zum Beispiel wenn der Untergrund scharfkantig ist. Beim Gehen ist der Oberkörper in der Regel sehr aufrecht, und es sind hauptsächlich die Füße und Unterschenkel, die den Gang ausführen.

Laufen

Im Gegensatz zum Gehen befindet sich beim Laufen immer mindestens ein Fuß in der Luft, die Fortbewegung ist insgesamt schneller und verlangt vom Körper nicht nur die Bewegung der unteren Extremitäten, also Fuß und Unterschenkel, sondern fordert auch den Einsatz des gesamten Beines bis hoch zu den Gesäßmuskeln, um sich und damit den Körper vom Boden abzustoßen und abzufedern.

Beim Laufen sind die Schritte länger und die Belastung für den Körper ist insgesamt größer. Anders als beim Gehen, wo die Stoßdämpfung hauptsächlich über den Ballen, die Spannung des Mittelfußes sowie die Wadenmuskulatur stattfindet, kommt beim Laufen deutlicher die Kniebeugung als Stoßdämpfer zum Einsatz. In der Regel findet das Laufen über den Fußballen mit einer verzögerten und impulsartigen Bodenberührung der Ferse statt.

Rennen

Die dritte und schnellste Form der menschlichen Fortbewegung ist das Rennen. Je nach individueller Konstitution versucht der Mensch bei dieser Art der Fortbewegung, eine möglichst hohe Schrittfrequenz bei maximaler Schrittlänge zu erreichen. Also sozusagen »all in«. Kurzzeitig befinden sich beide Beine in der Luft und die Bewegung findet ausschließlich über den Fußballen statt (kein Bodenkontakt der Ferse). Der Oberkörper ist deutlich vorgeneigt, im Bilde einer leichten Fallbewegung, und die Arme schwingen ausgleichend zur Beinbewegung schnell und weit. Dabei wird die Bewegung des Körpers vom gesamten Beinapparat bis hoch zur Halswirbelsäule abgefangen. Das ist auch der Grund, warum diese Form der Fortbewegung die ineffektivste und Kräftezehrendste ist und darum eigentlich nur in Extremsituationen eingesetzt wird (beispielsweise Flucht).

Joggen

Und was ist nun JOGGEN? Wenn Sie meine Ausführungen aufmerksam gelesen haben und die drei Fortbewegungsarten mit der Jogging-Lauftechnik vergleichen, wird Ihnen auffallen, dass Joggen keine der drei Bewegungsarten widerspiegelt. Joggen könnte maximal zwischen dem Gehen und dem Laufen eingeordnet werden, denn die Schritte sind länger als beim Gehen, aber kürzer als beim Laufen. Die Bewegung findet dennoch bei den meisten Joggern über die Ferse statt, obwohl der Impact, also die Stoßwirkung auf sie immens ist.
Die Belastung kann im Grunde nur durch stark gedämpftes Schuhwerk, einen weichen Untergrund, eine starke Kniebeugung (eine Ursache für Beschwerden etwa durch Achillodynie oder Runners-Knee) bewältigt werden. Diese Art der Fortbewegung ist für mich als FUSSKARTOGRAPH die unlogischste und ungesündeste Art und Weise, sich fortzubewegen. Ich will nicht in Abrede stellen, dass Joggen einen positiven Einfluss auf das Herz-Kreislauf-System und auch sonst gesundheitliche Vorteile hat, aber bei unserem Skelett, den Sehnen, Gelenken und speziell bei den Füßen richtet es viel Schaden an. Darum bezeichne ich persönlich das Joggen als Unart der natürlichen menschlichen Fortbewegung.

Pensum von mehr als 80 Kilometern in der Woche signifikant steigt. Am anfälligsten für Verletzungen ist das Kniegelenk, bezeichnet auch als sogenanntes Runners Knee. Setzt man jedoch Laufkilometer und Verletzungsort in Beziehung, dann klettert die Achillessehne auf den vordersten Rang. Auch dafür gibt es einen Begriff: »Runners Tendon«, also die Achillessehnen-Beschwerden.
Die Häufigkeit von Achillessehnen-Beschwerden scheint durch mehrere Faktoren erklärbar. Bei einer höheren Laufgeschwindigkeit wirkt das circa 12,5-Fache des Körpergewichts auf die Achillessehne ein, gepaart mit einer monotonen repetitiven Belastung, also einer Einseitigkeit. Durch diese hohen Kräfte, die über die Ferse vom weichen Fersenpolster aufgenommen werden, entsteht eine starke dynamische Rückfußinstabilität, wodurch es zu Mikro-Traumen wie auch zur Ödem-Bildung an der Sehne kommt. Das typische Bild zeigt sich in einer deutlichen Morgensteifigkeit mit Anlaufschmerzen sowie einer kolbigen Verdickung circa drei bis acht Zentimeter oberhalb des hinteren Fersenbeinknochens.

Vorbeugung wird von medizinisch therapeutischer Seite oft in Form von Stoßwellentherapie oder exzentrischem Training durchgeführt. In der Praxis zeigt sich jedoch, dass selten daran gedacht wird, dass das Eliminieren von ursächlichen mechanischen Störungen von besonderer Bedeutung ist, um einen Rückfall (Rezidiv) zu vermeiden.
Auch Fersenkissen oder Dämpfungselemente sind keine Lösung, sondern sollten eher vermieden werden, weil dadurch die Rückfußinstabilität noch weiter erhöht wird und es mittelfristig keine Vorteile bringt. Wie einst schon schlaue Leute sagten: »Probleme kann man niemals mit derselben Denkweise lösen, durch die sie entstanden sind.«
Auch die Gabe von kortisonhaltigen Spritzen sollte im Bereich der Achillessehne vermieden werden, da Kortison zu einem vermehrten Kollagen-Abbau führt. Es zeigt sich sogar, dass Kortison-Anwendungen im Bereich der Doppelschleimbeutel auf der Rückseite der Ferse die Gefahr einer Ruptur (gedeckter Riss) der Achillessehne verstärken. Auch kann davon ausgegangen werden, dass hier keine nachhaltige Wirkung erreicht wird, denn wie Sie nun schon wissen, wird damit nicht die Ursache bekämpft.

Und noch ein anderer Aspekt sorgt für eine höhere Verletzungsanfälligkeit von Läufern. Die meisten Menschen, die joggen, tun das, um einen Ausgleich für ihre sitzende Tätigkeit zu haben. Während sie den (Arbeits-)Alltag eher in geschlossenen Räumen verbringen, bietet das Joggen die Chance, raus in die Natur zu kommen oder sich überhaupt ein bisschen zu bewegen. Außerdem hat Laufen ein gutes Image. Wer läuft, gilt als leistungsfähig.
Nicht selten wollen jedoch Freizeitläufer aus sich Leistungssportler machen und fallen so von einem Extrem ins andere. Das Resultat? Stresshormone werden ausgeschüttet. Dazu kommt meist ein schlechter und zu kurzer Schlaf, oft passen die Läufer auch ihre Ernährung nicht an das hohe Stresslevel an. Insgesamt kann sich der Körper nicht mehr ausreichend regenerieren, was dazu führt, dass sich irgendwann Überlastungssymptome häufen und/oder nicht mehr verschwinden. Dazu zählen Vorfußbrennen, Achillessehnenentzündungen oder auch wieder

die bekannten Knie-Probleme. Und da viele Läufer gern die Zähne zusammenbeißen und stur ihr Training fortsetzen, werden aus leichten Beschwerden nicht selten chronische Entzündungen.

Und um das abzuschließen: Akute Verletzungen beim Laufen sind in der Regel Knöchelverstauchungen, die durch Umknicken verursacht werden. Für mich ein Zeichen, dass Schuhwerk das Risiko von Verstauchungen erhöht, weil die Wahrnehmung der Fußposition, die durch die Rückmeldung der Sinneszellen (Mechano-Rezeptoren) erfolgt, im Laufschuh verringert ist. Mein Fazit: Läufer mit vermindertem oder fehlendem Gefühl in der Fußsohle sind deutlich mehr Gefahren durch akute, mittel- und langfristige Fußschäden ausgesetzt als Barfußläufer. Das ist übrigens der Grund, warum Tänzer und Turner ihren Sport gern barfuß ausüben: Die taktilen Empfindungen an der Fußsohle sorgen für eine Verbesserung des Gleichgewichtssinnes und der Bewegung.

Die Ökonomie des Laufens

In einer Studie von Boerkett (1981) wurde festgestellt, dass der Sauerstoffverbrauch während des Laufens mit zunehmender Masse des Fußes anstieg. Schuhe und Einlagen, die 1 Prozent der Körpermasse ausmachen, erhöhen den Sauerstoffverbrauch des Läufers um circa 3,1 Prozent. In einer anderen Studie (1994) fand man heraus, dass ein Läufer, der mit einem Schuhpaar, das 700 Gramm wiegt (was durchaus normal ist), 12 Kilometer pro Stunde läuft, 4,7 Prozent mehr Sauerstoff verbraucht als ein Läufer, der ohne Schuhe mit dieser Geschwindigkeit läuft.
Dieser Anstieg ist für den Freizeitläufer von geringer Bedeutung, für Leistungssportler spielt er allerdings eine immense Rolle, denn er wirkt sich direkt auf die Laufgeschwindigkeit aus. In diesem Zusammenhang muss ich immer wieder an zwei internationalen Top-Athleten denken, die sehr erfolgreich barfuß gelaufen sind: Zola Budd (Pieterse) aus Südafrika und der bekannte Abebe Bikila aus Äthiopien. Offensichtlich hat das Barfußlaufen ihre Leistungen ermöglicht.
Der Anstieg des Sauerstoffverbrauchs in Laufschuhen kann mehrere Ursachen haben. Offensichtlich ist das Gewicht, das bei jedem Schritt beschleunigt und beim Aufsetzen wieder abgebremst wird, wesentlich. Eine weitere Möglichkeit ist die sogenannte externe Arbeit des Fußes, die beim Zusammendrücken und Biegen der Sohle und beim Drehen der Sohle gegen den Boden verrichtet wird. Zu guter Letzt scheinen die gedämpften Schuhe die Fähigkeit der natürlichen Federwirkung der unteren Gliedmaßen, also der Füße und Beine, zu beeinträchtigen. Barfuß werden 70 Prozent der beim Laufen gespeicherten Energie durch die unteren Extremitäten wieder zurückgegeben, beim Laufschuh fällt diese Bilanz wesentlich geringer aus. Die Lösung? Ich plädiere für die Umstellung der Lauftechnik auf einen Minimalschuh oder auf das Barfußlaufen auf natürlichen Böden. Lassen wir doch lieber den Teufel Prada tragen und legen uns Schuhe zu, die sich unseren Füßen anpassen.
Dass das eine radikale Umstellung ist, weiß ich natürlich. Aber diese Umstellung hat bisher in meiner Praxis die besten und nachhaltigsten Ergebnisse gebracht. Selbst den Einwurf, dass

durch das Ballenlaufen die Belastung der Achillessehne erhöht wird und damit die Gefahr einer Achillessehnen-Reizung steigt, kann ich rundum entkräften. Zwar erhöht sich die Belastung um 10 bis 20 Prozent im Gegensatz zum Fersenlaufen in Schuhen. Jedoch bezieht sich diese Kraft nur auf die absolute Belastung und nicht auf die Art der Belastung, in die zusätzlich andere Faktoren mit hineinspielen. Auch scheint die erhöhte Spannung der Plantarfaszie (also der Fußsohle) für die Gesundung der Füße aus meiner Erfahrung heraus eine zwar wichtige, aber untergeordnete Rolle zu spielen, weil offenbar durch die multiple Belastung des Ballenlaufens auf natürlichen Böden die Gesamtdynamik des Fußes diese singulären Belastungssteigerungen sehr gut kompensiert. Denn was passiert? Der Schritt wird deutlich kürzer und die Aufrichtung des Körpers markanter. Dadurch wird auch die Rückseite der Beine weniger stark gereizt.

Zunächst spricht auch überhaupt nichts dagegen, Barfußlaufen und Joggen in Laufschuhen miteinander zu verbinden. Ich empfehle, vor und nach der Laufeinheit die Füße zu befreien und damit nicht nur die Reflexzonen anzuregen, sondern die Füße auch den Einwirkungen von Temperatur, Feuchtigkeit und Reizen auszusetzen. Sogar bei bereits sehr stark fortgeschrittenen Fußdeformitäten kann sich diese Maßnahme als äußerst hilfreich auf die Befindlichkeit der Füße und durchblutungsfördernd auswirken.
Denn was passiert? Wir bewegen uns langsamer und bewusster. Wir regenerieren durch das Barfußlaufen aktiv, was uns erdet und zur Ruhe bringt, statt übermäßig aufzuputschen. Je höher das Stresslevel, desto mehr sollte ich das Barfußlaufen auf unebenen Untergründen einsetzen und auch hier das Gehen über Steinchen und Steine intensivieren.

Laufen und Joggen in Barfußschuhen

Der typische Laufschuh ist in der Regel an der Ferse und im Vorfußbereich abgerundet, um dadurch den sogenannten runden Gang oder runden Laufschritt zu unterstützen. Dabei werden im Ballenbereich bei neutraler, ebener Fußhaltung die Zehen nach oben gedrückt. Zudem sind fast alle mir bekannten Laufschuhe im Vorfußbereich schmal. Wenn beim Joggen die Zehen sich nicht voll aufspreizen können, verlieren sie aber ihre Stabilisierungsfunktion für den Ballen. Im Allgemeinen reagieren die Sportschuh-Hersteller auf diese Herausforderung mit zusätzlichen Stabilisierungselementen und Pronationskeilen im Fersenbereich. Nicht nur die Form hat, wie schon erwähnt, direkten Einfluss auf unsere Füße, sondern auch die im Schuh verbauten aktiven und passiven Stützelemente, welche dem Fuß die Haltearbeit abnehmen.

War bislang die Dämpfung bei Laufschuhen der Weisheit letzter Schluss, so springen nun alle auf das Thema »Therapieschuhe« und vor allem »Barfußschuhe« auf, wobei ich Letztere immer als »Minimalschuhe« bezeichnen würde. Bei all den Entwicklungen stellt sich nun die Frage: Worauf sollte man achten? Was zeichnet Minimalschuhe aus und bei welchen sollte man besonders kritisch sein?

Der Grundgedanke hinter den federleichten Barfußschuhen ist simpel: Der klassische Joggingschuh mit bis zu einem Zentimeter Höhenunterschied zwischen Vorfuß und Ferse (Sprengung genannt), fördert – so haben es Kölner Forscher herausgefunden – eine unnatürliche Laufbewegung über die Ferse. Das Prinzip kennen Sie schon von den Sneakern: Die Folge der unnatürlichen Laufbewegung ist, dass die Fuß- und Beinmuskeln einseitig belastet werden und dadurch markante muskuläre Disbalancen entstehen. Die leichten Barfußschuhe nehmen dagegen deutlich weniger Einfluss auf die Füße und ihre Bewegung.

Allerdings variieren die Modelle von Hersteller zu Hersteller, und nicht immer wird komplett auf Dämpfungselemente und Stabilisierung verzichtet. Das Problem dabei: Der Gedanke, einen Schuh zum Barfußlaufen zu kreieren, ist durchaus gut, aber die Umsetzung meiner Erfahrung nach in 99 Prozent der Fälle eine Katastrophe, denn durch Polsterung sowie durch Stabilisierungs- und Dämpfungselemente sind die meisten Modelle weit weg von einem »Barfußschuh«, der diesen Namen tatsächlich verdient.

Denn Barfußschuhe zu tragen, heißt eben nicht, barfuß zu laufen, und so werden die Reize, die normalerweise auf die Füße wirken, auch durch die Barfußschuhe deutlich abgemildert. Das führt dazu, dass die Träger sie nach einer kurzen Eingewöhnungsphase fast wie einen normalen Laufschuh nutzen, ohne dass sie die körperlichen Voraussetzungen dafür aufgebaut und ihre Bewegungstechniken an dieses Schuhwerk angepasst haben.

Hinsichtlich des Trends zum Vorfußlauf sollte man unbedingt eine Tatsache berücksichtigen: Nämlich dass über 90 Prozent aller Jogger Fersen-Läufer sind. Und damit wird der Barfußschuh aus meiner Sicht von einem Laufschuh zu einem erklärungsbedürftigen Trainingsgerät. Das ist schon deshalb problematisch, weil viele Barfußschuhe über Webshops gekauft werden, also ohne dass eine eingehende Beratung, geschweige denn eine genaue Anprobe erfolgt, und selbst wenn man sie in einem Geschäft erwirbt: Die wenigsten Verkäufer verfügen über das notwendige Wissen der »gesunden« Handhabung, das den Barfußschuhträgern unbedingt mitgegeben werden sollte.

Und so kommt es für die meisten, wie es kommen muss: Die Wade verhärtet sich in kürzester Zeit komplett, weil sie die Umstellung nicht so schnell kompensieren kann. Stellen Sie sich einfach vor, sie hätten acht Wochen im Bett verbracht und sich kaum bewegt, und nun sollen sie aus dem Stand heraus einen Zehnkampf absolvieren. So ähnlich ergeht es Ihrem Fuß und der ihn umgebenden Muskulatur, wenn Sie ohne Vorbereitung von normalen Laufschuhen auf Minimalschuhe umsteigen. Darum ist es so wichtig, die Umstellung schrittweise vorzunehmen und dabei auch zu beachten, dass sich aus meiner Sicht der Einsatz von Minimalschuhen für

Mein Fazit zum Thema Laufen und Joggingschuhe

1. Das Laufen in Joggingschuhen kann das Risiko einer Plantarfasziitis, also einer chronischen Entzündung im Bereich des Fersenbeins, und anderer chronischer Verletzungen der unteren Gliedmaßen erhöhen, da die Übertragung von Stößen auf Muskeln und unterstützende Strukturen verändert wird.
2. Das Laufen mit nackten Füßen oder in Minimalschuhen reduziert den Sauerstoffverbrauch um ein paar Prozent.
3. Das Laufen in Joggingschuhen scheint das Risiko einer Knöchelverstauchung zu erhöhen und Einfluss auf gesunde Knie zu haben – entweder durch die geringe Wahrnehmung der Fußposition oder durch ein erhöhtes Drehmoment durch die Schuhsohle beim Stolpern.
4. Laufschuhe haben auf bestimmten Strecken, bei extremen Wetterbedingungen oder auch bei bestimmten Erkrankungen, etwa bei diabetischen Füßen, eine wichtige Schutzfunktion. Hier darf die Umstellung auf Minimalschuhe gern in Betracht gezogen werden, wobei das entsprechende Training der Füße aber nicht fehlen darf.

Resümee: Die neuen Lauftrends zeigen einen guten Ansatz, sich einem effizienten und schonenden Laufstil anzunähern. Lediglich die Vermischung von dämpfendem Schuhwerk mit Vorfußlauf-Stil beziehungsweise Minimalschuhwerk mit herkömmlichem Fersenlauf-Stil machen das Joggen anfällig für mehr »Frust« als Lust.

längere Trainingsläufe komplett verbietet. Denn die Erfahrungen aus der Praxis zeigen, dass sonst nicht nur Muskelkater droht, sondern gefährliche Überlastungen bis hin zu chronischen Entzündungen und Ermüdungsbrüchen.

Zum Abschluss noch eine Frage: Wenn das alles so logisch ist, warum erreicht man die Läufer mit diesen Erkenntnissen nicht? Ich erlebe es oft, dass Sportler, die mit ihrem Trainingsaufwand die Grenze vom Freizeit- zum Leistungsläufer längst überschritten haben, es nicht mehr schaffen, mit ihrem eingefahrenen Programm aufzuhören. Das hat unterschiedlichste Gründe, aber meist ist die Ursache eine psychologische.
Sportpsychologen sprechen dann von »Sensation Seeking«, bei dem sich Personen über den Sport Anerkennung und Selbstbestätigung holen oder Ängste durch Sport kompensieren, so wie andere für den gleichen Effekt Nikotin oder Alkohol einsetzen. Sport kann tatsächlich zur Droge werden und letztlich zum Kontrollverlust führen. Die Selbstverpflichtung ist dann so

hoch, dass eine Reduzierung nicht möglich ist, obwohl man durchaus weiß, dass das auferlegte Pensum schädlich ist. Ich habe auch lange Zeit gebraucht, um zu verstehen, dass es bei Intensivsportlern einen gewissen Punkt gibt, an dem das Gehirn abschaltet und gar keine bewusste Entscheidung mehr möglich ist. Sie machen einfach weiter und überschreiten damit die Schwelle, ab der das Verhalten zu Körperschäden führt. Aber das sind Extremfälle, die sich allerdings mehren, je deutlicher der Leistungsgedanke auch in den Freizeitbereich einzieht.

Tipps zum Ausprobieren speziell für Läufer

Möchten Sie sich das Barfußlaufen aneignen, dann ist mein »Barfußprogramm« ab Seite 125 hierfür der optimale Einstieg, probieren Sie es aus! Hier noch ein paar grundsätzliche Anmerkungen für Läufer:
Gehen Sie täglich zwischen 20 und 30 Minuten barfuß – *gehen* und noch nicht laufen. So haben die Muskeln und Bänder der Beine und Füße die Möglichkeit, sich langsam an die Mehrbelastung zu gewöhnen. Außerdem verdickt sich Ihre Fußsohle durch die mechanische Reizung seitens des natürlichen Untergrundes. Nicht zu unterschätzen ist auch unsere Augenaktivität beim »Scannen« des Bodens, der vor uns liegt. Auf ebenen Böden mit schützendem Schuhwerk an den Füßen haben wir verlernt, »genau« hinzuschauen und Bodenstrukturen zu »lesen«. Beim Minimalschuh- und Barfußlaufen ist dies jedoch äußerst wichtig. Die Augen und die »Art« des Guckens fordert die Augen gerade am Anfang immens. Sie werden es spüren, wenn Sie nach einer halben Stunde zu Hause zur Ruhe kommen. Anfänglich ist es, als hätte man einen Leistungstest geschrieben. Der Kopf fühlt sich leer an, insgesamt ist man aber entspannt. Unterschätzen Sie dieses Augentraining nicht. Die Augen benötigen ebenso wie Ihre Füße Zeit, auch sie passen sich nur sehr langsam an neue Bedingungen an. Ein frühzeitiges Übertreiben der Belastung kann zu weiteren Fußschäden führen und ein Pausieren notwendig machen. Meist ist das dann das Ende der Freude am Barfußgehen, und das wäre so schade.

Wenn Sie und Ihre Füße sich an die Belastung gewöhnt haben, gehen Sie zunächst zum Joggen in Zehenschuhen über. Wie gesagt, steigern Sie die Dauer und Intensität ganz langsam. So können sich die weißen Fußstrukturen wie Sehnen, Bänder und Achillessehne langsam an die Mehrbelastung anpassen. Danach wechseln Sie zum barfüßigen Laufen. Auch hier wieder zuerst sehr langsam und kurze Strecken, die sukzessive erweitert werden können.
Nach circa vier bis sechs Monaten ist die Fußsohlenhaut deutlich robuster und erlaubt auch längere Zeiträume des Barfußlaufens bei höheren Durchschnittsgeschwindigkeiten. Um die Anpassung zu erleichtern, sollten Sie progressive Kräftigungsübungen und Fußübungen sowie Fußkippungen auf Schrägen trainieren. Barfußlaufen auf unebenem Untergrund trägt ebenfalls dazu bei, die Fußsohlenoberfläche zu stimulieren und eine bessere sensorische Rückmeldung zu erlernen.

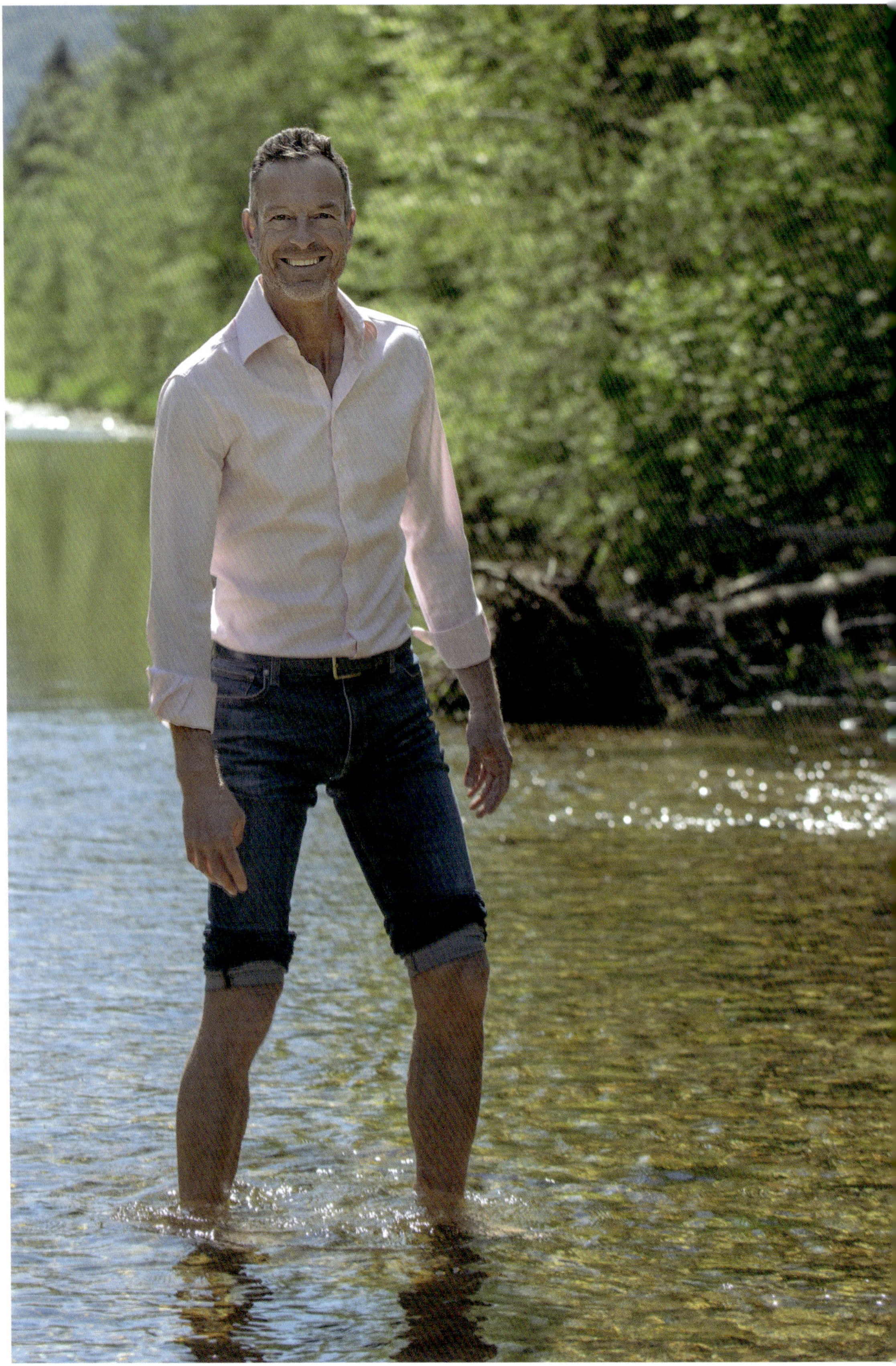

Kapitel 7

So sorgen Sie gut für Ihre Füße!

Ich bin überzeugt, dass Sie eigentlich selbst ganz genau wissen, was Ihnen und Ihren Füßen guttut. Dennoch möchte ich Ihnen im Folgenden ein paar Anwendungen vorstellen, die sich in der Praxis bewährt haben: die Ihre Selbstheilungskräfte aktivieren, den Körper auf dem Weg der Heilung unterstützen oder Fußbeschwerden gar nicht erst entstehen lassen.

Wie Sie Ihre Füße schützen können

Ich habe mal den Ausspruch geprägt: »Schonung ist das Gegenteil von Heilung.« Gerade bei den Füßen mit chronischen Defiziten wird die Richtigkeit dieses Ausspruchs offensichtlich. Ein echter Schutz für einen gesunden Fuß besteht nicht aus Verzicht auf Aktivität, sondern vielmehr aus genau dem Gegenteil. Erfahren Sie in den nachfolgenden Tipps, was ich damit meine.

Vermeiden Sie Einseitigkeiten

In einer Studie der Techniker Krankenkasse von 2023 zeigte sich, dass fast ein Drittel der Befragten sich im Alltag weniger als eine halbe Stunde bewegt und fast die Hälfte der erwachsenen Menschen selten oder nie Sport treibt. Kann man da noch erwarten, dass die Füße gesund sind und bleiben, wo sie doch eigentlich dafür gemacht sind, bewegt und gefordert zu werden? Ich hoffe, ich konnte Sie schon motivieren, Ihre Füße öfter aus Schuhen und Socken zu befreien, denn das tut ihnen grundsätzlich gut.

Vielleicht fragen Sie sich jetzt noch, woran man denn kränkelnde Füße erkennt, wenn sich noch keine deutlichen Verformungen zeigen? Selbstverständlich immer an Beschwerden, die nicht innerhalb weniger Tage vergehen oder immer wiederkehren und das trotz Therapie. Aber auch an scheinbar unbegründeten Ereignissen, wie zum Beispiel an einem Ermüdungsbruch oder daran, dass man das Gefühl hat, stehen bleiben zu müssen, weil die Füße müde werden. Auch wenn sich die Gelenke in irgendeiner Art und Weise bemerkbar machen, sollte man sein Augenmerk auf die Füße richten. Auf der Außenseite abgelaufene Absätze sind ganz normal, denn das ist bedingt durch die Sohlenform, die Absatzform, aber auch durch die Stellung des Fußes. Innen abgelaufene Absätze sind eher selten, verweisen aber meistens auf sehr starke bis extreme Fußfehlstellungen, wie Knick- und Senkfuß. Wölbt sich das Schuhleder über den Sohlenrand hinaus, ist der Schuh definitiv zu eng, und der Fuß versucht, sich Platz zu schaffen, indem er sich dehnt. Gleichbedeutend sind deutliche Spuren von Mängeln an der Innen- oder Außenseite des Innenfutters der Schuhe. Wollen Sie vorbeugen, dann lautet die Formel: Vermeidung von Einseitigkeiten! Sie erinnern sich? Chronifizierung bedeutet eine über einen längeren Zeitraum nicht veränderte Einseitigkeit. So nehmen dauerhafte Einseitigkeiten immer denselben kettenähnlichen Verlauf: Anspannung führt zu Verspannung, führt zu Schmerz, führt zu einer Entzündung, führt zu einer Chronifizierung, führt zu einer Schädigung.
Gesundheit erzielt und erhält man aus meiner Sicht durch die sogenannte Resonanzwirkung oder auch das Echo – nach dem Prinzip der Homöopathie, bei der Ähnliches mit Ähnlichem

verbessert (»kuriert«) oder aufgehoben wird. Am Beispiel des Fußes lässt sich das gut verdeutlichen: Damit der Fuß widerstandsfähig wird, muss ich ihm Widerstand in Form von Gegendruck bieten. Gibt der Untergrund nach, wie es in einem weichen, gedämpften Schuh geschieht, wird auch der Fuß nachgiebig und schwach. Noch ein Beispiel: **Will ich beweglich bleiben, muss ich mich bewegen.** Das ist ein Naturgesetz.

Prävention beginnt aber auch im Kopf. Nach dem Resonanzprinzip wird sich mein Körper der geistigen Haltung anpassen. Blase ich dauerhaft Trübsal, das heißt, ich sehe für mich wenig Hoffnung und damit auch wenig Vorankommen, wird sich das auf die Körperhaltung übertragen. Ich werde gesenkten Hauptes und mit kleinen, kraftlosen Schritten daherkommen. Andersherum kennen Sie es bestimmt auch – wie kraftvoll und sicher Sie vorwärtsschreiten, wenn Sie ein Ziel haben, das Sie motiviert. Ich sage immer: »Die Füße folgen dem Kopf« – das ist eine Herangehensweise, die ich auch auf meine Behandlungen übertrage und die ich anderen Menschen mit auf den Weg gebe.

Wenn Sie etwas erreichen wollen – in unserem Fall gesunde und kraftvolle Füße, die Sie aufrecht durch das Leben tragen –, dann schaffen Sie sich ein klares inneres Bild von diesem Zustand. **Versetzen Sie Ihren Geist in eine positive und zielorientierte Grundstimmung.** Dann wird es Ihnen zum einen leichter fallen, Handlungen umzusetzen, und zum anderen wird die Heilung oder Verbesserung – und das ist eine Erfahrung aus der Praxis – 30 Prozent effektiver und schneller vorangehen. Also erst der Kopf, dann der Körper.

Wir halten uns in der Regel an gewohnten Strukturen fest, ebenso an gewohnten Bewegungen und gewohnten Denkmustern, an gewohnten Nahrungsmitteln, an gewohnten Wegen. Das gibt uns vermeintliche Sicherheit und Stabilität. Je stärker etwas gewohnt ist, desto sicherer fühlen wir uns. Und desto leichter fällt es uns. Was aber, wenn sich etwas Gewohntes plötzlich verändert? Haben Sie diese Erfahrung schon einmal gemacht? Wenn Sie beispielsweise auf die Planke einer Holzbrücke treten, die bisher immer stabil war, jetzt aber plötzlich beweglich ist und knarrt? Was passiert dann mit Ihnen? Wirft Sie das aus Ihrer körperlichen und geistigen Balance? Mit Sicherheit. Also wäre es doch besser, den Körper durch »Unsicherheit im gesicherten Rahmen« daran zu gewöhnen, mit Unsicherheiten umzugehen. Die Bewältigung scheinbar unsicherer Situationen verschafft Ihnen Sicherheit und somit Selbstsicherheit, sie sorgt für eine höhere Konzentration und für eine bessere Aufrichtung. Und wer aufgerichtet ist, der steht in der Mitte des Lebens – seines persönlichen Lebens. Übertragen Sie diese Haltung auf Ihre Füße. Das Ziel sollte sein, Ihre Füße immer wieder unsicherem Terrain auszusetzen – das wird Ihnen nach einer Weile Sicherheit geben. Ganz im Gegensatz zu der Scheinsicherheit, die Ihnen durch »sicheres Schuhwerk« vermittelt wird. **Die Bewältigung von Unsicherheiten stärkt Sie als Mensch und stärkt Ihren Körper. So paradox es auch klingen mag: Unsicher ist sicher. Instabilität ist stabil. Labilität ist Stabilität.**

Deshalb befindet sich unser Körper, wenn wir stehen, auch immer in einem sogenannten labilen Gleichgewicht. Und wir empfinden es als stabil und sicher.

Was Sie sonst noch tun können:

- Essen Sie bunt, statt einfarbig.
- Strengen Sie sich an, wenn Sie Ihre Komfortzone verlassen.
- Gehen Sie mit minimalistischem Schuhwerk über Unebenheiten. (Bitte nicht mit normalen Schuhen, Sie können leicht umknicken.)
- Gehen Sie ab und zu rückwärts.
- Denken Sie vielfältig.
- Nehmen Sie die Zahnbürste mal in die andere Hand.
- Putzen Sie die Zähne doch mal auf einem Bein stehend; am besten diagonal zur »Bürstenhand«.
- Nehmen Sie Gabel und Messer doch mal in die andere Hand.
- Tun Sie einen Tag lang alles anders als gewohnt (nehmen Sie einen anderen Weg zur Arbeit, tragen Sie die Uhr an der anderen Hand ...).

Und wenn es schon schmerzt?

Wie sicher bereits deutlich geworden ist, geht es zunächst darum, zu verstehen, warum es schmerzt. Durch gezielte Techniken, zum Beispiel Kinesiotaping, individuell angepasste sensomotorische Einlagen, Verbesserung der Sinneswahrnehmung über die Füße oder muskuläre Revitalisierung können neben den spezifischen Behandlungen regulative Veränderungen im Körper angeschoben werden, die dann wiederum, wenn sie oft genug und regelmäßig angewendet werden, das ganzheitliche Regelsystem harmonisieren und zu nachhaltigen Veränderungen führen. Damit weicht dann auch der Schmerz. All diesen Maßnahmen gleich ist, dass sie zu einem überschwelligen Reiz führen, der deutlich über unseren alltäglichen Belastungsreizen liegt. Dadurch können Regulation und Wiederherstellung der Funktion zusätzlich intensiviert werden, ohne den Körper zu überfordern. Das verkürzt die Behandlungszeit.

In meiner Arbeit der FUSSKARTOGRAPHIE gehe ich noch einen Schritt weiter und nutze das Gehirn als »Reizsetzer« – im vorherigen Kapitel bin ich schon kurz auf die Kraft der Imagination eingegangen. **Ich staune immer wieder, wie selten in der Medizin die Macht der Vorstellungskraft genutzt wird. Dabei ist sie, wie wir aus dem Hochleistungssport wissen, sehr wirkungsvoll.** Aber auch im Alltag. Sie kennen sicher das Beispiel mit der Zitrone. Ohne eine vor sich zu haben oder hineinzubeißen, produziert der Mund sofort Speichel, wenn Sie nur daran denken. Und nun stellen Sie sich vor, wie sich Ihre Großzehe ohne die anderen nach oben bewegt. Versuchen Sie es! Und nun schauen Sie auf Ihre Füße bei diesen Gedanken!
Ich kürze den Weg ab, wirke also mit solchen Interventionen direkt auf das Gehirn und dann erst über das aktive Tun, also die Mechanorezeptoren (Sensomotorik) auf die Füße.

Die »paradoxe Intervention«

Manchmal erscheinen uns Ratschläge so seltsam, dass wir sie von vornherein ablehnen. Hier sind einige davon, die ich immer wieder zu meinen Therapieempfehlungen hinzufüge, weil der Erfolg mir recht gibt. Manchmal ist es wichtig, noch einmal zu spüren, was falsch läuft oder falsch gelaufen ist, um ein Gefühl für das Richtige, das Bessere zu entwickeln.

- **Bei chronischen Entzündungen** an den Gelenken wird oft empfohlen, zu kühlen. Ich dagegen arbeite mit **Hitze**, zum Beispiel mit heißen Senf- oder Quarkwickeln. Sie haben eine wärmestauende Wirkung, und die Wärme wird passiv von außen zugeführt. Bei schlecht durchbluteten, wenig beweglichen Gelenken ist das eine effektive Maßnahme, die erfahrungsgemäß bei allen chronischen und degenerativen Prozessen gute Wirkung erzielt.
- **Rotlicht benutzen statt Creme!** Das Rotlicht wirkt tief in die Haut hinein, regt lokal durch die Wärmebestrahlung deutlich den Stoffwechsel des Gewebes an und beschleunigt so die regenerativen Kräfte des Körpers zur Selbstheilung.
- **Capsaicin statt Schmerzmittel verwenden.** Capsaicin wird aus Capsicum gewonnen, das in verschiedenen Chilisorten vorkommt. Es wird als Creme, Öl, Salbe und Pflaster verwendet. Man spricht Capsicum eine schmerzlindernde und durchblutungsfördernde Wirkung zu. Ich empfehle es bei muskulären Schmerzen wie Verspannungen, die die Gelenke unbeweglich machen, bei kalten Füßen und bei Schmerzen im Bereich des unteren Rückens.
- **Einmal am Tag** mindestens 10 bis 30 Minuten lang die **Schuhe tragen, die definitiv zu klein und zu eng sind** und dann beobachten, ob am nächsten Morgen Schmerzen entstehen. Leider lernt man eben meist nicht durch Einsicht, sondern durch Erfahrung.
- **Setzen Sie einen Monat die konventionelle Behandlung oder Therapie aus,** wenn Sie trotz Dauerbehandlung keine Besserung verspüren, und überprüfen Sie, ob die Symptomatik besser oder schlechter wird. Erfahrungsgemäß wirken viele Therapien bei Fußbeschwerden zunächst recht gut, weil durch die Behandlung über die Haut Reize gesetzt werden, die die Beweglichkeit der Muskulatur verbessern (siehe Sensomotorik). Da diese Reizungen jedoch passiv und von außen geschehen (Einlagen/manuelle Anwendungen), erfährt der Körper nicht den nachhaltigen Reiz, sich verändern zu müssen. Somit hat sich zwar kurzfristig eine Verbesserung ergeben, die Ursache wurde aber nicht angegangen.
- Gehen Sie **mindestens 3000 bis 5000 Schritte pro Tag** (in passendem Schuhwerk oder wenn Sie es schon können, barfuß).
- Wenn Sie schnell Erfolg haben wollen, dann **machen Sie langsam**. Sie werden sicherlich schon festgestellt haben, wie schnell Sie ermüden, wenn Sie durch die Stadt schlendern. Das ständige Anhalten kostet den Körper viel Kraft, da er den Organismus immer wieder antreiben muss. Der Belastungsreiz ist also größer, wenn Sie einen Gang herunterschalten.

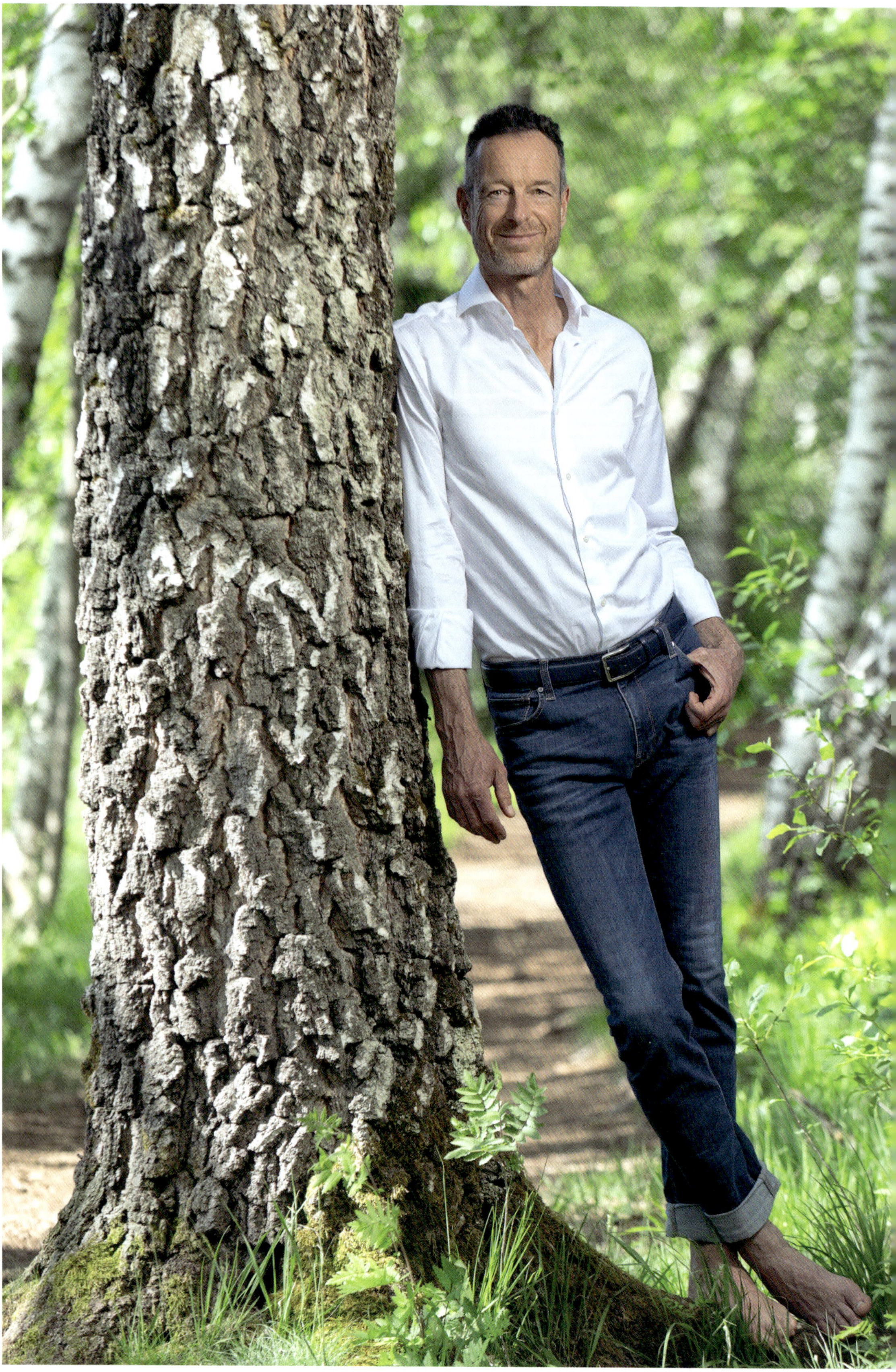

Kapitel 8

Ergänzende Therapien – meine Auswahl für Sie

Neben den vielen Empfehlungen, die Sie jetzt schon bekommen haben, gibt es noch einige ergänzende Therapien, die ich nicht unerwähnt lassen möchte. Auch wenn sie auf den ersten Blick keine sofortige Heilung versprechen, sorgen sie – konsequent angewandt – für Fuß-Gesundheit und Wohlbefinden.

Was Heilsteine, Pfarrer Kneipp und Co. bewirken können

Grundsätzlich bietet es sich an, Therapiemaßnahmen bei Fußbeschwerden mit alternativen Heilmethoden zu ergänzen. Dazu zählen Bachblütenbehandlungen, homöopathische Mittel oder Kristalle. Darüber hinaus gibt es zahlreiche pflanzliche Extrakte zum Einreiben. Einige davon finden Sie im nächsten Kapitel, wo es speziell um die sieben Fußzonen geht.

Homöopathie und Bachblüten

Zu homöopathischen Anwendungen oder Bachblüten-Therapien konsultieren Sie bitte einen Fachmann, der dann das für Sie geeignete Mittel aussucht (oder austestet) und darauf achtet, dass es sich nicht mit anderen Heilanwendungen überschneidet.
Ob Kneipp, Fußbäder oder Massagen – all diese Anwendungen sind es wert, dass Sie sich eingehender damit befassen und sich weitere Anregungen holen, die über meine in diesem Buch hinausgehen. Auch die Fußreflexzonen-Therapie möchte ich an dieser Stelle nur erwähnen, allerdings nicht tiefer darauf eingehen, sondern Ihnen im Folgenden eine Alternative dazu vorstellen, die ich meinen Klienten empfehle und auch selbst seit vielen Jahren täglich anwende.

Kristalle unter den Füßen – die Steinwanne

»Was ist eine Steinwanne?«, fragen Sie sich vielleicht und überlegen, ob Sie sich beim nächsten Spaziergang schöne Kiesel suchen sollen, auf denen Sie dann auch zu Hause gehen können.
Ja, das wäre eine Variante, die Ihren Füßen sicher guttäte. Ich wende noch eine andere an, auf die ich durch die Arbeit mit der Schwingungstherapie gekommen bin. Es geht um das Gehen auf speziellen Kristallen, die auf besondere Weise auf unsere Fußgesundheit Einfluss nehmen. Leider ist das uralte Wissen über die Wirkung der Kristalle und Heilsteine auf unseren Organismus ein wenig in Vergessenheit geraten, und so schaut mich manch ein Klient skeptisch an, wenn ich ihm rate, auf Kristallen zu gehen. Diese Skepsis verfliegt allerdings meist schon nach den ersten Sekunden, denn jeder, der es ausprobiert, spürt schnell, dass es kein Hokuspokus ist, sondern dass diese Kristalle durch ihre besondere Oberflächenstruktur und ihre Beschaffenheit sofort auf den Körper wirken.

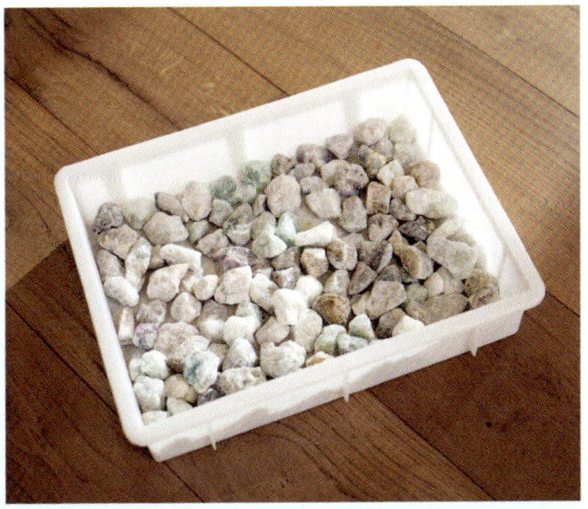

Nehmen Sie eine Wanne von 30 x 40 Zentimeter Größe mit etwa 10 bis 15 Zentimeter hohem Rand und legen Sie so viele Heilsteine hinein, dass der Boden bedeckt ist (siehe Abbildung). Sie können diese Steine (Rohsteine, also ungeschliffen und natürlich), in der Regel über den Handel beziehen. Ich empfehle Ihnen, eine Steinmischung zu wählen. Achten Sie beim Bezug der Rohsteine auf den Härtegrad der gewählten Steine. Dieser wird in Mohshärte angegeben und sollte ab Härtegrad 6–7 gewählt werden. Die Kristalle dürfen beim Drauftreten nicht brechen! Die Steine sind im Durchmesser ungefähr drei bis vier Zentimeter groß und von der Oberflächenstruktur her zwar rau, allerdings nicht scharfkantig oder spitz. Trotzdem stellt das Gehen darauf auf der Stelle oder im Kreis für viele Menschen anfänglich eine Herausforderung dar. Die intensive Akupressurwirkung an der Fußsohle aktiviert den gesamten Organismus. Das macht sich zunächst als Kribbeln bemerkbar, im weiteren Verlauf dann durch eine deutliche Entspannung der Muskulatur bis hoch zum Nacken. Man wird wacher, kann klarer denken und fühlt sich nach ein paar Minuten viel frischer als vorher. Aber die Wirkung der Steine reicht noch viel tiefer: Der Blutkreislauf kommt in Schwung, weil die Füße auf diesem unebenen Boden weitaus mehr arbeiten müssen und somit über die Muskulatur die Muskelpumpe aktiviert wird. Damit wird auf natürliche Art und Weise auch der Stoffwechsel im Körper angeregt. Was die Steine sonst noch bewirken, habe ich für Sie im Info-Kasten auf Seite 156 zusammengefasst.

Die Anwendung ist sehr simpel. Sie kann sogar im Sitzen erfolgen, was für Rollstuhlfahrer interessant ist. Das Gehen auf den Steinen ist körperlich nicht anstrengend. Als Nebenwirkung und Begleiterscheinung kann es sein, dass man das Treten auf den Steinen anfangs als schmerzhaft empfindet, eventuell nach den ersten Malen ein wenig Muskelkater in den Füßen hat.
Und wenn Sie es abends zu lange ausgedehnt haben, kann es vorkommen, dass Sie anschließend schlecht schlafen, weil Sie Ihr vegetatives Nervensystem zu sehr befeuert haben. Andererseits wird es bei regelmäßiger Anwendung zu besserem Schlaf führen.
Die Kristallbehandlung über die Füße ist für fast jeden Menschen geeignet. Ausnahmen würde ich machen bei Kleinkindern, Schwangeren und bei Senioren ohne therapeutische Begleitung. Die Anwendung ist auf der anderen Seite sehr geeignet für alle Menschen, die einen klaren Verstand benötigen, um geistige Leistung zu erbringen, für Kinder, um die Sinneswahrnehmung der Füße zu aktivieren, für Sportler, die ihre Füße als wichtige Körperteile zur Ausübung ihrer sportlichen Aktivität brauchen, aber auch für Nichtsportler, um den Körper zu aktivieren.
Als »Neuling« sollte man sachte beginnen. Mit einer einzigen Anwendung am Morgen barfuß im Stehen für zunächst 30 Sekunden. Wenn das noch zu anstrengend ist, kann man es auch im

Was genau bewirkt das Gehen auf den Heilsteinen im Körper?

- Verbesserung der Leistungsfähigkeit von Herz und Lunge
- Verbesserung der Blutzirkulation durch die verbesserte Kontraktionsfähigkeit der Fuß- und Beinmuskulatur (die Zehen müssen deutlich mehr mitarbeiten)
- Verbesserung der Fließvorgänge in den Lymphbahnen durch Reaktivierung der Beingefäßsituation
- Bei Fußbeschwerden – bessere Durchblutung der geschädigten Bindegewebsteile und Gelenke
- Reduzierung des Blutzuckerspiegels durch die Verbesserung des allgemeinen Stoffwechsels
- Verbesserung des Cholesterinspiegels durch die Verbesserung der HDL-Werte (Anregung der Fußreflexzonenpunkte der Leber)
- Verbesserung der Harnsäurewerte (Anregung der Nierentätigkeit)
- Durch die Verbesserung der Beweglichkeit in den Füßen kommt es zu einer Verbesserung der gesamten Muskulatur des Körpers.
- Verbesserte geistige Beweglichkeit, weil durch die Reizimpulse die Augen aktiviert werden. (Da von den Füßen die Information kommt, dass das »Gelände uneben und steinig« ist, wird die Aufmerksamkeit über die Augen und damit die Wachheit gesteigert.)
- Zusätzlich hat das Steinetreten einen positiven Nebeneffekt: eine Gewichtsabnahme. Das erklärt sich zum einen durch die Aktivierung des vegetativen Nervensystems, eine stärkere Verbrennung, die auch anschließend in der Ruhephase noch wirkt. Zum anderen erleichtert sich der Körper durch die Ausscheidung von Giftstoffen über Nieren, Blase, Leber, Darm, die Atmung und die Haut.
- Verbesserung der Darmaktivität
- Selbstverständlich führt das zu einer besseren Verdauung und zur Verminderung von Blähungen.
- Verbesserung der Schlafqualität. Voraussetzung: regelmäßige Anwendung. Bitte anfänglich nur bis zum Nachmittag anwenden, da das vegetative Nervensystem sonst den nächtlichen Schlaf verhindern könnte (Wirkung anfänglich wie etwa zwei Tassen starker Kaffee).
- Verstärkung der Widerstandsfähigkeit der Sohlenhaut

Sitzen probieren. Wenn die Füße anfangs zu empfindlich reagieren, bietet es sich an, ein Handtuch zwischen Füße und Steine zu legen und diese Polsterung dann nach und nach zu reduzieren, bis der Barfußgang auf den Steinen gelingt. Versuchen Sie, die Anwendungszeit täglich zu erhöhen, quälen Sie sich jedoch nicht! Haben Sie Spaß daran, auf den Steinen zu gehen. Wenn Sie sich an die Steine gewöhnt haben, gehen Sie später zweimal täglich für fünf bis zehn Minuten beziehungsweise treten Sie ähnlich wie bei Kneipp, mit einem Gang, der dem Waten ähnelt, in der Wanne. Verwenden Sie die Steine nicht, wenn Sie offene Verletzungen an den Füßen haben, Hautausschläge, starken Fußpilz oder offene Stellen, die durch Diabetes bedingt sind.
Die Pflege der Steine ist einfach und wenig aufwendig. Alle paar Wochen werden die Steine unter fließendem Wasser abgewaschen, luftgetrocknet und dann wieder in die Wanne gelegt.
Nutzen Sie das Steinetreten anfänglich besser nur bis zum Nachmittag (siehe Kasten!).

Gefäßjogging nach Kneipp

Die nach Sebastian Kneipp benannten Heilmethoden werden heutzutage außer in Reha-Zentren und Kureinrichtungen kaum noch eingesetzt. Schade eigentlich, denn die Kneipp-Anwendungen haben eine sehr gute Wirkung auf unsere Füße und Beine, und man kann sie als Ergänzung immer mal wieder anwenden. Kostengünstig, einfach, effektiv beleben der Kneipp-Knieguss, der wechselwarme Schenkelguss, der Wadenwickel, das Wassertreten, das Tautreten oder das Schneetreten unseren Organismus und vor allem all jene Regelkreise, die mit den Füßen verbunden sind.
Kontraindikationen sind ein zu niedriger oder zu hoher Blutdruck, Nieren- und Blasenleiden, starke Menstruationsbeschwerden, Hexenschuss oder deutliche Ischias-Beschwerden.

Fußbäder

Fußbäder können Füßen Erholung bieten und bei leichten Beschwerden Linderung bringen. Je nachdem, welche Probleme Sie mit Ihren Füßen haben, sollten Sie zum entsprechenden Badezusatz oder Öl greifen. Grundsätzlich ist jedoch bei Fußbädern Folgendes zu beachten:

- Das Wasser sollte immer bis zum Knöchel reichen, es sollte also der ganze Fuß mit Wasser bedeckt sein. Außerdem sollten die Füße in der Schüssel oder Wanne genügend Bewegungsfreiheit haben. Das Wasser sollte nicht zu warm sein, also 37 °C nicht übersteigen.
- Ein Fußbad sollte nie länger als 12 bis 16 Minuten dauern, denn zu langes Baden kann die Haut austrocknen und den Kreislauf unnötig belasten.
- Nach dem Bad die Füße immer gründlich abtrocknen, vor allem auch zwischen den Zehen, um Fußpilz und Entzündungen zu vermeiden.
- Die Füße nach dem Baden gut eincremen oder einölen, denn jetzt sind die Poren weit geöffnet, Wirkstoffe können tief eindringen und sich optimal entfalten. Achten Sie auf verlässliche Bioqualität bei den Produkten (am besten regional).

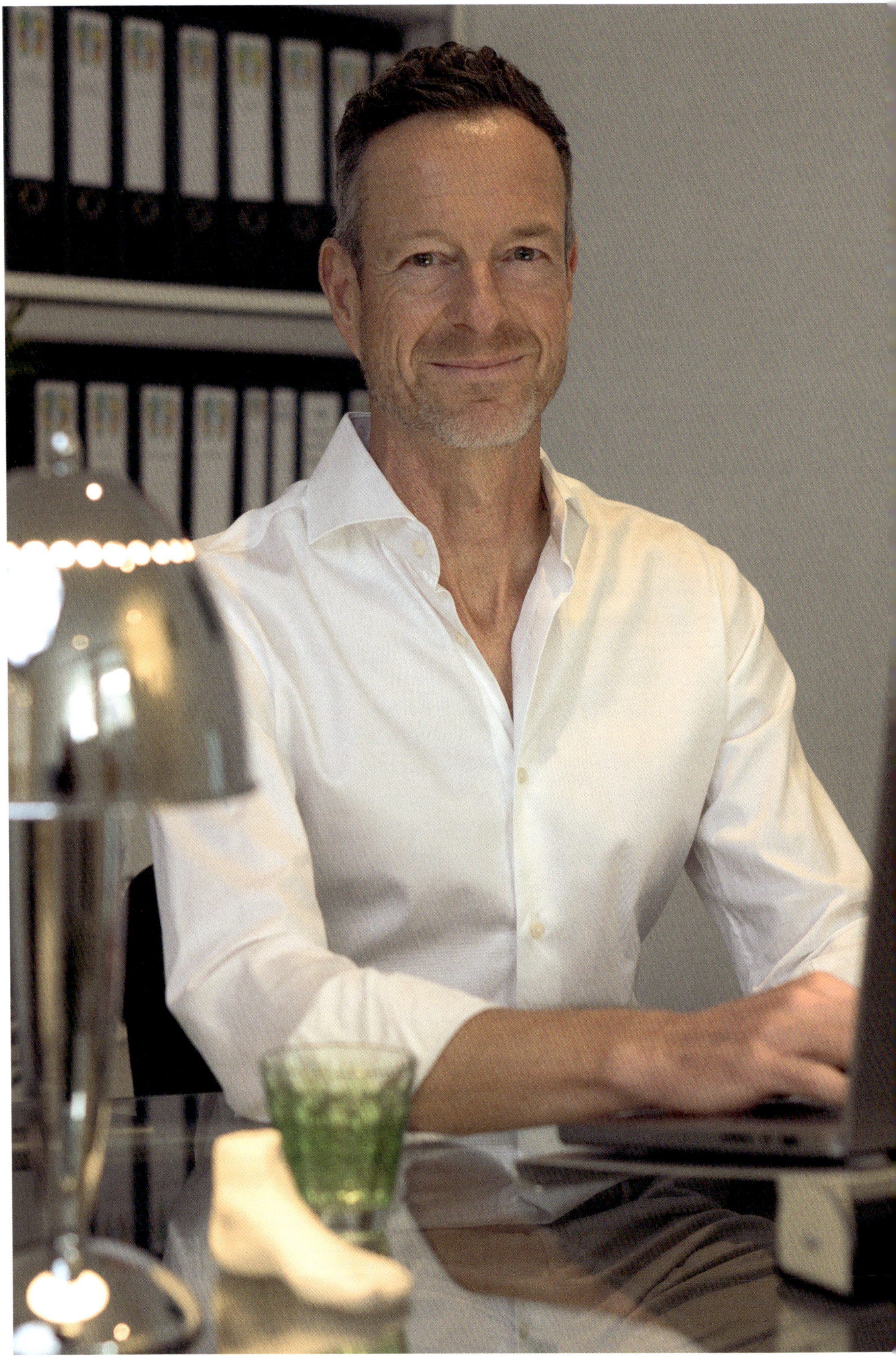

Kapitel 9

Die sieben Fußzonen

Füße sind zwar individuell, dennoch lässt sich jeder Fuß in Zonen einteilen, wo für die jeweilige Zone typische Veränderungen oder Symptome auftreten können, die sich verallgemeinern lassen. So entsteht ein »Leitfaden« von den Zehen über den Fußballen, den Mittelfuß bis hin zur Ferse.

Entscheidend: die ganzheitliche Sicht

Auf den folgenden Seiten gebe ich Ihnen einen tabellarischen Überblick über die sieben Fußzonen sowie mögliche Beschwerden in diesen Bereichen; anschließend zeige ich Ihnen nach dem schon bekannten Prinzip Weglassen/Optimieren/Trainieren, was Sie selbst tun können, um Ihre Situation zu verbessern und das Selbstregulationssystem Ihres Körpers wieder zu aktivieren. Die Aufteilung ist bei allen Fußzonen identisch: Zuerst nenne ich die Zone, dann mögliche Beschwerden, die Diagnose, die Sie vielleicht schon bekommen haben, und Therapien, die man Ihnen vielleicht schon empfohlen hat. Das dient dazu, dass Sie Ihr Problem oder Ihre Beschwerden besser einordnen können. Dann sind Sie gefragt. Schauen Sie sich Ihre Füße an und entdecken Sie weitere Merkmale oder Symptome, die ich aufgelistet habe. Zusätzlich finden Sie jeweils eine Aufzählung von »Nebenschauplätzen«, das heißt von Bereichen, die vielleicht sogar auch bereits therapiert werden, die Sie bisher jedoch gar nicht in einen direkten Zusammenhang mit Ihren Fußproblemen gebracht haben.

Da zu einer ganzheitlichen Analyse natürlich auch die Psyche gehört, ist es für mich wichtig, diese auch bei den Fußzonen miteinzubeziehen. Bevor ich dann in die Praxis gehe und die einzelnen Schritte beschreibe, die zu einer Verbesserung führen können, gibt es für jede Fußzone einen Selbsttest, mit dem Sie Ihre Selbstdiagnose besser absichern können.
Wie bereits im Vorwort ausdrücklich betont: All das sind Hinweise und Vorschläge, die auf meinen jahrelangen Praxis-Erfahrungen beruhen. Sie ersetzen jedoch keineswegs den Gang zum Arzt und eine persönliche Beratung!
Wenn Sie sich entschließen, meinen Anregungen zu folgen, dann seien Sie bitte achtsam und geduldig mit sich selbst. Ein Zustand, der sich über viele Jahre hinweg entwickelt hat, lässt sich selten im Schnellverfahren wieder ändern. Vertrauen Sie auf Ihren Körper und darauf, dass Sie intuitiv spüren, was Ihnen gut bekommt.

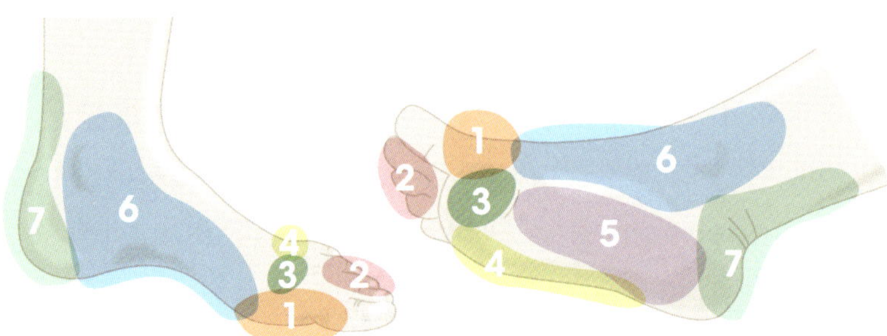

Alle Zonen im Überblick

Fußzone 1

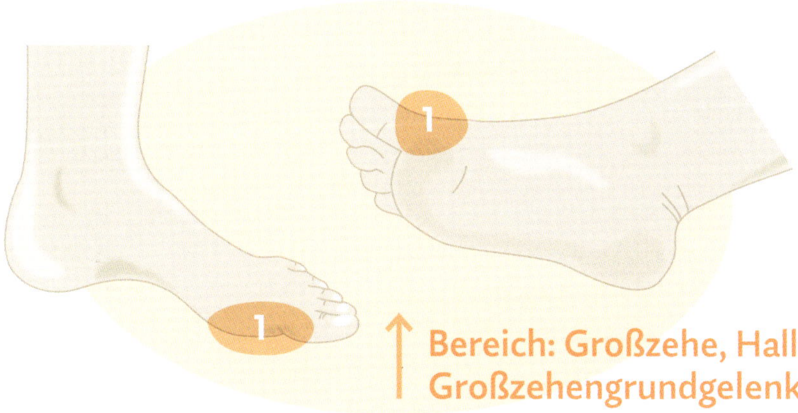

Bereich: Großzehe, Hallux, Großzehengrundgelenk

Beschwerden:

- Schmerzen beim Abrollen
- Stechender Schmerz im Grundgelenksbereich unter dem Fuß beim Auftreten
- Bewegungseinschränkungen
- Brennen im Grundgelenk bei Berührung oder im Schuh
- Ziehen zwischen erstem und zweitem Grundgelenk im Fuß
- Entzündungen im Gelenk
- Hitzegefühl im Vorfuß

Diagnose:

- Hallux valgus (Schiefstand der Großzehe)
- Hallux rigidus (Verfestigung des Großzehengelenks)
- Arthritis (entzündliche Gelenkserkrankung)
- Arthrose (nichtentzündliche Gelenkserkrankung; mehr dazu im Kapitel »Arthrose«)

Bisherige Empfehlungen und Therapien/Therapieversuche:

- Zehenschienen
- Osteotomie (Operationsverfahren)
- Orthesen (medizinische Hilfsmittel)
- Hallux-Operation
- Versteifung
- Zehensocken
- Einlagen
- Zehenspreizer
- Schuhzurichtungen (angepasste Arbeiten an Absatz und Sohle)
- Physiotherapie

Auffälligkeiten an Ihren Füßen/Beinen:

- Ein dickes beziehungsweise ausgeprägtes Großzehengrundgelenk
- Rötungen am Großzehengrundgelenk
- Verkrümmte Großzehe
- Immer wieder Hornhaut an der Außenseite des Zehenstrahls und am Grundgelenk
- Nagelpilz, der sich nicht dauerhaft beseitigen lässt
- Verdickung des Zehennagels
- Verfärbung des Nagels ohne offensichtlichen Grund
- Verformung der Schuhinnenseite am Leder
- Veränderung Ihres Gangbilds

»Nebenschauplätze« oder Bereiche, wo therapiert wird:

- Beschwerden im unteren Rücken
- ISG-Blockaden (Iliosakralgelenk)
- Nackenverspannungen
- Sehnenscheidenentzündung (Tendovaginitis)
- Abnehmende Sehkraft
- Kalte Füße
- Müdigkeit, Abgeschlagenheit
- »Zähes« Denken, unklare Gedanken

Ihr inneres Erleben und Ihre Empfindungen:

- Enttäuschung
- Schuldgefühle
- Unsicherheit im Handeln
- Schlecht Nein sagen können
- Sich im Alltag »verbiegen« müssen
- Wenig Freude und Heiterkeit, eher unglücklich mit bedrückter Seele
- Alles »runterschlucken« oder »in sich hineinfressen«

Selbsttest:

Wahrscheinlich können Sie mit allen Zehen gleichzeitig winken (1). Gelingt Ihnen aber auch die muskuläre Ansteuerung einzelner Zehen? An diesem Test können Sie ablesen, wie stark die aktuelle Verbindung zwischen dem Gehirn und den Zehen ausgeprägt ist: Stellen Sie die Füße nebeneinander auf den Boden, die Fußfläche bleibt flach, und der Fuß ist gerade nach vorn ausgerichtet. Dann lassen Sie zunächst alle Zehen flach auf dem Boden und heben nur die Großzehe an (2). Nun probieren Sie es umgekehrt. Heben Sie alle Zehen hoch und lassen Sie die Großzehe unten (3).

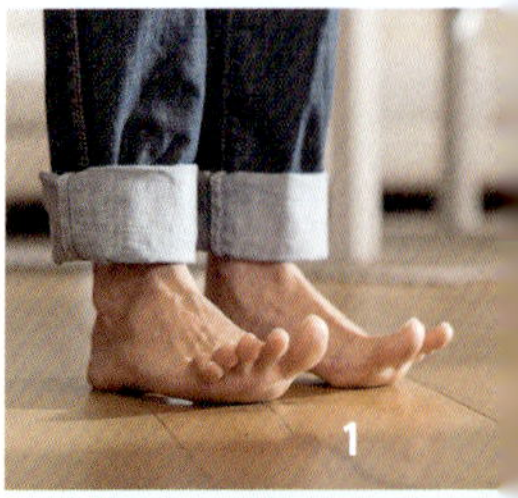

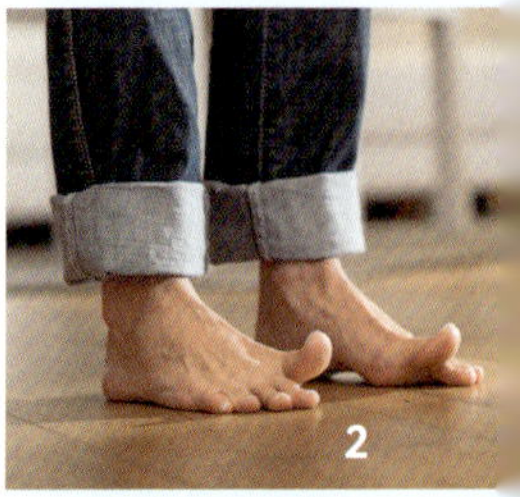

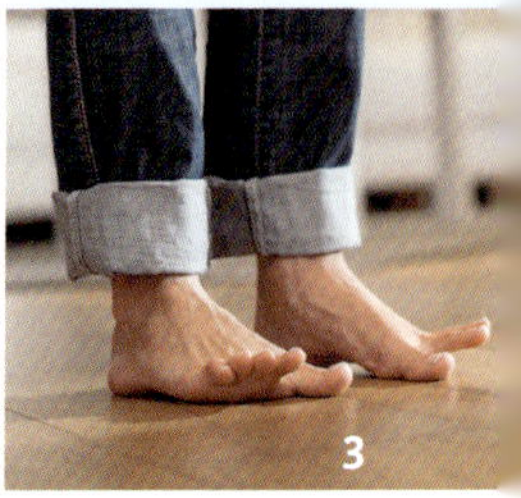

Erste Hilfe/ Symptom-Hilfe:

- Capsaicin-Extrakt (Apotheke) dünn auf die betroffene Stelle auftragen (Achtung: Vermeiden Sie Kontakt mit den Schleimhäuten!). Der Wirkstoff, der unter anderem aus Chilischoten gewonnen wird, fördert die Durchblutung.
- Sie können entzündungshemmende Salben mit den Wirkstoffen der Pflanzen Beinwell und Teufelskralle oder Retterspitz verwenden.
- Bei Chronifizierungen können warme (!) Quarkwickel helfen. Dazu erwärmen Sie Speisequark, streichen ihn dick auf eine Kompresse, Windel oder auf ein Küchenhandtuch, das Sie dann einschlagen. Legen Sie den Wickel um das Großzehengrundgelenk herum und belassen Sie ihn dort, bis der Quark allmählich getrocknet ist.

Abklärung:

- Lassen Sie Ihr Blut auf die Triglycerid- und Harnsäure-Werte überprüfen. Der Harnsäurewert gibt Auskunft über eine mögliche Übersäuerung und sagt etwas über Ihre Ernährung an sich aus. Die Triglyceride sind Fettwerte, die den Grad angeben, in dem vor allem die Leber belastet ist. Nicht abbaubare Fette werden aber auch im Gewebe und in den Gelenken abgelagert.
- Lassen Sie die Stellung Ihres Atlas (oberster Halswirbel) von einem Osteopathen oder einem geschulten Atlas-Therapeuten untersuchen. Eine Fehlstellung, die schon seit der Geburt bestehen oder durch einen Sturz bedingt sein kann, hat Auswirkungen auf die Muskelkette und somit bis hinunter zu den Füßen.
- Lassen Sie von einem Orthopäden abklären, ob die Sesamköpfchen (zwei kleine Knochen unter den Großzehengrundgelenken) in der richtigen Stellung zueinander stehen. Es kann sein, dass sich eines teilweise oder sogar ganz gelöst hat.

Schritt 1: Weglassen

1. Überprüfen Sie, ob die Medikamente, die Sie vielleicht täglich einnehmen, zusammenpassen (Stichwort »Wechselwirkungen«).
2. Überprüfung Sie die Dosierung der einzelnen Medikamente (Stichwort »Übermedikation«).
3. Orthopädische Einlagen: Stellen Sie sich die Frage, ob diese den Zustand signifikant verbessert haben. Und tragen Sie breite Gesundheitsschuhe, statt weiche.
4. Vermeiden Sie Zehenspreizer während des Schuhetragens.
5. Hinterfragen Sie, ob die Ruhigstellung Ihnen guttut.
6. Verzichten Sie möglichst auf Alkohol, Filterkaffee und Wurst, weil diese Nahrungsmittel im Körper sehr stark säurebildend wirken, was das Gelenk zusätzlich belastet.
7. Überprüfen Sie, ob Zehenspreizer oder Beschienungen etwas verändern oder verändert haben.
8. Wenn Ihnen eine Dehnung der Beine empfohlen wurde, dann hinterfragen Sie das kritisch.

Schritt 2: Optimieren

1. Überprüfen Sie Ihre Schuhe hinsichtlich der richtigen Innenlänge und Form (nicht die Schuhgröße!). Die Schuhinnenlänge sollte mindestens 12 Millimeter mehr betragen als die Fußlänge. Sie können die Innenlänge Ihrer Schuhe ganz leicht überprüfen, indem Sie sich eine Schablone anfertigen. Stellen Sie sich dafür auf eine weiße Pappe und zeichnen Sie mit senkrecht aufgestelltem Stift die Kontur Ihres Fußes nach. Im Anschluss verlängern Sie den nachgezeichneten Fuß um 12 Millimeter und schneiden dann einen Streifen mit dieser Gesamtlänge aus. Diesen Messstreifen können Sie nun auf die Standard-Einlegesohle Ihres Schuhs legen, um die richtige Länge zu überprüfen. Falls der Schuh keine herausnehmbare Einlegesohle hat, schieben Sie den Streifen in den Schuh hinein. Wenn er darin flach aufliegen kann, ist die Schuhgröße ausreichend (siehe Abbildungen unten).
2. Tragen Sie flache Schuhe in der richtigen Größe und tragen Sie drei Wochen lang nichts anderes. (Am besten kaufen Sie zwei Paar, damit Sie wechseln können.)

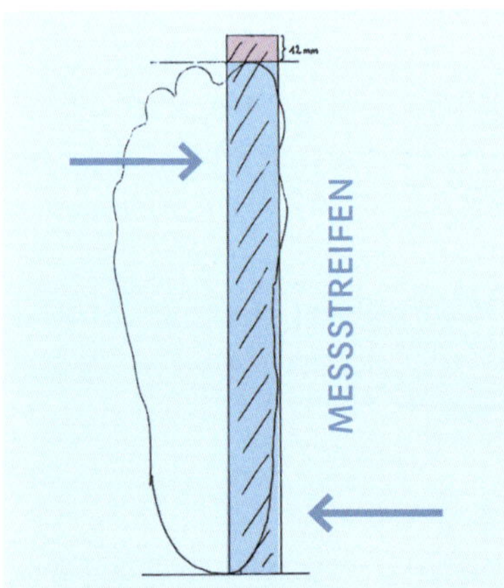

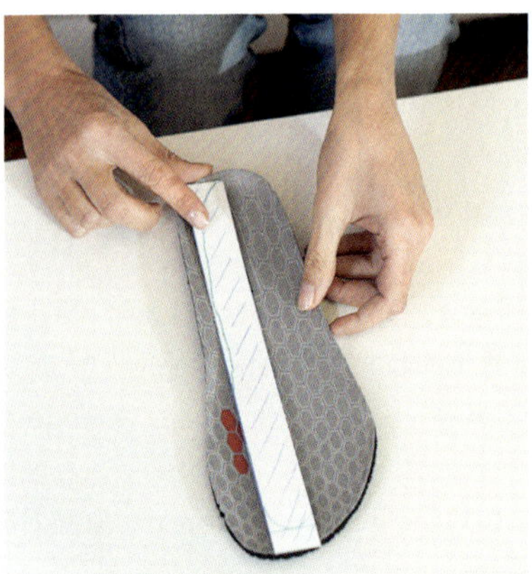

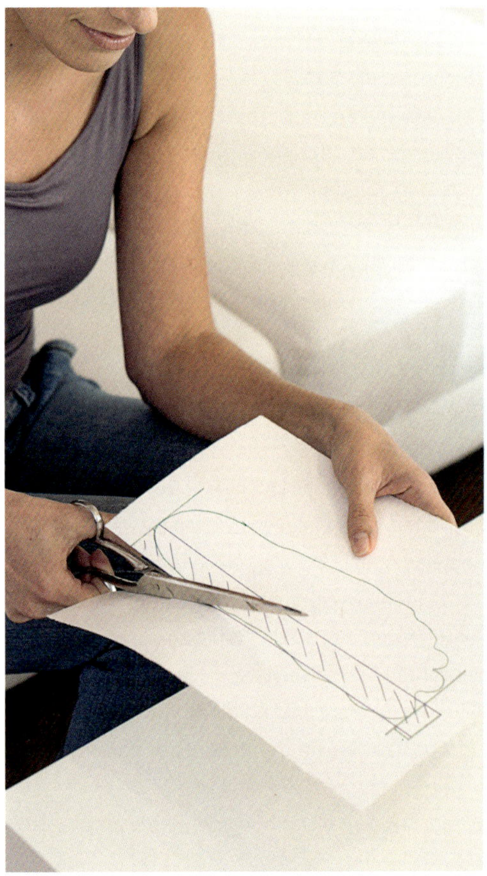

3. Überprüfen Sie Ihre Socken und Strümpfe. Sie sollten zwei Nummern größer sein als die Fußlänge, da sie beim Waschen meist eingehen.
4. Raus aus den Schuhen: Gehen Sie im Haus mit leichten flexiblen Mokassins, mit Barfußschuhen oder tragen Sie Zehensocken. Ziehen Sie – wenn möglich – auch am Arbeitsplatz unter dem Schreibtisch die Schuhe aus. Vielleicht können Sie an Ihrem Arbeitsplatz Schuhe deponieren, die sich leicht an- und ausziehen lassen.
5. Psyche: Werden Sie sich Ihrer selbst bewusst. Üben Sie das Nein-Sagen. Sprechen Sie offen die Dinge an, die Sie immer wieder ärgern oder betrüben. Räumen Sie Ihre Schränke und Taschen auf, bis Sie nur noch halb so viel Platz für Ihre persönlichen Sachen benötigen. Aufräumen im Leben heißt »loslassen, die Situation in gerade Bahnen bringen«.

Schritt 3: Nachhaltig stabilisieren

INNERLICH:

1. Trinken Sie täglich zwei Liter gutes stilles Wasser (Leitungswasser ist wegen des hohen Anteils an Schwebstoffen weniger geeignet), um den Abtransport und die Ausscheidung von Stoffwechselabbauprodukten zu unterstützen.
2. Nehmen Sie über ein paar Wochen hinweg Vitamin C hoch dosiert und Folsäure ein (Vorsicht bei empfindlichem Magen!). Starke Verspannungen führen zu einer Erhöhung der freien Radikale im Blut, die nicht nur unsere Gesundheit allgemein beeinträchtigen, sondern vorrangig auch unser Immunsystem belasten. Vitamin C bindet diese freien Radikale. Folsäure unterstützt den Aufbau und die Regeneration von Knorpelgewebe.
3. Statt Filterkaffee trinken Sie besser Espresso – maximal drei am Tag.
4. Nehmen Sie vor dem Essen Pankreas-Enzyme ein (gibt's in der Apotheke). Sie sorgen dafür, dass die Nahrung gründlicher aufgespalten wird und somit vom Körper besser aufgenommen und verwertet werden kann.

ÄUSSERLICH:

Streichen Sie Ihre Zehen vom Fußrücken zu den Zehenenden hin kräftig mit Olivenöl aus.

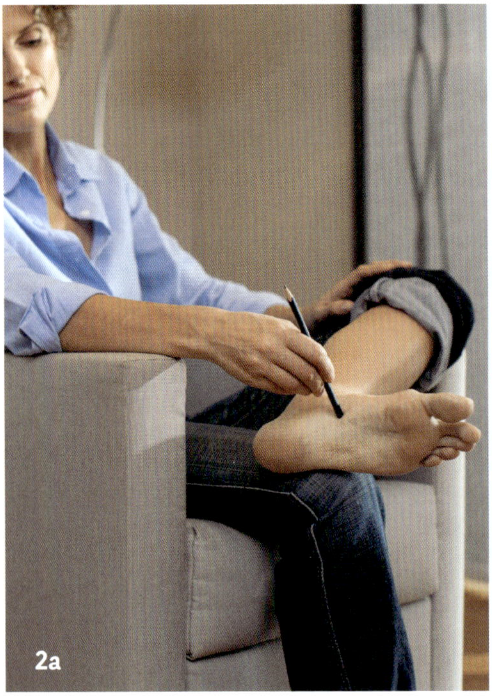
2a

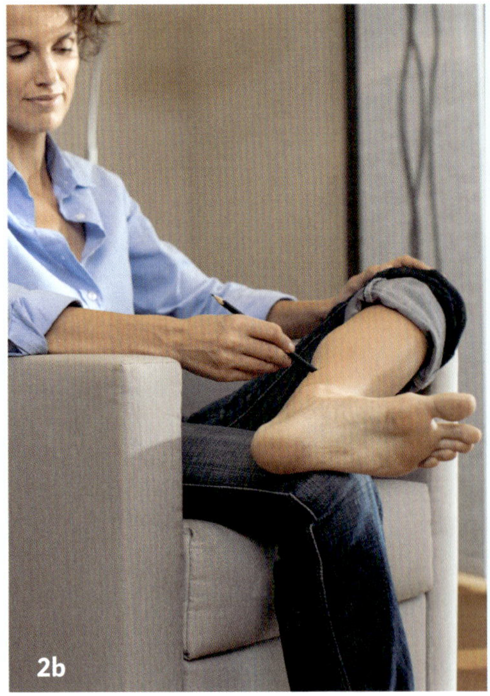
2b

ÜBUNGEN:

1. Ziehen und kreisen Sie die Großzehen im Großzehengrundgelenk mittelstark.
2. Sorgen Sie für die sensorische Stimulation der Fuß- und Wadenmuskulatur, indem Sie sie mithilfe eines schmalen abgerundeten Gegenstandes, zum Beispiel mit dem Ende eines Stifts oder dem Griff eines Holzlöffels, ausstreichen. Streichen Sie an den Füßen immer von hinten nach vorn (2a) und an der Innenseite der Waden von oben nach unten (2b). Das dient der Anregung und der Verbesserung der Durchblutung. Hinweis: Wenden Sie diese Übung nicht an bei Varizen (Krampfadern), offenen Hautstellen oder Durchblutungsstörungen in den Beinen, da durch das Drücken Hämatome (blaue Flecken) entstehen können.
3. Spreizen Sie Ihre Groß- und Zweitzehe mithilfe einer Wandecke oder eines Tischbeins. Pressen Sie sie nun fest gegeneinander und halten Sie diese Stellung 5 Sekunden lang (3).

INNERER FOKUS:

Stellen Sie sich immer wieder gerade und bewegliche Zehen vor. Lassen Sie vor Ihrem geistigen Auge Bilder aus Ihrer Kindheit ablaufen, als Ihre Zehen noch gerade waren, und setzen Sie sich das Ziel, in sechs bis zwölf Monaten diesen Zustand wieder zu erreichen oder sich ihm zumindest anzunähern.

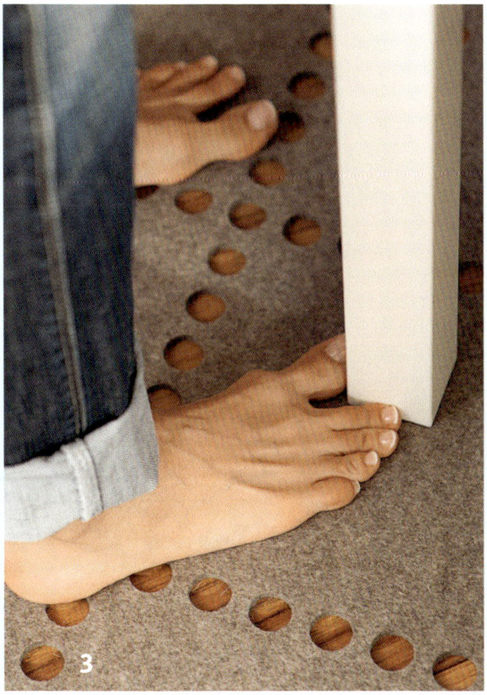

3

Tipps

ZUM AUSPROBIEREN:

- Eine Woche fasten, um den Körper von Giftstoffen zu befreien. Suchen Sie sich dazu eine Fastenkur aus, die Sie anspricht.
- Meiden Sie drei Wochen lang glutenhaltige Lebensmittel und beobachten Sie, ob sich dadurch etwas verändert.
- Versuchen Sie es mit einer Blutegeltherapie. Blutegel wirken entzündungshemmend, blutverdünnend, gefäßerweiternd und schmerzlindernd.
- Lassen Sie von einem ganzheitlichen Zahnmediziner Ihre Zähne feinstofflich auf Störfelder untersuchen. Insbesondere die Backenzähne 46, 47 und 36, 37 im Unterkiefer sowie 24, 25 und 14, 15 im Oberkiefer. Diese Zähne stehen in einer ganzheitlichen Verbindung unter anderem auch zur Großzehe.

FUSSZONE 2

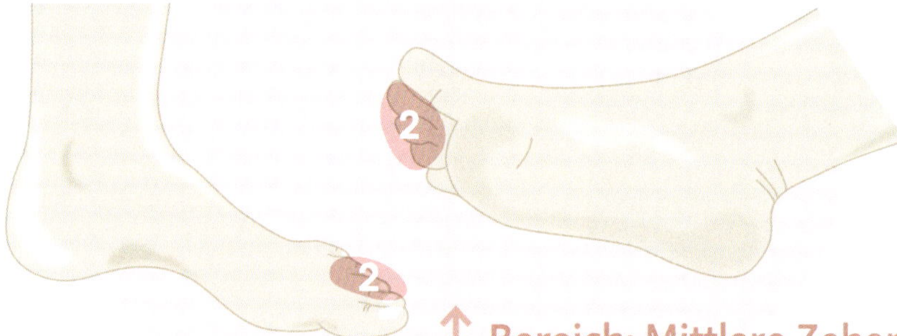

Bereich: Mittlere Zehenstrahlen, Zehenstrahlen zwei bis vier

Beschwerden:

- Ständig kalte Zehen
- Taubheitsgefühl, dumpfes Kribbeln
- Tast-/Berührungsschmerz, Gefühlsstörung

Diagnose:

- Krallenzehen
- Hammerzehen
- Hohlfuß
- Neurologische Störungen
- Entzündung des langen Zehenstreckers (Extensor digitorum longus)
- Schlappfuß (Fuß- und Zehenheberschwäche, die ihre Ursache meist in einem Bandscheibenvorfall mit Schädigung oder Beeinträchtigung des Ischiasnervs hat)
- Polyneuropathie (Erkrankung des Nervensystems, das außerhalb von Gehirn und Rückenmark liegt, und die mehrere Nerven betrifft)

Bisherige Empfehlungen und Therapien/Therapieversuche:

- Schmetterlingsrolle – die Mittelfußköpfchen (Knochen unter dem Vorfuß) sollen durch diese Versorgung entlastet werden. Das geschieht zum einen durch eine Aussparung (nicht sichtbar) im Schuh und durch eine Abrollhilfe (sichtbar).
- Operation mit Durchtrennung der beteiligten Zehensehnen

Auffälligkeiten an Ihren Füßen/Beinen:

- Hühneraugen unter dem Fußballen
- Druckstellen an den Zehengelenken, Verkrümmung oder Verdrehung der Zehenglieder zur Seite oder nach unten, sodass Sie von oben die Zehennägel kaum noch sehen können
- Hornhäute vorne am Zehenkopf
- Pigmentveränderungen
- Schnelle Beschädigung des Nagellacks
- Dicke Nägel
- Entzündete Gelenke
- Weiße, schlecht durchblutete Zehenenden
- Wenig Kraft
- Gefühlsstörungen
- Missempfindungen
- Taubheitsgefühl
- Berührungsempfindlichkeit

»Nebenschauplätze« oder Bereiche, wo therapiert wird:

- Kiefergelenksbeschwerden/Knacksen/Bruxismus (Zähneknirschen)
- Herzstechen
- Schmerzendes Steiß-/Kreuzbein (unruhiges Sitzen)
- Hämorrhoiden
- Verstopfung
- Ohrengeräusche
- Bluthochdruck

Ihr inneres Erleben und Ihre Empfindungen:

- Innere Anspannung
- Gestörter Schlaf durch einen unruhigen Geist
- Unsicherheit: »Lieber einen Schritt nach hinten machen statt nach vorn«
- Fehlendes Vertrauen
- Jähzornausbrüche

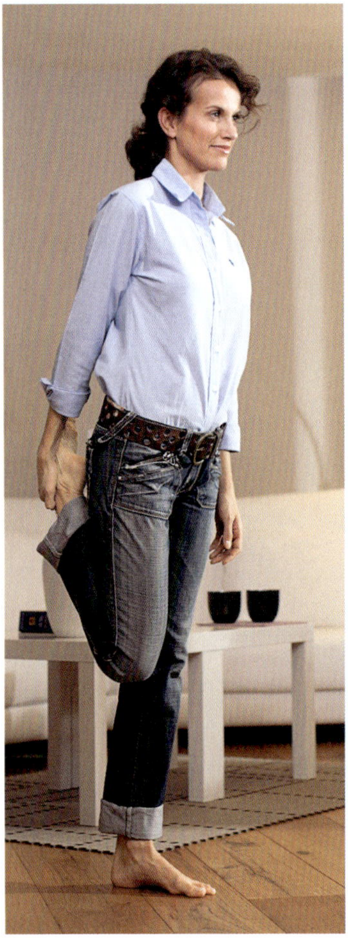

Selbsttest:

Aufrechter Stand: Versuchen Sie, die Ferse des einen Fußes an Ihr Gesäß zu ziehen. Dieser Test zeigt Ihnen, wie lang, flexibel und »dehnbar« Ihre vordere Oberschenkelmuskulatur ist. Bekommen Sie die Ferse Ihres Fußes bei korrekter Haltung nicht an Ihr Gesäß, ist die Wahrscheinlichkeit hoch, dass Ihre Beine auf der Vorderseite eine verkürzte Muskelkette aufweisen, die sowohl zu einer permanenten Zugbelastung für den Zehenbereich wird, als auch Ihren Oberkörper nach vorn zieht, sodass der Druck auf Ihre Vorfüße größer wird und das Gewicht auf die Zehengrundgelenke drückt.

Erste Hilfe/Symptom-Hilfe:

Reiben Sie Ihren gesamten Vorfußbereich mit Johanniskrautöl (ACHTUNG: direkte Sonnenbestrahlung vermeiden!) oder Beinwellsalbe ein, lassen Sie das über Nacht einwirken und führen Sie diese Prozedur mindestens zwei Wochen lang jeden Abend durch.

Abklärung:

- Überprüfen Sie, ob Sie »störende« Narben am Körper haben. (Diese sind in jedem Fall von Interesse, auch wenn sie schon alt sind oder innen liegen, wie zum Beispiel beim Blinddarm.) Narben unterbrechen den Energiefluss der Meridiane, denn sie wirken wie eine Störung oder eine Blockade.
- Überprüfen Sie Ihren Vitamin- und Mineralstoffstatus, um sicherzustellen, dass Ihr Körper optimal versorgt ist.

- Schließen Sie aus, dass sich Ihr Körper in einem Zustand der »Vergiftung« durch zu viel Alkohol, Schuh- und/oder andere Chemikalien oder Tabak befindet.
- Bei Missempfindungen in den Zehen lassen Sie sich auf das Guillain-Barré-Syndrom (akut auftretende entzündliche Veränderung des peripheren Nervensystems) testen. Es hat Auswirkungen auf die Sinneswahrnehmung der Zehen und verursacht Taubheitsgefühle und Kribbeln.
- Lassen Sie prüfen, ob Sie eine Viruserkrankung haben, die Ihr Körpersystem belastet. Denn oftmals müssen dann die Füße so etwas »ausbaden« – sozusagen als schwächstes Glied in der Kette (weil so stark belastet).
- Lassen Sie sich auf Diabetes testen. Er wirkt sich ebenfalls auf die Nerven, das Gewebe der Füße und insbesondere das der Zehen aus.

Schritt 1: Weglassen

1. Meiden Sie unbedingt zu kurze, enge Schuhe und Flip-Flops.
2. Meiden Sie Schuhe mit Impulseinlage (leichte Pelotten = Polster).
3. Verzichten Sie auf Zucker und zuckerhaltige Nahrungsmittel, die zur Übersäuerung Ihres Körpers führen, dasselbe gilt für Kaffee und Schwarztee.
4. Tragen Sie keine engen Nylonstrümpfe.
5. Wenn es geht, dann lassen Sie auch Thrombosestrümpfe weg oder tragen Sie diese nur temporär. Stärken Sie Ihre Muskulatur stattdessen durch Fuß- und Fitnesstraining.

Schritt 2: Optimieren

1. Kaufen und tragen Sie Schuhe mit freiem beziehungsweise hohem Zehenschuhrücken, die den Zehen genug Spielraum nach oben lassen.
2. Verändern Sie die Schuhschnürung und lassen Sie die Ösen über Ihrem Rist frei.
3. Gehen Sie Treppen und setzen Sie dabei nur den Vorfuß auf die Stufe auf.
4. Achten Sie auf genügend großes Schuhwerk (Schuhinnenlänge = Fußlänge plus 12 Millimeter – vgl. die Empfehlung in Fußzone 1).

Schritt 3: Nachhaltig stabilisieren

INNERLICH:

1. Nehmen Sie über mindestens sechs bis acht Wochen zweimal täglich ein natürliches Bitterkräuterpräparat ein. Schlucken Sie es auf nüchternen Magen – direkt nach dem Aufstehen und vor dem Zubettgehen. Bitterkräuter gibt es als Pulver oder in Tropfenform. (Lassen Sie sich hierzu in Ihrer Apotheke beraten.) Bitterkräuter stärken den Magen, wirken basisch und neutralisierend, und sie helfen bei der Aufspaltung von Fetten und schützen den Körper damit vor belastenden Ablagerungen.
2. Nehmen Sie einen Vitamin-B-Komplex ein oder lassen Sie ihn sich einmal im Monat von Ihrem Hausarzt spritzen. Die Vitamine der B-Gruppe dienen der Nervenstärkung und helfen bei Schmerzen und Beschwerden der Gelenke.

ÄUSSERLICH:

1. Machen Sie sich eine Wanne mit Heilsteinen zurecht und gehen Sie auf den Steinen, so wie ich es im Kapitel »Kristalle unter den Füßen – die Steinwanne« (siehe Seite 154) beschrieben habe.
2. Setzen Sie eine Schall-Zahnbürste leicht auf die Zehenspitzen (je eine Minute pro Zehe) und »wecken« Sie damit die Nerven auf.

ÜBUNGEN:

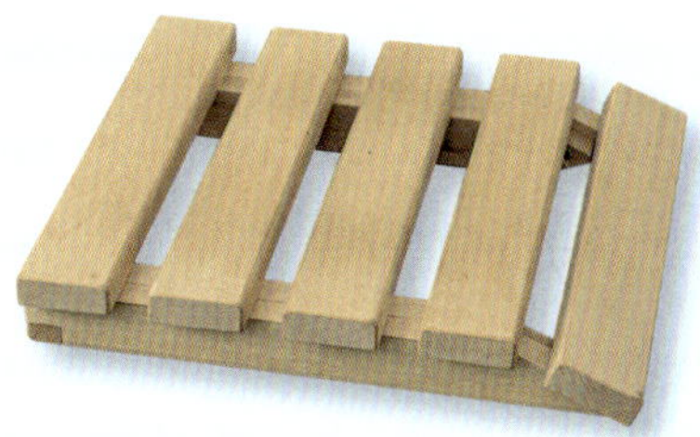

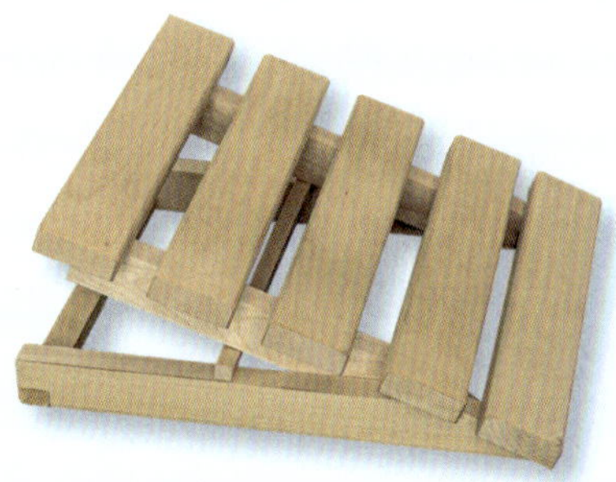

1. Besorgen Sie sich eine stabile Saunakopf-Auflage, die Sie individuell in der Höhe verstellen können. Sie können sie selbst bauen oder sie auch im Internet bestellen. Stellen Sie sich dann mit der kompletten Fußsohle beidbeinig auf die Schräge und halten Sie die Balance beziehungsweise halten Sie sich gerade am Anfang an einem festen Gegenstand fest (Stuhlrücken/ Fensterbank etc.). Gehen Sie langsam im Kreis, links und rechts herum. Achten Sie auf eine möglichst aufrechte Körperachse, egal, wie Ihre Füße stehen, und vermeiden Sie das Herausstrecken des Gesäßes. Diese Übung dehnt und kräftigt die Fußsohlenmuskeln im Bereich zwischen Ferse und Ballen, öffnet die Sprunggelenke und dehnt auch den Wadenbereich.
2. Zur Kräftigung können Sie auch vorsichtig rückwärts eine Treppe hinuntergehen. Halten Sie sich dabei an einem Geländer fest.
3. Stellen Sie Ihre Füße im Sitzen hüftbreit auf den Boden. Achten Sie darauf, dass Ihre Knie denselben Abstand wie Ihre Füße voneinander haben. Lassen Sie während dieser Übung die ganze Zeit die Zehen locker. Stellen Sie sich vor, in der Mitte Ihrer Fußsohle hätten Sie eine weiße Kreide, mit der Sie eine stehende und eine liegende Zahl (8 – ∞) zeichnen wollen. Führen Sie mit jedem Fuß einzeln diese Bewegung durch. Achten Sie darauf, dass sich Ihre Knie dabei nur minimal bewegen. Es ist nur eine kleine Bewegung, die für einen Außenstehenden kaum erkennbar ist, jedoch spüren Sie die Bewegung sowohl in den Füßen bis hoch zur Hüfte. Steigern Sie deshalb langsam die Übungsdauer. Ihre Füße sollten dabei an Ort und Stelle bleiben und sich nur »innerlich« bewegen. Ihre Zehenköpfchen werden bei

lockerer Haltung etwas rollen. Führen Sie die Übung in den nächsten Wochen in beide Richtungen und in beiden Varianten aus. Sollten Ihre Füße bei dieser Übung am Boden etwas verrutschen, nutzen Sie besser einen glatten Boden. Außerdem wäre dies ein Zeichen, dass Sie die Füße komplett verrücken wollen, statt nur die Fußsohle zu schieben.

INNERER FOKUS:

Stellen Sie sich vor, Sie müssten barfuß eine sehr steile Wiese hinaufgehen und zum besseren Halt nicht nur die Füße, sondern auch Ihre Hände fest in den Hang krallen.

Tipps

ZUM AUSPROBIEREN:

→ Streichen Sie die Zehen täglich mindestens fünf Minuten von hinten nach vorn aus. Dazu führen Sie kreisende Daumenbewegungen aus und unterstützen von unten mit den Fingern, indem Sie sie gegen das C-Gewölbe – auch Quergewölbe genannt – drücken. Der Vorderfuß sollte dabei wie ein C, das auf den Enden steht, gewölbt sein. Damit hat er eine gute Querspannung, und die Zehengrundgelenke werden entlastet. Das Ausstreichen geht leichter, wenn Sie zur Unterstützung Öl verwenden.

→ Trinken Sie täglich einen halben Liter Leber-Gallentee. Verteilen Sie die Menge auf mehrere Tassen über den Tag. Durch unsere modernen Essgewohnheiten sind Leber und Galle meist stark belastet und können ihre Entgiftungs- und Ausscheidungsfunktion nicht mehr vollständig erfüllen. Gallentee unterstützt die Funktion von Galle und Leber.

FUSSZONE 3

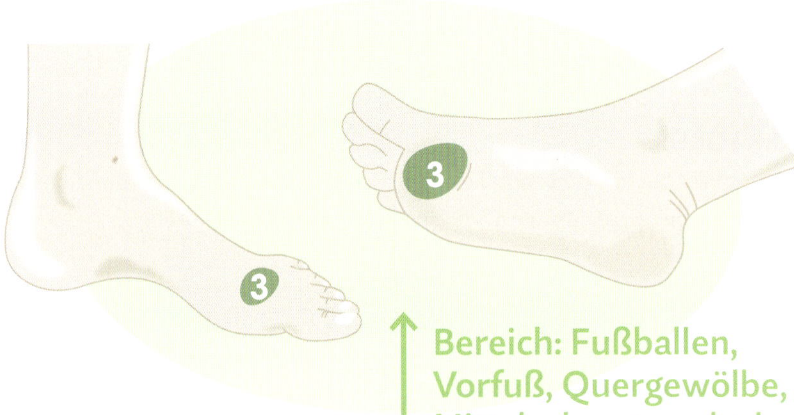

Bereich: Fußballen, Vorfuß, Quergewölbe, Mittelzehengrundgelenke zwei bis vier

Beschwerden:

- Gefühl, als gingen Sie »auf den Gelenken«
- Vorfußbrennen
- Stechende Schmerzen bei Bewegung
- Heißes Gefühl wird durch Bewegung stärker
- Druckgefühl, als hätten Sie einen Fremdkörper im Vorfuß

Diagnose:

- Spreizfuß
- Morton-Neurom (Nervenkompression)
- Plattfüße

Bisherige Empfehlungen und Therapien/Therapieversuche:

- Spritzen mit Hyaluronsäure (Bestandteil des Bindegewebes)
- Operation zur Entfernung des störenden »Nerven-Knotens«
- Das Tragen weicher Schuhe
- Orthopädische Einlagen mit Schmetterlingsrolle
- Vorfußpolsterung durch »Wölkchen« (Polsterung)

Auffälligkeiten an Ihren Füßen/Beinen:

- Gekrümmte Zehenstrahlen
- Starke Hornhaut an der Innenfläche der Großzehe
- Starke Hornhautbildung im Fußballenbereich
- Dornwarze(n) am Fußballen
- Geschwollener Vorfußrücken

»Nebenschauplätze« oder Bereiche, wo therapiert wird:

- Schulterbeschwerden
- Tennis-, Golfer-Ellenbogen (Epicondylitis)
- Brustwirbelbeschwerden (Sie können schlecht auf dem Rücken schlafen)
- Beschwerden im Unterleib oder auch die Diagnose »Gebärmuttersenkung«
- Neigung zu Blasenentzündung, schlechte Kontrolle der Blase (ältere Männer)
- Dicke Fingergelenke, die gichtig schmerzen
- Beckenschiefstand

Ihr inneres Erleben und Ihre Empfindungen:

- Sie wirken leicht gereizt.
- Sie sind eher hektisch.
- Sie haben das Gefühl, nicht zu genügen.
- Sie wollen »gefallen«, haben viel zu »tragen«.
- Sie sehen meist nur in eine Richtung und sehen deshalb keine »Tür« – also keinen Ausweg.
- Sie ertragen lieber, als zu »lösen«.

Selbsttest:

Strecken Sie im Sitzen die Beine aus, setzen Sie die Füße mit der Ferse auf den Boden. Alternativ können Sie sich auch auf einen Stuhl oder in einen Sessel setzen und die Beine auf einem Hocker ablegen. Dann spreizen Sie zunächst alle Zehen (1) und anschließend drücken Sie die Zehen zu einem Spitzfuß zusammen (2). Achtung: Halten Sie dabei die Zehen alle auf einer Ebene und biegen Sie sie nicht nach unten ab!

Dann stellen Sie die Füße fest auf den Boden. Halten Sie die Zehen eins und fünf (1=Großzehe, 5=Kleinzehe) am Boden, während Sie die Zehen zwei bis vier anheben und damit winken (3).

Die Tests zeigen, wie stark Ihre Vorfußmuskulatur ist, vor allem die kleinen Muskeln zwischen den Zehen. Die brauchen Sie, damit das Quergewölbe gut ausgebildet ist und dadurch dem Druck besser standhalten kann. Haben Sie Schwierigkeiten mit den Übungen, dann weist das auf eine geschwächte Muskulatur hin.

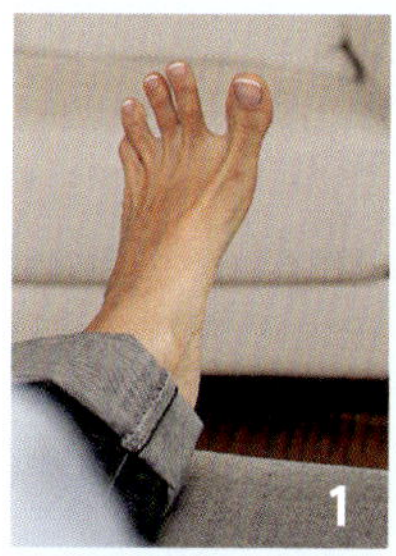
1

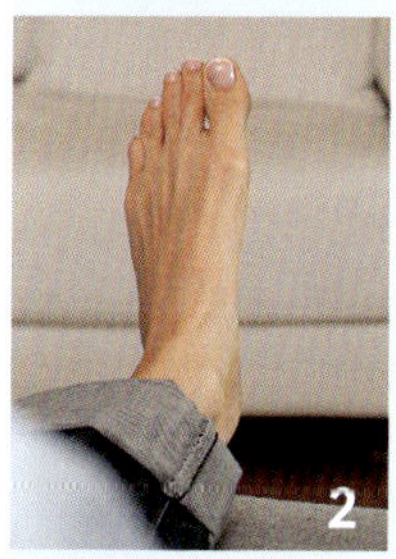
2

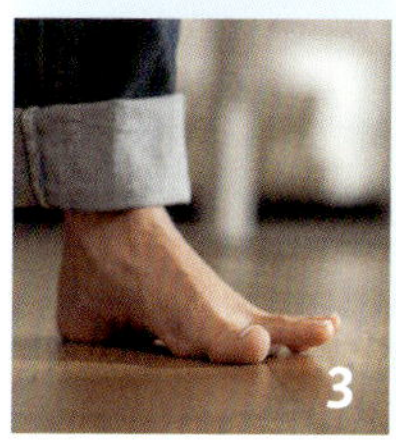
3

Erste Hilfe/Symptom-Hilfe:

- Trinken Sie mindestens zwei Liter warmes Wasser am Tag.
- Tragen Sie Vorfußpolster – allerdings nur, wenn Sie es nicht vermeiden können. Bitte keine Daueranwendung!
- Spitzwegerich hat sich als Heilmittel bewährt. Er wirkt entzündungshemmend, antibakteriell und adstringierend durch seine Schleimstoffe,

Lab-Enzyme, Gerbstoffe und Saponine. Den Spitzwegerich können Sie selbst sammeln oder online bestellen. Rollen Sie die Blätter mit der Teigrolle aus, bis der Saft austritt und die Blätter feucht sind. Legen Sie die Blätter vor dem Zubettgehen auf die betroffene Stelle und umwickeln Sie sie mit Frischhaltefolie, damit die Feuchtigkeit über Nacht erhalten bleibt.

Abklärung:

- Lassen Sie sich auf Unverträglichkeiten testen. Infrage kommen: Histamin, Gluten, Laktose. In der FUSSKARTOGRAPHIE hat sich gezeigt, dass Vorfußschmerzen nicht selten mit Unverträglichkeiten von Histamin, Gluten oder Laktose einhergehen. Anscheinend wird der Körper durch als irritierend empfundene Stoffe derart gereizt, dass sich das bei geschwächten Füßen auch auf die Nervenenden auswirkt, vor allem an den Füßen, wo viele Nervenenden, hohe einseitige Belastung und Fehlstellungen auf kleinstem Raum zusammenwirken.
- Klären Sie Ihren Vitamin-B-Status ab. (Die Vitamine der B-Gruppe wirken nervenstärkend.)

Schritt 1: Weglassen

1. Meiden Sie enge und spitze Schuhe, Absätze, Stöcke beim Gehen, gepolsterte Schuhe, enge Fuß- und Beinbekleidung wie Socken, Strümpfe und Nylons.
2. Überprüfen Sie Ihre »Lieblingsschuhe« und kaufen Sie sich eventuell ähnliche Schuhe mit weniger stark gedämpfter Sohle und passender Innenlänge (Fußlänge plus 12 Millimeter, bei Sportschuhen 15 Millimeter – vgl. auch die Hinweise zur Anfertigung einer Messleiste in Fußzone 1).
3. Verzichten Sie auf Schmetterlingsrollen und Einlagen.

Schritt 2: Optimieren

1. Sortieren Sie Ihr Schuhwerk nach den oben aufgeführten Kriterien aus.
2. Gehen Sie so oft wie möglich barfuß auf natürlichen Böden. In der kalten Jahreszeit können Sie zu Hause Ihre Füße auch auf einer Bodenstrukturplatte bewegen (siehe Seite 103).
3. Überprüfen Sie Ihre Schrittlänge und bemühen Sie sich, kleinere Schritte zu machen. Sie können das wie folgt üben: Gehen Sie auf ebener Fläche mit gewohnter Schrittlänge 100 Schritte. Markieren Sie diese Streckenlänge. Versuchen Sie nun, diese Strecke erneut mit deutlich mehr Schritten zu bewältigen. Üben Sie dies so lange immer mal wieder, bis Sie sich an die verkürzte Schrittlänge gewöhnt haben. Überprüfen Sie den Status quo ab und an auf besagter Strecke.
4. Üben Sie den Einbeinstand beim Zähneputzen, beim Fernsehen oder an der Bushaltestelle. (Das dient der Kräftigung.)
5. Wechseln Sie ruhig dreimal am Tag die Schuhe, auch in der Arbeit, beim Sitzen. Aber am besten sollten Sie barfuß am Schreibtisch sitzen.

Schritt 3: Nachhaltig stabilisieren

ÄUSSERLICH:

Kaufen Sie sich eine Plastikwanne mit den Mindestmaßen (H/L/B): 15 x 40 x 35 Zentimeter. Füllen Sie diese mit Quarzsand oder gröberem Sand bis zu einer Füllhöhe von etwa fünf bis zehn Zentimetern. Dann gehen Sie regelmäßig in diesem Sand wie beim Wassertreten à la Kneipp. (Je schwerer und größer Ihr Körper, desto mehr Sand benötigen Sie.)

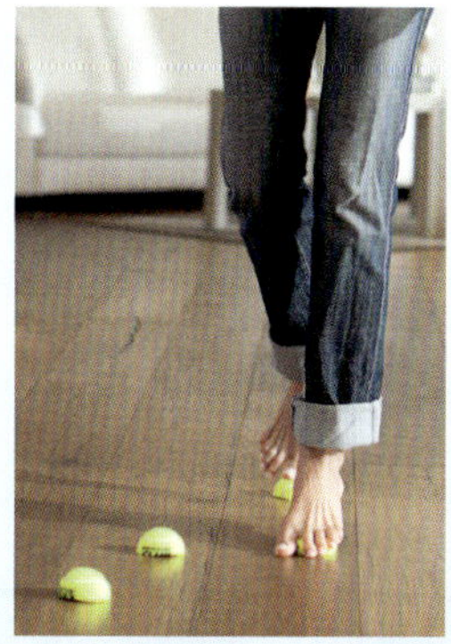

ÜBUNG:

Legen Sie vier Tennisballhälften ungeordnet im Abstand von etwa 30 bis 50 Zentimetern hintereinander und gehen Sie nun nur mit den Fußballen auf diesen Ballhälften hin und zurück, ohne die Füße dabei abzusetzen (drehen Sie sich auf den Bällen um, um wieder zurückzulaufen). Dabei kann es durchaus vorkommen, dass Sie die Beine überkreuzen müssen (ungefähr so, als überquerten Sie einen Bach, indem Sie auf große Steine treten). Diese Übung dient der Kräftigung und verbessert die Balance. Sie regt die Propriozeption und die Sensomotorik an.

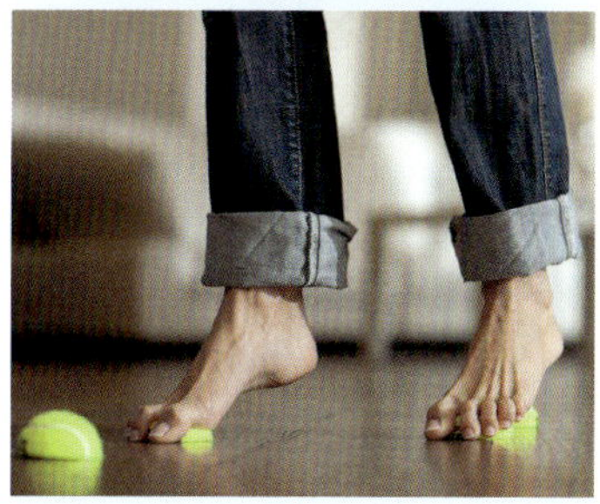

INNERER FOKUS:

Erschaffen Sie sich positive Kopfbilder und stellen Sie sich vor, wie Sie fröhlich barfuß über einen Acker, eine Wiese, ein Feld gehen oder laufen.

Tipps

ZUM AUSPROBIEREN:

- → Gehen, laufen, hüpfen Sie auf der Stelle. Steigern Sie dabei den Härtegrad des Untergrunds von einem mittelmäßigen Härtegrad, zum Beispiel einem dünnen Teppich, bis hin zu einem harten Untergrund, wie zum Beispiel einem Holzfußboden oder Fliesen.
- → Nutzen Sie auch die Bewegungstipps aus dem »Barfuß«-Kapitel (ab Seite 86).

FUSSZONE 4

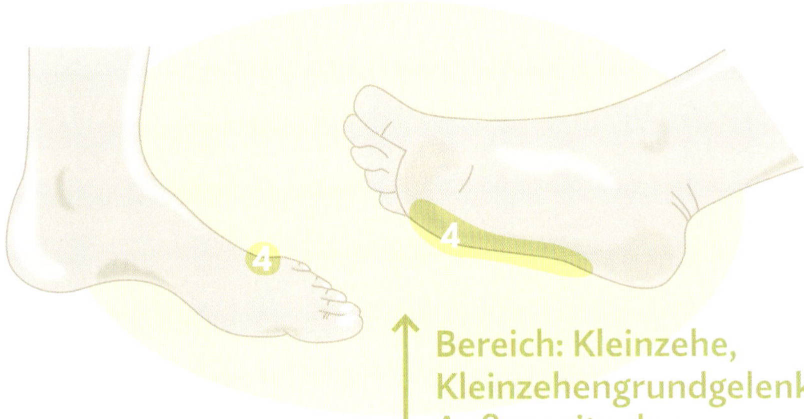

Bereich: Kleinzehe, Kleinzehengrundgelenk, Außenseite des Mittelfußes

Beschwerden:

- Druckstellen, Schmerzen am Kleinzehengrundgelenk
- Bewegungsschmerz im/am Kleinzeh
- Druck- und Bewegungsschmerz in der Mitte der Fußaußenseite
- Schmerzen an der Außenseite des Sprungbeins

Diagnose:

- Schneiderballen (spiegelbildliches Gegenstück zum Hallux valgus an der Kleinzehe)
- Sinus-tarsi-Syndrom (Schleimbeutelentzündung, Bänderentzündung)
- Entzündung des Kleinzehengrundgelenks
- Bindegewebsschwäche
- Ermüdungsbruch Phalanx Proximalis V (Grundglied der Zehe) oder im Mittelfußknochen
- Spreiz-Senkfuß
- O-Beine
- Supination des Fußes (Hebung des inneren Fußrandes bei gleichzeitiger Belastung des äußeren)
- Schwache Außenbänder/Außenbandriss
- Überlastung

Bisherige Empfehlungen und Therapien/Therapieversuche:

- Sportschuhe mit Supinationskeil (das »Nach-außen-Drücken« des Fußes wird dadurch verhindert)
- Stabilisierung des Sprunggelenks durch Schuhzurichtung (Anpassungsarbeiten an Absatz und Sohle)

- Sehr starre, feste, massive Einlagen
- Umstellungsoperation, Eingriff mit Knochenabtragung
- Einlagen mit Außenranderhöhung
- Vorfußpolsterung

Auffälligkeiten an Ihren Füßen/Beinen:

- Starke Verdrehung der Kleinzehe nach innen
- Hornhaut an Kleinzehenaußenseite und Kleinzehengrundgelenk
- Hornhaut am Fußaußenrand
- Geschwollene, verdickte Kleinzehe
- Wundartige Druckstelle zwischen der vierten und fünften Zehe
- Hühneraugen unter dem Kleinzehengelenk
- Gerötete Stellen am Kleinzehengrundgelenk
- Schwebende Zehe, die den Boden nicht berührt, wenn der Fuß flächig aufsteht.
- Starker Kleinzehennagel (dick), oder es ist kaum noch ein Nagelbett vorhanden (Wurde es über die Jahre weniger?)
- Ausgeprägtes Kleinzehengrundgelenk
- Im aufrechten Stand hat die Kleinzehe beziehungsweise das Kleinzehengrundgelenk kaum oder gar keine Berührung mit dem Boden.
- Gehen die Außenrandbeschwerden zeitlich mit der/einer Vergrößerung des Kleinzehengrundgelenks einher?
- Es verläuft keine Gerade an der Fußaußenseite von der Kleinzehe zur Ferse, sondern eher eine Beule oder Welle.

»Nebenschauplätze« oder Bereiche, wo therapiert wird:

- Kniebeschwerden außen
- Ziehende Kopfschmerzen an der Schädelaußenseite
- Schwächegefühl
- Häufiger Schluckauf
- Allergien/Nesselausschläge
- Öfter Seitenstechen
- Nicht auf der Seite schlafen können
- Hüftbeschwerden

Ihr inneres Erleben und Ihre Empfindungen:

- Unterdrückung der eigenen Aggressivität
- Allergische Reaktionen auf die Meinung anderer
- Überzogene Reaktionen
- Tendenz, andere schuldig zu sprechen
- Vorwurfsvoll
- Starrheit in Meinung und Haltung
- Zwischenmenschliche Beziehungen gestalten sich schwierig.

Selbsttest:

Wie groß ist der Zehendruck der Kleinzehe (ohne den Fuß beziehungsweise den Körper beim Drücken zu Hilfe zu nehmen), wenn Sie mit dem Finger Gegendruck aufbauen (1)? Dieser Test zeigt zum einen, ob Sie Ihre Kleinzehe separat von den anderen Zehen ansprechen können. Zum anderen können Sie feststellen, wie groß die Kraft in dieser Zehe ist beziehungsweise wie stark und gut sie trainiert ist und benutzt wird. Diesen Test führt man am besten zusammen mit einem Partner aus, weil dieser mit dem Finger besser Gegendruck aufbauen kann.
Üben Sie mit dem Daumen Druck auf den Hüftkopfmuskel (Musculus vastus lateralis) aus (2). Ist er schmerzempfindlich? Es kann sein, dass das Problem am äußeren Fußrand von der Hüfte herrührt und nicht vom Fuß selbst. Um das zu erkennen, machen Sie diesen zweiten Test. Ist Ihre Hüfte schmerzempfindlich oder eingeschränkt in ihrem natürlichen Bewegungsradius, sollten Sie sie auf jeden Fall untersuchen lassen.

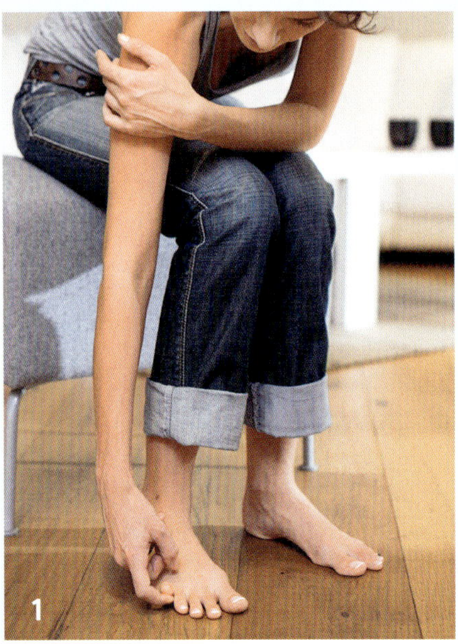
1

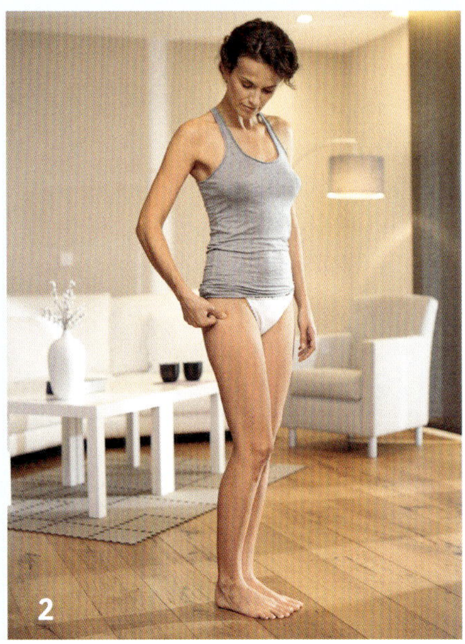
2

Erste Hilfe/Symptom-Hilfe:

- Massieren Sie Ihre Schienbeinaußenseite und den Fußaußenrand mit Lavendelöl (besonders geschmeidig) ein und setzen Sie dabei nicht nur die Fingerspitzen, sondern auch die Fingergelenke ein.
- Machen Sie einen Selbstversuch: Kleben Sie auf die Innenseite – das heißt am Fußinnenrand – der flachen Schuhinnensohle im Fersenbereich ein Heftpflaster (Sinnesreizung an dieser Stelle) und schauen Sie, welche Wirkung Sie dadurch beim Gehen erzielen. Funktioniert es, könnte als erste Hilfe eine sensomotorische Einlage für Sie Sinn machen, die darauf abzielt, durch spezielle Reizsetzung einzuwirken. (Bitte nicht dauerhaft tragen.)

Abklärung:

- Lassen Sie Ihre Cholesterinwerte prüfen. Erhöhte Werte lassen Rückschlüsse auf eine unausgewogene Ernährung zu. Einseitige, schlechte Ernährung führt zu einer Störung der Homöostase (Gleichgewichtszustand von Selbstregulationsmechanismen im Körper), was Krankheiten verursachen kann.
- Wie hoch ist Ihr Fleischkonsum? Übermäßiger Fleischverzehr kann zu einer deutlichen Erhöhung der Harnsäurewerte führen, was wiederum Gicht beziehungsweise gichtähnliche Symptome in den Gelenken hervorrufen kann.
- Überprüfen Sie, ob Sie aufgrund von Beschwerden in den Knien oder in der Hüfte seit Längerem eine Schonhaltung einnehmen. Sind Sie Mutter und haben bei einer Geburt durch Kaiserschnitt Narben davongetragen? Diese können zu einer Energieblockade im Blasen-Meridian führen, was wiederum am unteren Ende des Meridians, das heißt in den Füßen, Beschwerden hervorrufen kann (Fernwirkung).

Schritt 1: Weglassen

1. Überprüfen Sie Ihre Fußlänge und die Schuhgröße. Die Innenlänge eines normalen Schuhs sollte 12 Millimeter – bei Sportschuhen sogar rund 15 Millimeter – mehr betragen als die Fußlänge (vgl. auch die Empfehlung in Fußzone 1, Seite 164). Ebenso ist die Breite im Zehenbereich entscheidend. Dazu ziehen Sie die Einlegesohle heraus und stellen sich mit der Ferse bündig an den hinteren Sohlenrand. Zunächst sollte das Großzehengrundgelenk auf der Sohle stehen. Wenn die Kleinzehe jetzt keinen Platz mehr auf der Sohle findet, ist Ihr Schuh im Zehenbereich auf jeden Fall zu schmal. Sortieren Sie alte Schuhe, die im Zehenbereich zu eng sind oder außen stark abgetretene Absätze haben, aus.
2. Vermeiden Sie einseitige Belastungen, zum Beispiel das lange Joggen auf ebenem Boden.

Schritt 2: Optimieren

1. Bringen Sie Bewegung in Ihren Fuß, beispielsweise indem Sie die Belastung verändern (innen – außen).
2. Falls Sie zu Übergewicht neigen, reduzieren Sie Ihr Körpergewicht durch Bewegung. Gehen Sie zügig mehrmals wöchentlich mindestens 40 Minuten. Vermeiden Sie bei deutlichem Übergewicht das Joggen. Es ist ein Irrglaube, zu hoffen, dass Sie dadurch massiv Einfluss auf Ihr Körpergewicht nehmen können, ohne an anderen Körperstellen einen Preis zu bezahlen (Stichwort: Gelenksüberlastung). Regen Sie Ihren Stoffwechsel an! Erkundigen Sie sich bei Ihrem Arzt nach einer therapeutischen Kräftigungstherapie, bei der vor allem die Stabilisierung der Rumpf- und Beckenbodenmuskulatur im Vordergrund steht. Stellen Sie Ihre Ernährung um. Ersetzen Sie tierisches Eiweiß durch pflanzliche Eiweiße, die in Gemüse und Rohkost enthalten sind, und trinken Sie zweimal täglich einen grünen Smoothie (grünes Blattgemüse im Mixer zu einem Dicksaft püriert, Obst darf auch mit hinein).

Schritt 3: Nachhaltig stabilisieren

INNERLICH:

Trinken Sie einen halben Liter Blasen-Nieren-Tee über den Tag verteilt. Das unterstützt die Ausscheidungsfunktion und regt die Organtätigkeit an. So kann sich der Körper besser von Giftstoffen und Stoffwechselabbauprodukten befreien.

ÄUSSERLICH:

1. Massieren Sie Bitterkräuter in Form von einem Absud oder Tropfen in Ihr Schienbein ein. Das fördert die Durchblutung. Reiben Sie die Fußaußenseite mit Lavendelöl ein, um sie zu entspannen.
2. Gehen Sie mehr in die Gemeinschaft, treten Sie freudig mit anderen in Kontakt – vielleicht auf gemeinsamen Wanderungen.
3. Bringen Sie sich selbst in gute Stimmung. Lächeln Sie sich selbst im Spiegel für mindestens eine Minute mit Vollgas an. Auch wenn sich anfänglich in Ihnen alles dagegen sträubt. Machen Sie es! Wetten, dass Sie das innerhalb von 60 Sekunden in eine gute Grundstimmung versetzt. Sie können das gar nicht vermeiden, es ist organisch bedingt. Grund dafür ist ein Nerv, der unter den Lachmuskeln liegt und durch Ihr Lachen stimuliert wird. Probieren Sie es aus. Wenn es nicht funktionieren sollte, gehen Sie besser zum Neurologen.

ÜBUNGEN:

1. Verbessern Sie Ihre Balance, indem Sie das Stehen auf einer wackligen/ instabilen Unterlage üben. Das kann zum Beispiel ein gefaltetes Handtuch sein.
2. Üben Sie seitliches Überkreuzgehen. Setzen Sie dabei immer zuerst mit der Außenkante des Fußes auf und halten Sie die Füße dabei immer so, dass die Zehen die ganze Zeit nach vorne zeigen.
3. Wenden Sie die Übungen von Fußzone 1 an.
4. Drücken Sie die Großzehe beim Gehen fest in Boden.

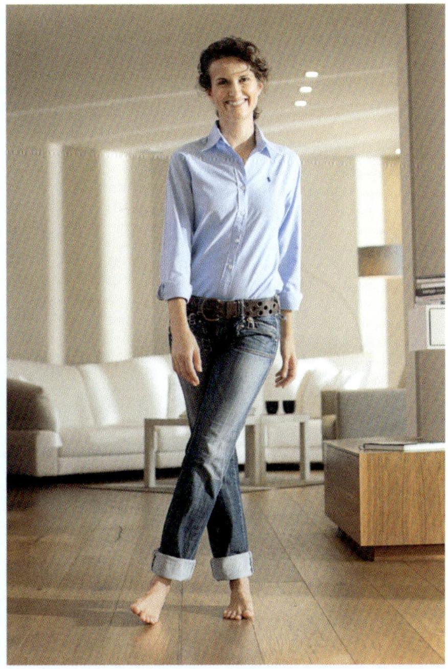

INNERER FOKUS:

Stellen Sie sich vor, Sie stehen und balancieren auf einer schwimmenden Luftmatratze.

Tipp

ZUM AUSPROBIEREN:

→ Essen Sie in den nächsten vier Wochen zum Abendessen regelmäßig Petersilie. Petersilie ist ein ideales Gewürzkraut und schmackhaft – nicht nur – im Salat, also gut einzunehmen, ohne dass es einem irgendwann »zu den Ohren herauskäme«. Petersilie enthält viele ätherische Öle, die gut bei Gicht und rheumatischen Beschwerden wirken.

FUSSZONE 5

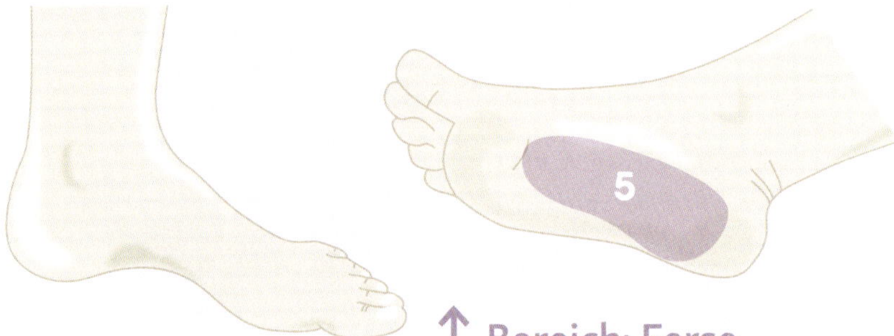

Bereich: Ferse, Fersenbein, Rückfuß, Fußsohlensehnenplatte

Beschwerden:

- Belastungsschmerz
- Flächiger Druckschmerz unter der gesamten Fußsohle
- Punktueller Schmerz an der Ferse
- Stechender Schmerz bei Belastung
- Reißender Schmerz beim Gehen
- Brennende Fußsohle/Gefühl einer heißen Fußsohle
- Gefühl eines »Ballons« im Fuß
- Lähmungserscheinungen
- Missempfindungen
- Beißender Abrollschmerz

Diagnose:

- Sprunggelenksarthrose (oberes und unteres Sprunggelenk)
- Plantarfasziitis (Fersenschmerz durch entzündliche Veränderung)
- Fersensporn (dornartiger Knochenauswuchs)
- Tarsaltunnel-Syndrom (Beeinträchtigung beziehungsweise Komprimierung des Schienbeinnervs)
- Schwaches oder durchgetretenes Längsgewölbe
- Plattfuß, Senkfuß
- Mittelfuß-Ermüdungsbruch

Bisherige Empfehlungen und Therapien/Therapieversuche:

- Stoßwellentherapie
- Röntgenbestrahlung

- Spritzen
- Einlagen
- Schuhzurichtung zur Entlastung des Sprunggelenks
- Endoprothese (Teil- oder Komplettersatz des oberen Sprunggelenks)
- Abrasionsarthroplastik (Entfernung der oberen Knochenschicht am Gelenk)
- Fersenkissen
- Voltaren (Salbe, Gel oder Tabletten)
- Schonung
- Kortisonspritze
- Weichbettung

Auffälligkeiten an Ihren Füßen/Beinen:

- Trockene Sohlenhaut
- Rissige Haut an der Ferse (Schrunden an der Ferse)
- Hornhaut an der Ferse
- Hornhaut am Fußballen
- Die Zehenspitzen berühren im Stand kaum den Boden
- Gekrümmte Zehenstrahlen
- Hoher Rist (gerötete Hautstellen am Fußrücken)
- Fußadern am Fußrücken kommen deutlich zum Vorschein

»Nebenschauplätze« oder Bereiche, wo therapiert wird:

- Rückenschmerzen
- Steifheit in der Wirbelsäule (beim Umdrehen dreht sich der Körper stärker als der Kopf)
- Schlechte Verdauung
- Blähbauch
- Prostata-Probleme
- Schwindel
- Niedriger Blutdruck
- Kopfschmerzen (Kopfdruck)
- Hexenschuss
- Wadenkrämpfe

Ihr inneres Erleben und Ihre Empfindungen:

- Sie fühlen sich unsicher.
- Sie sehen immer nur die eigenen Schwächen.
- Sie essen gerne Süßes, um sich zu belohnen, sind aber hinterher wieder »sauer« auf sich selbst, weil Sie nicht widerstehen konnten.
- Beziehungsängste, Loslass-Ängste, Angst vor Veränderung und vor Unerwartetem
- Sie wollen sich ungern festlegen.

Selbsttest:

Haben Sie das Gefühl, festhalten zu wollen? Stellen Sie sich auf ein Bein und schließen Sie die Augen. Probieren Sie, diesen Stand für 15 Sekunden zu halten (freier Raum/viel Platz um Sie herum vorausgesetzt, um die Verletzungsgefahr zu minimieren). Bei dieser Übung können Sie erkennen, ob Ihr Gehirn ausreichend mit Informationen versorgt wird, um den Körper sicher aufrecht zu halten, oder ob Sie einen Fixpunkt brauchen, der Ihnen Sicherheit vermittelt.

Erste Hilfe/Symptom-Hilfe:

- Lassen Sie sich von einem Therapeuten die Wadenmuskulatur behandeln und lockern.
- Bereiten Sie sich ein warmes Salz- oder Natron-Fußbad am Abend. Beginnen Sie bei 37 °C und steigern Sie die Temperatur bis auf 41 °C. Salzpräparate erhalten Sie in der Apotheke, diese werden dann je nach Vorgabe des Beipackzettels dosiert. Im Anschluss an das Fußbad reiben Sie Ihre Füße mit einem wärmenden, entzündungshemmenden Wirkstoff ein – beispielsweise mit Capsaicin (siehe auch Seite 151) oder warmem Olivenöl, oder Sie benutzen ein ABC-Pflaster, das es auch für die Füße gibt (Apotheke).
- Eine weitere Anwendung sind warme Kartoffelwickel. Dazu kochen Sie Kartoffeln weich, zerdrücken Sie dann in einem Tuch, schlagen die Masse sorgfältig darin ein und legen den Wickel um Ihren Fuß. Um die Wirkung zu verstärken, umwickeln Sie das Ganze noch mit einem Wollschal. So kann die Wärme tief ins Gewebe eindringen.

Abklärung:

- Lassen Sie einen sogenannten Obermayer-Test durchführen. Das ist ein Urintest, der den Indikanwert (Kaliumsalz) des Harns anzeigt und Aufschluss darüber gibt, ob Sie möglicherweise an einer Darmfäulnis oder einer Niereninsuffizienz leiden und dadurch Giftstoffe in Ihren Körper gelangen oder zu lange darin verweilen.
- Lassen Sie Ihre Blutwerte auf Diabetes hin untersuchen. Diabetes ist ebenfalls ein möglicher Auslöser für Fußbeschwerden – was allerdings oft übersehen wird.
- Lassen Sie eine Stuhluntersuchung durchführen, bei der auf Pilze im Darm getestet wird. Auch sie können durch ihr massenhaftes Auftreten starke Gifte im Körper freisetzen.
- Lassen Sie den Borreliose-Titer (Höhe der nachgewiesenen Antikörper) bestimmen. Borreliose sollte auf jeden Fall ausgeschlossen werden, bevor man weitere Schritte zur Fußtherapie unternimmt. Die Borrelien (Bakterien) lösen rheumatische Beschwerden aus, weil sie sich häufig in den Gelenken festsetzen.
- Lassen Sie sich von Ihrem Arzt auf folgende Krankheiten untersuchen:
  - Haglund-Ferse (angeborene Fersenbeinveränderung)
  - Morbus Köhler 1 und 2 (Zelltod des Knochens oder von Knochenteilen aufgrund einer Minderversorgung mit Blut)

Schritt 1: Weglassen

1. Zunächst muss dafür gesorgt werden, dass eine mögliche Entzündung im Fuß abgeklungen ist, bevor man den Fuß belastet.
2. Sie sollten weiches Schuhwerk, auch wenn es sich zunächst angenehm anfühlen mag, bei ersten Besserungsanzeichen möglichst bald langsam, aber kontinuierlich weglassen (»ausschleichen«).
3. Meiden Sie vorerst: Dehnung/Stretching/Fahrradfahren/Joggen und andere einseitige Sportarten, durch die die ohnehin verhärtete Muskulatur noch weiter belastet würde.

Schritt 2: Optimieren

Wichtig ist, die Füße zu bewegen und dafür zu sorgen, dass sie gut durchblutet werden – dies alles (wie oben schon gesagt) jedoch erst, wenn die Entzündung vorbei ist. Insbesondere bei dieser Symptomatik zeigen sich oft starke Bewegungseinschränkungen – nicht nur in den Füßen. Daher ist alles geeignet, was den Fuß fordert und ihn flexibel werden lässt (Balanceübungen, auf unebenen Böden barfuß gehen). Zudem braucht der Fuß Kräftigung.

Schritt 3: Nachhaltig stabilisieren

ÄUSSERLICH:

1. Bei Fersensporn: Versuchen Sie, harte Kugeln oder Steinchen unter der betroffenen Stelle zu platzieren und mit leichter Bewegung mäßig stark zu drücken. Achtung: Das ist eine harte Variante, die sehr schmerzhaft sein kann – aber effektiv und schnell wirksam ist. Im Grunde zermahlen und zerreiben Sie auf diese Weise die Verhärtung.
2. Legen Sie Krautwickel an. Dazu rollen Sie Kohlblätter mit der Teigrolle aus, bis sie feucht sind, und legen sie dann unter die gesamte Fußsohle. Nun fixieren Sie die Blätter über Nacht mit Frischhaltefolie. Im Kraut sind Wirkstoffe enthalten, die einer Übersäuerung entgegenwirken, Schwermetalle und Stoffwechselabbauprodukte aus dem Gewebe herausziehen.

ÜBUNGEN:

1. Skifahren (Trockenübung, siehe Abbildungen 1a, 1b): Beide Füße stehen fest auf dem Boden. Gehen Sie leicht in die Hocke und kreisen Sie jetzt parallel mit den Knien, damit Ihre Füße in alle Richtungen belastet werden. Nun vergrößern Sie die Kreise der Kniebewegung immer mehr, sodass die Füße bei großen Kreisen immer nur noch einen Fixpunkt am Boden haben und durch das Kreisen vorn, innen, hinten und außen belastet werden.
2. Fersenschieben: Stellen Sie den Fuß an eine verschlossene Tür, sodass die Ferse am Boden steht und die Zehen an der Tür nach oben gebogen werden – dadurch entsteht eine Spannung an der Fußsohle (2). Legen Sie, falls es zu rau sein sollte, notfalls eine Serviette zwischen die Türfläche und Ihre Zehen. Nun versuchen Sie, allein mit der Kraft und aus dem Druck der Zehen heraus, die Ferse nach hinten zu schieben. Benutzen Sie nicht die Beine,

um Ihren Fuß nach hinten zu ziehen! Wiederholen Sie diese Übung fünfmal. Sind Ihre Großzehen zu dominant, also deutlich länger als die anderen Zehen, dann stellen Sie besser die Ferse des zu trainierenden Fußes etwas nach außen, sodass Sie sich mit mehreren Zehen von der Fläche wegdrücken können. (Eine normale Tür eignet sich besser als eine Wand, weil die Oberfläche einer Wand für gewöhnlich zu rau ist.)

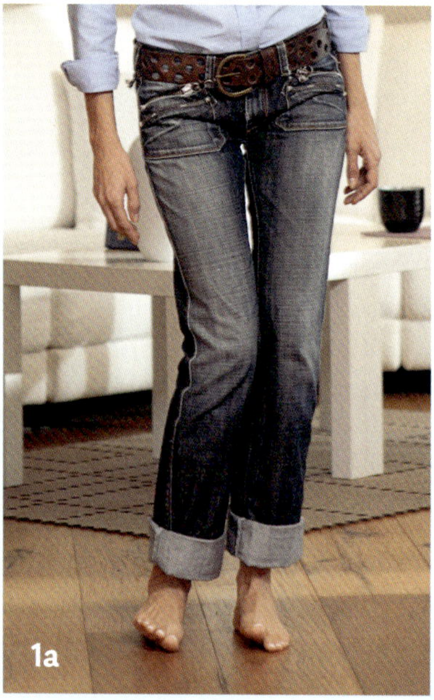
1a

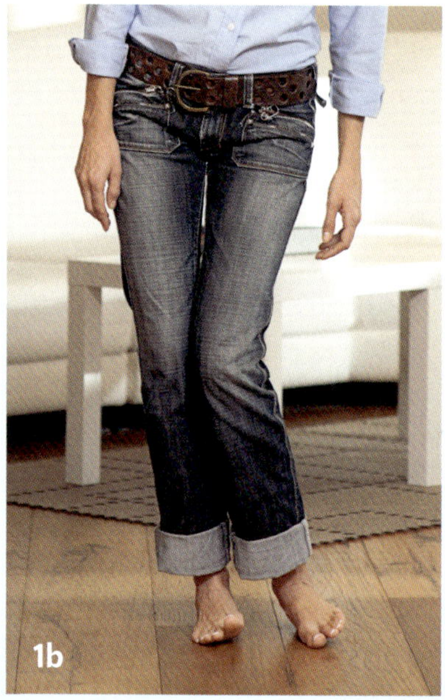
1b

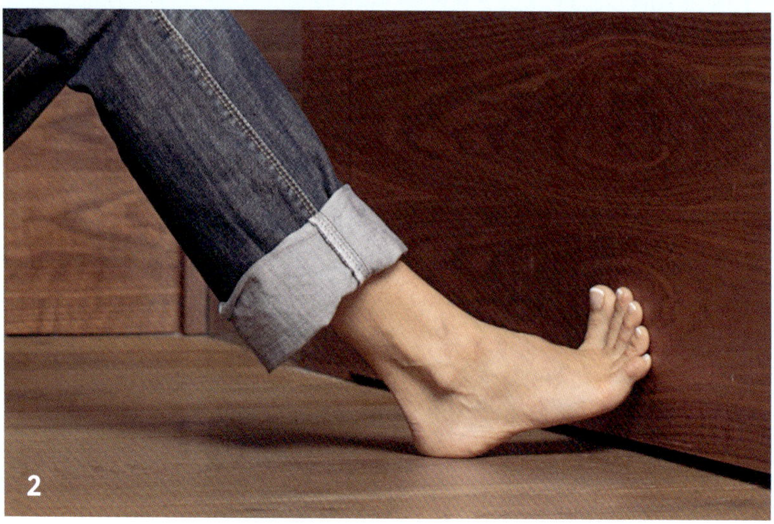
2

INNERER FOKUS:

Stellen Sie sich vor, wie Sie am Strand mit Ihren Füßen Löcher in den Boden graben.

Tipps

ZUM AUSPROBIEREN:

- Wichtig ist, dass Sie »lockerer« werden. Nicht nur muskulär, sondern auch in Ihrer Einstellung, wie Sie an die Dinge herangehen.
- Der Lust auf Süßes können Sie mit natürlichen Mitteln beikommen: Nutzen Sie dazu Bitterstoffe. Bitterstoffe haben folgende Wirkung: Sie interagieren mit den sogenannten Bitterrezeptoren auf der Zunge. Neben ihrer Rolle in der bitteren Geschmackswahrnehmung haben Bitterstoffe unter anderem auch Wirkung auf den Blutzuckerspiegel, indem sie die Insulinsensitivität verbessern (Appetitzügler). In der überwiegenden Mehrheit enthalten unsere Nahrungsmittel heutzutage Zucker. Bitte machen Sie doch mal den Test im Supermarkt. Greifen Sie wahllos im Supermarkt nach zehn Nahrungsmittelverpackungen aus unterschiedlichen Nahrungsmittelbereichen und werfen Sie einen Blick auf die Zutatenliste. Sie werden überrascht sein, wo überall Zucker enthalten ist. Bitterstoffe bieten einen Kontrast zu Süßem. Durch den Konsum von Bitterstoffen kann das Geschmacksempfinden ausgeglichener werden, und es besteht weniger Bedarf nach übermäßig süßen Lebensmitteln (Süßsucht-Zügler).

FUSSZONE 6

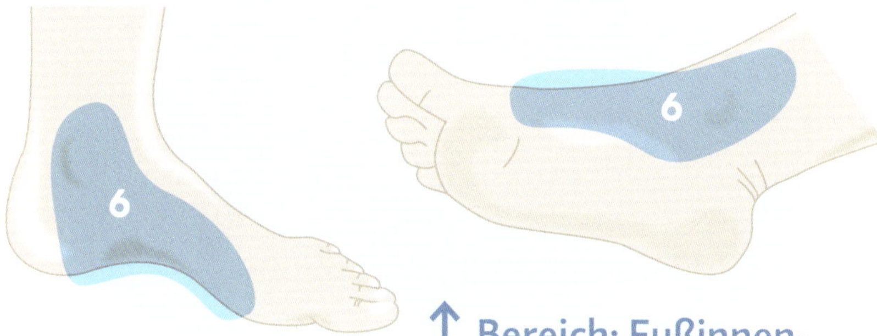

Bereich: Fußinnengewölbe, Längsgewölbe, innerer Fußrücken

Beschwerden:

- Fußkrämpfe
- Neigung zu häufigen Krämpfen
- Druckschmerz
- Ziehen, Stechen, Brennen
- Schmerzen am inneren Sprunggelenk
- Juckreiz
- Fußschweiß (übermäßig, auch wenn der Fuß unbekleidet oder -beschuht ist)
- Schmerzen im Rist
- Druck im Mittelfuß
- Schmerzen im Innenfuß beim Auftreten
- »Fühlt sich an, als würde der Fuß mit der Schraubzwinge zusammengedrückt.«

Diagnose:

- Knick-Senkfuß
- Starke Pronation in der Geh- und Laufbewegung (Verdrehung nach innen)
- Abgesunkenes Längsgewölbe
- Entzündung des Os cuneiforme mediale (inneres Keilbein)
- Entzündung des Musculus abductor hallucis (Großzehenspreizer)
- Innenbandüberdehnung/Innenbandriss

Bisherige Empfehlungen und Therapien/Therapieversuche:

- Fußrolle (Holzgestell mit kleinen Rollen – Massagegerät), Igelball
- Einlagen mit starker Pronationsstütze (drückt den Innenfuß nach außen)
- Einnahme von Magnesium
- Tragen weicher Schuhe
- Wadendehnung

Auffälligkeiten an Ihren Füßen/Beinen:

- Ihre Füße sind in den letzten Jahren »größer« geworden (damit sind Breite und Länge gemeint).
- Ihr Hallux valgus wurde bereits operiert. Seitdem haben Sie Beschwerden.
- Der Innenknöchel (herausstehender Teil des Sprunggelenks) steht deutlich weiter nach innen als die Innenfußlinie.
- Das äußere Sprunggelenk steht innerhalb der Fußaußenlinie.
- Ihre Ferse knickt (von hinten gesehen) deutlich nach innen.
- Sie haben so »komische« Beulen an der Fußinnenseite.
- In den letzten Jahren haben sich kleine, dünne rötliche Äderchen am Innenfuß gebildet.
- Rötungen am Rist

»Nebenschauplätze« oder Bereiche, wo therapiert wird:

- Knie/Innenmeniskus
- Leistenschmerzen
- Lunge: Atemprobleme/Asthma
- Ischiasschmerz, der mit brennendem Gefühl hinunterzieht bis zum Schienbeinaußenrand
- Schmerzende Gesäßmuskulatur/Blockade des Iliosakralgelenks (Kreuz-Darmbein-Gelenk)
- Typische Wechseljahresbeschwerden
- Impotenz

Ihr inneres Erleben und Ihre Empfindungen:

- Sie haben nicht wirklich Lust auf Sex.
- Sie fühlen sich oft einsam.
- Sie sind in ständiger Sorge um Ihre Kinder/den Ehepartner.
- Sie sind emotional labil und weinen schnell.
- Sie bewegen sich nur, wenn Sie müssen; Sie haben eigentlich wenig Interesse an sportlichen Aktivitäten.

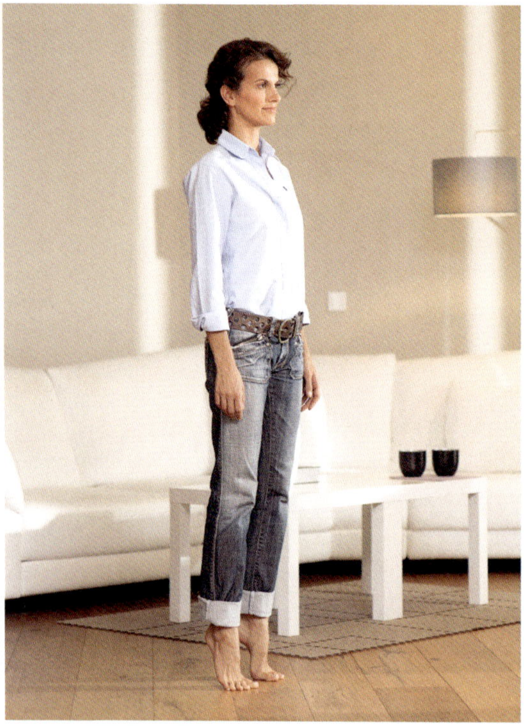

Selbsttest:

Versuchen Sie, im Stehen Ihren Körper mit beiden Füßen ganz langsam hochzudrücken, bis Sie den maximalen Fußballen-Stand erreicht haben. Jetzt gehen Sie wieder wenige Zentimeter zurück und noch mal nach oben. Wie steht es mit Ihrer Kraft? Wie leicht oder schwer fällt Ihnen das? Sind Ihre Waden und die Füße in der Lage, diese Übung auszuführen, oder fühlen Sie sich zu schwach dafür? Diese Übung zeigt deutlich an, wie stark geschwächt Ihre Fußmuskulatur ist und ob/in welchem Maß die Waden infolge einer Verkürzung nicht mehr über ihre volle Leistungsfähigkeit verfügen.

Erste Hilfe/Symptom-Hilfe:

- Besorgen Sie sich in der Apotheke Magnesiumchlorid-Hexahydrat. Lösen Sie 33 Gramm in einem Liter Wasser auf und füllen Sie diese Mischung in eine leere, saubere Pump-Sprühflasche (die gibt es auch in der Apotheke). Sprühen Sie die Lösung auf das Innengewölbe Ihrer Füße und auf die Waden. Die Lösung geht direkt ins Bindegewebe und in den Muskel. Sie erzielen damit einen stärkeren Entkrampfungseffekt als durch die Einnahme von Magnesium-Tabletten.
- Streichen Sie das Fußgewölbe kräftig mit den Fingergelenken und etwas Olivenöl aus (hin und her).

Abklärung:

- Wenn Sie nicht auf Kaffee oder Espresso verzichten wollen, sollten Sie die Zugabe von Milch und Zucker vermeiden, um der Übersäuerung des Körpers entgegenzuwirken.
- Überprüfen Sie Ihre Ernährung. Möglicherweise ist sie zu einseitig. Wie Sie ja bereits gelesen haben, sind Einseitigkeiten – welche auch immer das sein mögen – in der Natur auf Dauer ungünstig. Ob Sie einseitig essen, können Sie schon an der Farbe Ihrer Lebensmittel erkennen. Essen Sie bunt, denn dann können Sie sicher sein, dass Sie auch eine Vielzahl

unterschiedlicher Mineralstoffe, Vitamine und Vitalstoffe zu sich nehmen und dabei Ihren Körper ausgewogen versorgen.

- Lassen Sie Ihren Stuhl auf Darmpilze (etwa Candida-Hefepilze) untersuchen. Darmpilze als Krankheitsauslöser werden oft übersehen, unterschätzt oder gar ignoriert. Ein großer Fehler, denn die Gesundheit beginnt bereits im Darm und nicht erst in den Zellen.
- Lassen Sie überprüfen, ob Sie eine Glutenunverträglichkeit haben.
- Klären Sie den Status Ihres Hormonhaushalts (Hormonstatus) – denn nicht nur die Schilddrüse kann Beschwerden verursachen, es können auch die Wechseljahre dafür verantwortlich sein. Ein Hormon-Ungleichgewicht im Körper wirkt nicht nur auf die Psyche, sondern beeinflusst auch wichtige organische Vorgänge, die durch Hormone gesteuert werden. Der Körper kommuniziert über die Hormone. So hat eine Disbalance Auswirkungen auf die Reflexzonen, die Muskeln und die Meridiane. Die Füße als Endpunkte – oder infolge ihrer Belastung schwächstes Glied der Kette – leiden unter diesen Veränderungen.

Schritt 1: Weglassen

1. Tragen Sie bei sportlichen Aktivitäten kein weiches Schuhwerk.
2. Meiden Sie Weizenprodukte.
3. Tragen Sie keine Einlagen mit Stützen.
4. Verzichten Sie auf Weichbettungen im Schuh (weiche Schuheinlagen).

Schritt 2: Optimieren

1. Reduzieren Sie Ihr Körpergewicht, falls es nicht im Normalbereich liegt.
2. Wenn Sie unter einer schlechten Verdauung leiden, nehmen Sie vor dem Essen Pankreas-Enzyme ein (3 x 20 Tropfen, erhältlich in der Apotheke, siehe dazu auch die Hinweise in Fußzone 1).
3. Bauen Sie Ihre Darmflora auf. Nicht selten stelle ich fest, dass Fehlernährung, Medikamente (Antibiotika) oder auch Vorsorgeuntersuchungen auf Darmerkrankungen bei meinen Klienten das gesunde Darmmilieu durcheinandergebracht oder gar zerstört haben. Über 400 verschiedene Bakterienarten im Darm sorgen normalerweise für eine effiziente Verdauung der Nahrung. Wird die Darmflora stark gestört oder gar zerstört, kann der Darm diese Funktion nicht mehr erfüllen, und es können als Folge Erkrankungen entstehen (zum Beispiel Immunschwäche, Nahrungsmittelunverträglichkeiten etc.).
4. Überprüfen Sie darum auch die Zusammenstellung Ihrer Medikamente.
5. Tragen Sie offene Schuhe, die nur über dem Rist Halt geben.
6. Wenn Sie überwiegend sitzen, dann vermeiden Sie eine einseitige Körperhaltung über viele Stunden.
7. Steigen Sie Treppen, statt die Rolltreppe oder den Lift zu nehmen. Verlängern Sie alle Ihre Wege, indem Sie zum Beispiel eine Station früher aus Tram, Bus oder U-Bahn aussteigen und zu Fuß weitergehen.

Schritt 3: Nachhaltig stabilisieren

INNERLICH:

Schüßlersalz Nr. 1: Calcium Fluoratum D12 (Salz für das Bindegewebe). Nehmen Sie sechs bis zehn Tabletten täglich über einen Zeitraum von zwei Monaten.

ÜBUNGEN:

1. Üben des hohen Ballenstands, wie Sie es auch beim Test gemacht haben: Stellen Sie sich auf die Ballen und drücken Sie Ihre Fersen ganz weit nach oben.
2. Setzen Sie sich in den Schneidersitz und drücken Sie Ihre Füße – allerdings nur die Fersen und die Zehenköpfe aller Zehen – fest zusammen, während Sie die Grundgelenke voneinander wegdrücken (2).
3. Besorgen Sie sich einen weichen Flummi in Golfballgröße und halbieren Sie ihn, legen Sie die Hälften auf den Boden. Nun stellen Sie sich aufrecht hin und platzieren Sie Ihre Großzehe auf einer der Flummihälften (3a). Wichtig: Belassen Sie dabei den Vorfuß auf dem Boden! Dann drücken Sie die Großzehe in den Ball und halten die Spannung fünf Sekunden. Das üben Sie 15- bis 20-mal pro Tag, wobei Sie diese Übung auch im Sitzen ausführen können. Wichtig ist, dass Sie darauf achten, dass Ihre Ferse gerade steht und im Sitzen der Unterschenkel im 90-Grad-Winkel zur Ferse ausgerichtet ist (3b).

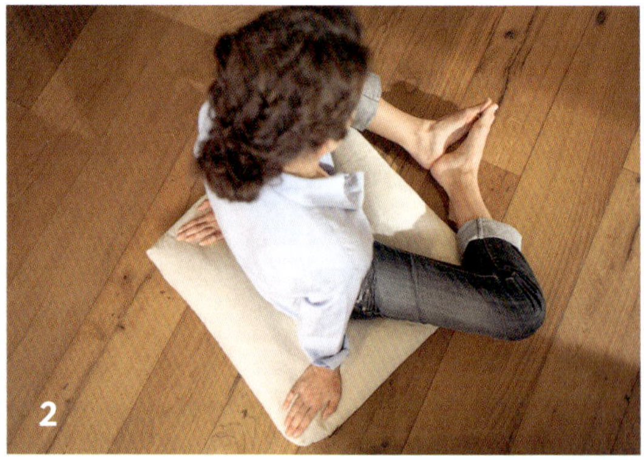

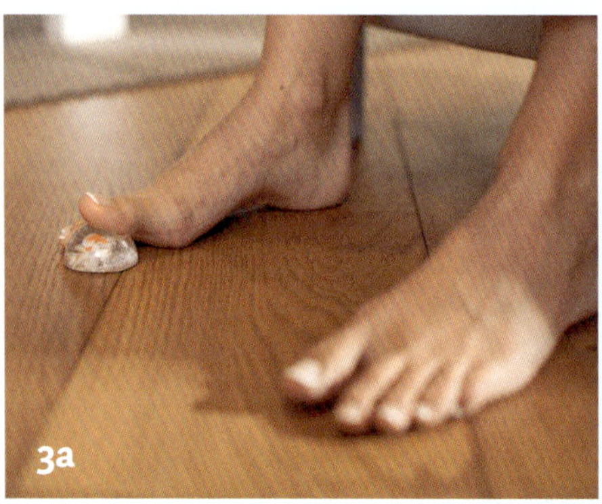

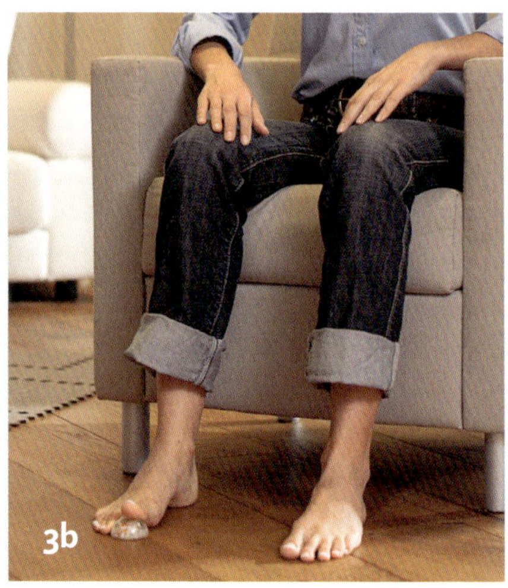

INNERER FOKUS:

Denken Sie sich fit! Erzeugen Sie innere Bilder von Vitalität, Bewegung und Aktion. Was würden Sie gern mal aktiv erreichen? (Beispiele: Besteigung des Mont Blanc, Pilgertour auf dem Jakobsweg, Radtour Passau-Budapest)

Tipp

ZUM AUSPROBIEREN:

→ Streichen Sie Ihre innere Wadenseite von der Ferse bis zum Knie (nur von unten nach oben) mit einem Holzlöffelstiel leicht aus (dreimal täglich 20-mal).

FUSSZONE 7

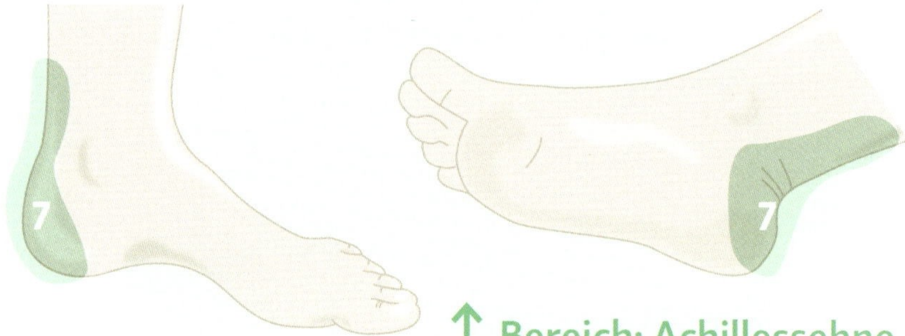

Bereich: Achillessehne, Achillessehnenansatz, Fersenbeinansatz

Beschwerden:

- Fersenschmerzen
- Achillessehnenschmerzen
- Anlaufschmerz direkt nach dem Aufstehen
- Druckschmerz, Beugeschmerz im Sprunggelenk
- Druckgefühl im Sprunggelenk
- Festes Sprunggelenk, Knacksen im Sprunggelenk, Bewegungseinschränkung, Ziehen, Brennen
- Morgensteifigkeit, instabiles Sprunggelenk
- Verkrampfungen, stechender Schmerz beim Aufsetzen
- Dumpfer, unregelmäßiger Schmerz im Fersenbereich auch ohne Belastung
- Schwellung im Knöchelbereich

Diagnose:

- Achillessehnenentzündung
- Achillodynie (Schmerzsyndrom der Achillessehne)
- Sprunggelenksarthrose
- Fersensporn
- Ischialgie (Schmerzzustand des Beinnervs)
- Venenentzündung
- Veneninsuffizienz
- Schleimbeutelentzündung
- Hinweis: Es kann die Gefahr des Sehnenanrisses/-abrisses bestehen (zum Beispiel beim Sport), wenn die derzeitige (Fehl-)Verhaltensweise nicht erkannt und nicht gestoppt wird!

Bisherige Empfehlungen und Therapien/Therapieversuche:

- Dehnen
- Stretchen
- Yoga
- Stützstrümpfe
- Voltaren
- Kortisonspritzen
- Krankengymnastik
- Kältetherapie
- Entzündungshemmende Medikamente
- Stoßwellentherapie
- Akupunktur

Auffälligkeiten an Ihren Füßen/Beinen:

- Zunahme der oberflächlichen Venen
- Varizen/Krampfadern
- Bläuliche kleine Flächen am Unterschenkel
- Schwellung der Unterschenkel bis zum Sprunggelenk
- Sie werden im Lauf der Zeit immer unbeweglicher.

»Nebenschauplätze« oder Bereiche, wo therapiert wird:

- Wadenkrämpfe/Krämpfe der hinteren Oberschenkelmuskulatur
- Schmerzen im Steißbeinbereich
- Druckgefühl im hinteren Kniegelenk
- Schmerzen im Knie
- Neigung zum Umknicken
- Schmerzen entlang des Gesäßes
- Hüftschmerzen

Ihr inneres Erleben und Ihre Empfindungen:

- Sie fühlen sich immer angetrieben.
- Sie können schwer abschalten.
- Sie sind unruhig; Bewegung hilft Ihnen, die Unruhe etwas aus dem Körper zu bringen.
- Sie müssen immer etwas zu tun haben – still dasitzen und mal nichts, also gar nichts zu tun, fällt Ihnen schwer. (Auch wenn Sie Muße haben, machen Sie immer irgendetwas, um sich zu beschäftigen, beispielsweise Lesen, Fernsehen.)

Selbsttest:

Stellen Sie sich mit beiden Füßen fest auf den Boden. Nun beugen Sie sich nach vorn und achten Sie darauf, dass Ihre Fußballen mehr Druck auf den Boden ausüben als Ihre Fersen. Versuchen Sie, im aufrechten Stand mit durchgedrückten (»verriegelten«) Knien mit den Fingerspitzen oder den Handflächen den Boden zu berühren.
Sie sollten auch in der Lage sein, sich in dieser Position einen Tennisball auf den unteren Rücken zu legen, ohne dass dieser runterrollt.
Achtung: Nicht wippen, und diese Übung nur durchführen, wenn ein Achillessehnenanriss medizinisch ausgeschlossen werden kann. Dieser Test zeigt Ihnen, wie stark verkürzt Ihre rückseitige Beinmuskelkette ist (inklusive der Gesäßmuskeln). Endet dieser Test negativ, können Sie davon ausgehen, dass Ihre rückseitige Beinmuskulatur permanent an Ihrer Achillessehne zieht und diese folglich nicht zur »Entspannung« kommt.
Eine zweite Testmöglichkeit: Sie sollten in der Lage sein, in der Rückenlage (bei geradem Rücken) mit dem Knie Ihre Brust zu berühren. Schaffen Sie es nicht, gilt hier dasselbe wie bereits oben beschrieben.

Erste Hilfe/Symptom-Hilfe:

- Machen Sie bewusst beim Gehen deutlich kleinere Schritte, auch wenn es Ihnen zunächst schwerfällt und lästig ist. Erhöhen Sie lieber Ihre Schrittfrequenz.
- Vermeiden Sie umgehend hohe Belastungen auf der Ferse (Barfußlaufen, Joggen, Hüpfen)! Tragen Sie kurzfristig mal Schuhe mit etwas Absatz und stellen Sie sicher, dass mögliche Entzündungsherde behandelt werden!
- Wichtiger Hinweis: Lehnen Sie eine Behandlung mit Spritzen in die Achillessehne strikt ab! Spritzen in eine gespannte Sehne sind so, als schlüge man einen Nagel durch ein gespanntes Seil. Die Folge ist eine Zerstörung der Fasern, was zu einem Riss führen kann.

Abklärung:

- Lassen Sie einen Lasègue-Test vornehmen. Dabei befindet sich der Patient in Rückenlage, das gestreckte Bein wird passiv in der Hüfte gebeugt. Dann wird der Winkelgrad gemessen – genau an der Stelle, wo ein Schmerz regelrecht »einschießt«. Das Ergebnis dieses Tests kann auf eine Ischialgie (Schmerzen im Beinnerv), einen Bandscheibenvorfall oder sogar auf eine Hirnhautreizung oder Hirnhautentzündung (Meningitis) hinweisen.
- Lassen Sie mithilfe eines Bluttests Ihre Entzündungswerte ermitteln.
- Da der Blutfluss in den Beinen nicht gestört sein sollte, wäre es wichtig, einen Venentest bei einem Phlebologen (Venenfacharzt) machen zu lassen. Wenn der Status der Blutgefäße nicht in Ordnung ist, wird den Muskeln zu wenig Sauerstoff zugeführt, und sauerstoffarmes Blut wird nicht ausreichend abgeführt. Dadurch kommt es zu einer Herabsetzung der Muskelaktivität und des Stoffwechsels, was wiederum eine Verschlechterung des Venenstatus nach sich zieht.

- Lassen Sie Ihre Rheumafaktoren schulmedizinisch ermitteln. Rheumatische Erkrankungen wirken sich auf die Muskulatur und damit auch auf die Sehnen aus. Der Effekt ist ähnlich, als würden Sie ein Gummiband lange benutzen: Irgendwann lässt es sich zwar noch dehnen, hat aber nicht mehr die Spannkraft, um in den ursprünglichen Zustand zurückzukehren.

Schritt 1: Weglassen

1. Wenn Sie durch das Barfußgehen Beschwerden bekommen haben, sollten Sie zunächst eine Woche pausieren und dann langsam Schritt für Schritt wieder beginnen, wenn sich die Symptome gebessert haben.
2. Vermeiden Sie Dehnungen, die den Muskel letztlich veranlassen, gegenzusteuern und sich zusammenzuziehen. Dehnung sollte nur in Verbindung mit Kräftigung stattfinden.
3. Führen Sie kein Bauchmuskeltraining durch, da diese Muskelgruppe oft schon verkürzt ist.
4. Vermeiden Sie Joggen, starke Erschütterungen auf der Ferse und langes Sitzen in derselben Position (Auto, Flugzeug, Bürostuhl).
5. Tragen Sie keine Barfußschuhe, solange die Entzündung noch vorhanden ist.
6. Vermeiden Sie Einseitigkeiten generell: bei Getränken, Nahrung, Sportarten.

Schritt 2: Optimieren

1. Trinken Sie viel Wasser und nehmen Sie ein Mineral-Präparat (Apotheke) ein, das Ihnen zusätzliche essenzielle Mineralstoffe liefert, da bei Ihnen höchstwahrscheinlich eine Unterversorgung vorliegt. Die Mineralstoffe helfen der angespannten, gestressten Muskulatur, sich zu entspannen.
2. Testen Sie Ihren Körper auf den pH-Wert (Urin). Bringen Sie Ihren Körper zurück in einen basischen Pufferzustand von dauerhaft > 7,3.
3. Betreiben Sie Ausgleichssport, beispielsweise Schwimmen, Tanzen, Klettern.
4. Lernen Sie richtiges Barfuß- und Vorfußgehen (mehr dazu im »Barfuß«- Kapitel ab S. 86).
5. Kräftigen Sie Ihren Beckenboden durch Beckenbodentraining.

Schritt 3: Nachhaltig stabilisieren

INNERLICH:

1. Kaufen Sie sich in der Apotheke Schüßlersalz Nr. 1 (D12, Salz für das Bindegewebe), das Schüßlersalz Nr. 2 (D6; Salz für die Knochen) und das Schüßlersalz Nr. 11 (D12; Kieselerde – ebenfalls für das Bindegewebe). Nehmen Sie von jedem Salz pro Tag dreimal ein bis zwei Tabletten über einen längeren Zeitraum (maximal drei Monate).
2. Unterstützen Sie Ihren Körper mit hoch dosierten Enzymen (Papaya- oder Ananasenzyme); diese Präparate bekommen Sie in Ihrer Apotheke. Sie wirken auf die Entzündung. Wichtig ist, dass Sie sie im Abstand von mindestens einer Stunde zur jeweiligen Mahlzeit (davor oder danach) einnehmen, sonst werden sie vom Körper zur Nahrungsaufspaltung genutzt und verlieren ihre entzündungsmindernde Wirkung.

3. Nehmen Sie täglich mindestens 1000 Milligramm Vitamin C plus 500 Milligramm Vitamin E zu sich, um freie Radikale zu binden.

ÄUSSERLICH:

1. Kaufen Sie sich eine Venensalbe zur besseren Durchblutung (Rosskastanie/ Steinklee) und zur Verbesserung der Entzündungssituation und reiben Sie damit Wade und Sehne ein.
2. Rollen Sie das Muskel-Fasziengewebe an Ihrer Wade (2a) und am vorderen Oberschenkel (Quadrizeps; 2b) aus. Machen Sie das mindestens zweimal fünf Minuten pro Tag, am besten morgens und abends. Benutzen Sie dazu eine große Faszienrolle oder alternativ eine eng und hart gerollte Decke, eine feste Styroporrolle (Durchmesser etwa 10–20 Zentimeter) oder auch ein Nudelholz.
3. Benutzen Sie eine kleine Faszienrolle oder eine Stumpenkerze (Durchmesser etwa 5 Zentimeter) und rollen Sie damit einbeinig Ihre Fußsohlen aus (3).

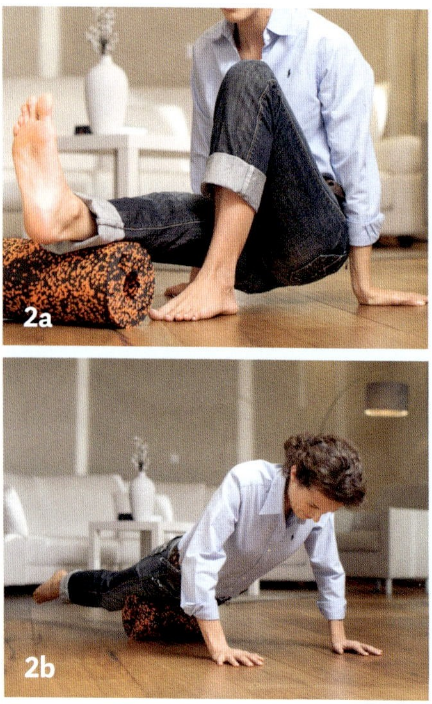

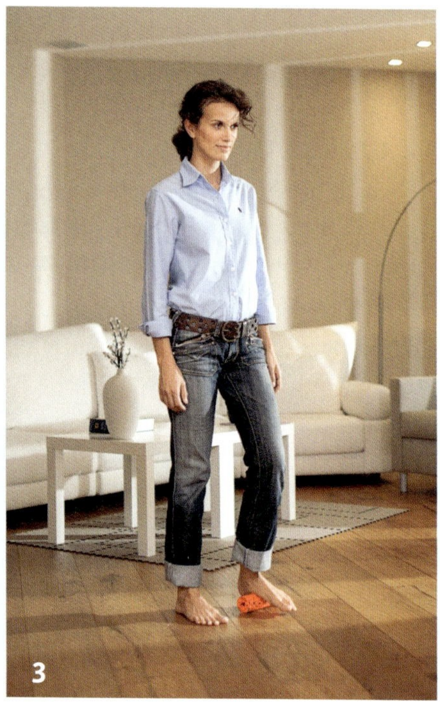

ÜBUNG:

Das Ziel ist die Öffnung der vorderen Oberschenkelmuskulatur durch Längenstärkung (isometrisch). Dazu legen Sie eine Rolle (Decke) auf einen stabilen Stuhl oder Hocker (dieser sollte am besten auf einem Teppich stehen) und setzen sich so, dass sich die Lehne an Ihrer rechten oder linken Körperseite befindet. Bringen Sie die Beine nach hinten unter den Stuhl, legen Sie die Füße mit dem Fußrist nach unten gerade ab (Ferse in Verlängerung des Unterschenkels beachten) und drücken Sie die Zehen in den Boden. Zudem versuchen Sie, Ihren Bauchnabel in Richtung Himmel zu drücken. Das Gesäß lassen Sie locker. Senken Sie den Oberkörper nach hinten ab und legen Sie das Kinn auf die Brust. Halten Sie diese Dehnung maximal, bis der Muskel zu zittern anfängt. Führen Sie diese Übung zweimal hintereinander aus, und das möglichst dreimal pro Tag. Aber steigern Sie sich langsam!

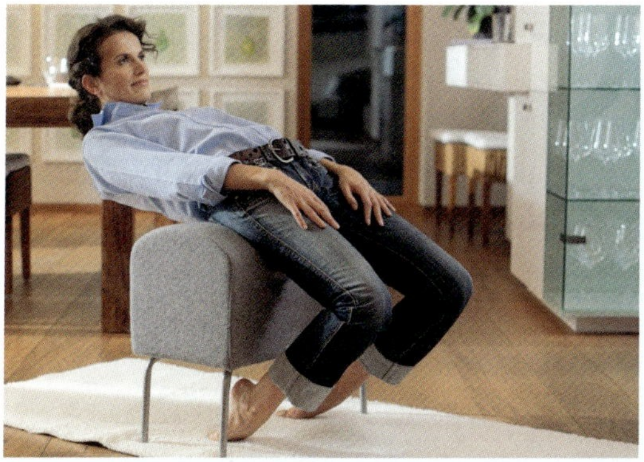

INNERER FOKUS:
Sie laufen Slalom durch einen ganz eng gesteckten Stangen-Parcours. Sie bemerken, dass Ihnen kleinere Schritte dabei helfen, zügiger, leichter und sicherer hindurchzukommen.

Tipps

ZUM AUSPROBIEREN:

- Ist die Entzündung abgeklungen, üben Sie, mit Barfußschuhen leise zu gehen. Sie erinnern sich an den Test mit den zugehaltenen Ohren? Nehmen Sie den als Kontrolle. Fangen Sie zu Hause an, steigern Sie allmählich die Dauer und gehen Sie dann auch ins freie Gelände. Anfänglicher Muskelkater in der Wade sollte bald verschwinden.
- Versuchen Sie auch, mit geradem Oberkörper auf der Ferse zu gehen – zum Beispiel zur Toilette oder zum Telefon, aber auch hier: immer langsam und leise (siehe auch im »Barfuß«-Kapitel ab Seite 86).

Nachwort

Liebe Leserin, lieber Leser!
Nun sind wir einen ziemlich weiten Weg zusammen gegangen. Sicher haben Sie dabei das eine oder andere Mal Ihre Füße kritisch beäugt oder etwas gelesen, das Ihnen noch nicht bekannt war. Vielleicht haben Sie aber auch etwas wiederentdeckt, etwas, das Ihre Ahnungen, es müsse so sein, bestätigt hat. Meist ist unsere Intuition klüger als der Verstand mit seinem teils ungeprüft übernommenen Wissen.
Zum Abschluss möchte ich Ihnen noch zwei Gedanken ans Herz legen. Erstens: Hinterfragen Sie zukünftig jede Behandlung/Therapie kritisch, die bei regelmäßiger Anwendung nach längstens vier bis sechs Wochen noch immer nicht zu einer Verbesserung der Symptomatik geführt hat, oder wenn die Beschwerden nach (zunächst) erfolgreicher Behandlung zwei bis drei Monate später wieder auftreten. Beide Varianten sind nach meiner Erfahrung eindeutige Anzeichen dafür, dass die wirkliche Ursache nicht gefunden wurde und folglich auch nicht behoben werden konnte. Um den oder die Auslöser für körperliche Beschwerden zu finden, ist es notwendig, aus ganzheitlicher Sicht auf den Körper zu schauen. Das schließt sowohl den Organismus als solchen und die Lebensumstände, die täglichen Rituale (Gewohnheiten, Verhaltensweisen), wie auch unsere Denkmuster mit ein.

Die FUSSKARTOGRAPHIE hat sich seit über 20 Jahren als wichtiges Bindeglied zwischen den einzelnen Richtungen wie Schulmedizin, Naturheilkunde, Alternativmedizin, Sportwissenschaften und Psychologie erwiesen und bewährt. Mit dieser Neuausgabe können wir auf zehn weitere Erfahrungsjahre zurückblicken und eine eindeutige Bilanz ziehen: Trotz des schnellen Wandels in unserer Welt und der rasenden Entwicklung der Technologie hat sich unter dem Strich bedauerlicherweise weder etwas an der Herangehensweise an Fußbeschwerden geändert, noch sind die herkömmlichen Ansätze effektiver geworden. Zwar mögen heute mehr Barfußschuhe verkauft werden als vor zehn Jahren, bessere Diagnose- und Behandlungsmöglichkeiten in der Schulmedizin herangezogen werden und die Materialien bei der Einlagenversorgung besser geworden sein, die Resultate sind jedoch mehr als ernüchternd.
Mit meiner Botschaft aus *Füße gut, alles gut* war ich unzählige Male Gast im Fernsehen, in Talkshows, bei Radiosendungen, als Interviewpartner in Zeitungen, Zeitschriften und digitalen Publikationen. Hunderttausende haben dieses Werk bereits in den Händen gehalten und in durchschnittlich vier bis fünf Hände weitergegeben. Unzählige E-Mails und Anschreiben haben mich erreicht, und die Hilferufe daraus decken leider die Wahrheit auf, die »da draußen« herrscht. Ich möchte Ihnen deshalb gratulieren, dass Sie das Buch erworben und gelesen haben und nun neue Wege gehen. Das Buch wird seine Bedeutung wohl auch in den nächsten Jahrzehnten nicht verlieren.

Ist erst einmal die Ursache eines Leidens gefunden, zeigen sich oft einfachste Anwendungen als wirkungsvoll, um einer Chronifizierung oder Schmerzen zu begegnen. Wie Sie nun nach der Lektüre wissen, spielen die Füße in Ihrem Leben eine große Rolle, denn sie sind der Dreh- und Angelpunkt. Ich behaupte: Wenn es den Füßen gut geht, geht es dem ganzen Menschen gut. Ja, diese Aussage hat an Gewicht nicht verloren.
Wenn man mich heute fragt, was das Beste ist, das ich bisher in meinem Leben kennenlernen durfte, dann fällt mir die Antwort darauf leicht: Es sind tatsächlich meine Füße, die ich kennen- und lieben lernen durfte. Sie schenken mir jeden Tag so viel Freude durch das Barfußgehen, durch die Aufrichtung und das vitale Schreiten durch mein Leben. Darüber hinaus habe ich durch sie zur FUSSKARTOGRAPHIE gefunden und damit zu einem Schatz an Wissen, an Wegen und Blickwinkeln – all das, was ich nun mit Ihnen teilen kann. Meine Füße lassen mich jeden Tag in die Präsenz gehen – der Blick und die Einstellung zum Leben sind einfach anders, und das ist wirklich das Schönste, was ich bisher in meinem Leben erfahren durfte.
Und darum meine zweite Bitte: Seien Sie gut zu Ihren Füßen! Denn damit sind Sie gut zu sich selbst. Es ist mir wichtig, nicht den Zeigefinger zu erheben und alles zu verteufeln, was dem Fuß schaden könnte. Auf die richtige Mischung kommt es an. Haben Sie an einem Tag hohe Schuhe getragen und waren viel unterwegs, dann gönnen Sie Ihren Füßen am Abend ein Fußbad und massieren Sie sie, statt sie gleich in Hausschlappen oder Gesundheitslatschen weiter zu quälen. Und geben Sie Ihren Füßen die Chance, sich an das richtige und natürliche Barfußgehen zu erinnern! Ihre Füße und Ihre ganze Gesundheit werden es Ihnen danken!

In diesem Sinn – mit herzlichen Füßen
Ihr Carsten Stark

Register

Ein rechtlicher Hinweis

Das Buch *Füße gut, alles gut* dient der Information seines Lesers und ersetzt bei evtl. auftretenden Beschwerden nicht den Arztbesuch. Keinesfalls entbindet es den Leser von der Verpflichtung, Selbstverantwortung für seine Gesundheit zu übernehmen, die enthaltenen Informationen kritisch zu prüfen und Beschwerden medizinisch abklären zu lassen.
Sämtliche im Text aufgeführten Darstellungen und Fallbeispiele dienen allein der Verdeutlichung des Textinhalts und stellen keine Werbeaussagen dar.
Ziel dieses Buchs ist es unter anderem, bei unerklärbaren oder chronischen Erkrankungen Behandlungsalternativen speziell im Bereich der Fußregion aufzuzeigen, aber auch die Bedeutung der Füße im ganzheitlichen Zusammenhang bei Beschwerden im ganzen Körper darzustellen und zu erläutern. Die Informationen, die der Autor hier nach bestem Wissen und Gewissen vermittelt, liegen stellenweise abseits der derzeit gültigen Lehrmeinungen aus Medizin und Therapie. Der Autor hinterfragt kritisch Beschwerdebilder, medizinische und therapeutische Denkmodelle sowie Behandlungsmethoden, bezüglich derer anscheinend allgemeiner Konsens herrscht und auch allgemein angenommen wird, man kenne die Antworten bereits. Zusätzlich ergänzt und erweitert der Autor die Darstellung seiner eigenen Haltung zu diesen Fragen mit Erkenntnissen aus seiner Praxis.
Die Kenntnisse des Autors beruhen im Wesentlichen auf jahrelanger praktischer Erfahrung. Der Autor übernimmt keinerlei Gewähr für die Richtigkeit und Vollständigkeit der hier dargestellten Informationen. Haftungsansprüche gegen den Verfasser in jeglicher Form und Weise, welche sich durch die Anwendung und Umsetzung von Informationen aus diesem Buch ergeben könnten, sind grundsätzlich ausgeschlossen.

Impressum

3. Auflage 2026

produktsicherheit@penguinrandomhouse.de

Hinweis
Die Ratschläge/Informationen in diesem Buch sind von Autor und Verlag sorgfältig erwogen und geprüft, dennoch kann eine Garantie nicht übernommen werden. Eine Haftung des Autors bzw. des Verlags und seiner Beauftragten für Personen-, Sach- und Vermögensschäden ist ausgeschlossen.

Bildnachweis
Fotografie: Christian Martin Weiss, Puchheim
Illustrationen: Nadine Gibler, Stuttgart
Fußscans S. 23, 24 : Carsten Stark
Für die freundliche Unterstützung der Fotoproduktion danken wir www.barfußlaufen.com.

Bildredaktion und Leitung der Fotoproduktion: Sabine Kestler (Erstausgabe), Bele Engels (Neuausgabe)

Projektleitung: Sarah Gast

Redaktion Erstausgabe: Claudia Fritzsche, München

Redaktion und Satz Neuausgabe: Matthias Liesendahl, Berlin

Korrektorat: Claudia Fritzsche, München

Umschlaggestaltung: Veruschkamia, Vera Schlachter, München, www.veruschkamia.de

Innenlayout: Sandra Albert, Hamburg

Herstellung: Timo Wenda

Reproduktion: Mohn Media Mohndruck GmbH, Gütersloh

Druck: Alföldi Nyomda Zrt., Debrecen

Printed in Hungary

ISBN 978-3-517-10316-7
www.suedwest-verlag.de